Hefte zur Unfallheilkunde
Beihefte zur Zeitschrift „Der Unfallchirurg"
Herausgegeben von:
J. Rehn, L. Schweiberer und H. Tscherne

175

Klaus E. Rehm

Die Osteosynthese der Thoraxwandinstabilitäten

Mit 109 Abbildungen und 44 Tabellen

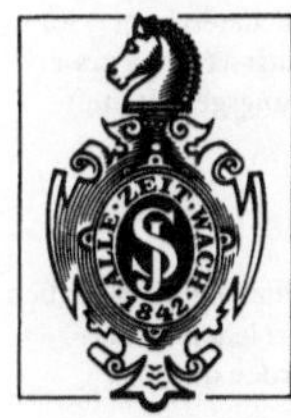

Springer-Verlag
Berlin Heidelberg New York Tokyo

Reihenherausgeber

Prof. Dr. Jörg Rehn
Mauracher Straße 15, D-7809 Denzlingen

Prof. Dr. Leonhard Schweiberer
Direktor der Chirurgischen Universitätsklinik München-Innenstadt
Nußbaumstraße 20, D-8000 München 2

Prof. Dr. Harald Tscherne
Medizinische Hochschule, Unfallchirurgische Klinik
Konstanty-Gutschow-Straße 8, D-3000 Hannover 61

Autor

Prof. Dr. Klaus E. Rehm
Nelkenweg 9, D-6301 Reiskirchen

ISBN-13: 978-3-540-15932-2 Springer-Verlag Berlin Heidelberg New York Tokyo

CIP-Kurztitelaufnahme der Deutschen Bibliothek. Rehm, Klaus E.: Die Osteosynthese der Thoraxwandinstabilitäten / Klaus E. Rehm. – Berlin ; Heidelberg ; New York ; Tokyo : Springer, 1986.
(Hefte zur Unfallheilkunde ; 175)
ISBN-13: 978-3-540-15932-2 e-ISBN-13: 978-3-642-70805-3
DOI: 10.1007/978-3-642-70805-3

NE: GT

Geleitwort

Mein Mitarbeiter, Herr Prof. Dr. K.E. Rehm, hat sich mit der Stabilisation des instabilen Brustkorbs als einem zunehmend mehr Bedeutung gewinnenden Teilaspekt des Polytraumas über mehrere Jahre hinweg intensiv beschäftigt. Das vorliegende Werk ist das Resultat seiner Forschungen und Überlegungen und bringt eine ganze Reihe erstmaliger Erhebungen und Ergebnisse. Eingeleitet durch einen außerordentlich interessanten medizinhistorischen Überblick und eine entsprechende Literaturübersicht hat der Autor menschliche Rippen in bezug auf ihre unterschiedliche Festigkeit getestet und hat aufgrund dieser Untersuchungen ein speziell auf Rippen zugeschnittenes Osteosynthesematerial entwickelt. Alle bisher bekannten Osteosynthesematerialien sind wegen der Elastizität des Rippenknochens keine idealen Implantate, was in dieser Arbeit im einzelnen zur Sprache kommt. Zusammengefaßt bieten diese Untersuchungen neue biomechanische Erkenntnisse der Rippenfraktur, Erkenntnisse aber auch der Beatmungsarten und ihre Auswirkung auf den menschlichen Brustkorb. Weiterhin bietet die Arbeit eine einheitliche Definition des Begriffes der Thoraxwandinstabilität und eine Einteilung der verschiedenen Verletzungsgrade in einer bisher nicht bekannten Form.

Und schließlich zeigt sich eine relevante Testung sämtlicher bisher bekannter Implantate zur Stabilisierung einer Thoraxwandinstabilität verglichen mit dem vom Autor konzipierten Implantat, welches hierbei, weil auf biomechanischen Überlegungen beruhend, am besten abschneidet.

In einer Zeit, in der die Straßenverkehrsunfälle durch Verbesserung der Kraftfahrzeuge und durch zügige Erneuerung der Straßen bzw. durch Hinzukommen neuer Fernstraßen, leicht zurückgehen, die schweren und schwersten Verletzungen dagegen zunehmen, ist die vorliegende Untersuchung Rehms eine erhebliche Behandlungshilfe für den praktischen Gebrauch und darüber hinaus eine wissenschaftlich fundierte, richtungsweisende Untersuchung. Es ist kein Wunder, daß solche und auch andere Arbeiten, die das Polytrauma wesentlich betreffen, aus unfallchirurgischen Behandlungsstätten kommen, weil der Unfallchirurg zuerst einmal mit diesen Verletzungen konfrontiert wird und daher auch zuerst Behandlungsmaßnahmen gerade bei Thoraxtraumen entwickelte.

Ich wünsche diesem Werk die Beachtung, die es verdient.

Gießen, im September 1985 H. Ecke

Danksagung

Herrn Prof. Dr. H. Ecke, meinem verehrten unfallchirurgischen Lehrer, danke ich für die Unterstützung bei der Ausarbeitung des Themas. Seine Geduld und sein erfahrener Rat waren mir immer wieder eine große Hilfe.

Herrn Dr. H.L. Klammer, Chefarzt der unfallchirurgischen Abteilung des Bundeswehrkrankenhauses Koblenz, auf den die Zuggurtung des Brustbeins zurückgeht, und Herrn Prof. Dr. G. Hempelmann, Leiter der Abteilung für Anästhesiologie und Intensivmedizin, verdanke ich erste Anregungen.

Herrn Prof. Dr.-Ing. H. Bötsch, Leiter des Kunststoffprüflabors der Fachhochschule München, danke ich für die technische Beratung und Benutzung seines Labors. Ohne seine Hilfsbereitschaft wäre der biomechanische Teil dieser Arbeit nicht möglich gewesen.

Herrn Prof. Dr. A. Schulz vom Zentrum für Pathologie verdanke ich sämtliche histologischen Präparate in der aufwendigen Acryl-Einbettung.

Herrn Prof. Dr. I. Benedum, Leiter des Institutes für Geschichte der Medizin, danke ich für die stets zuvorkommende und geduldige Hilfe beim Aufsuchen medizinhistorischer Quellen und bei der Interpretation historischer Texte.

Herrn Prof. Dr. W. Spann, Direktor des Gerichtsmedizinischen Instituts in München, danke ich für die tatkräftige Unterstützung durch Bereitstellung des Untersuchungsmaterials für die biomechanischen Versuche in München.

Herrn K. Hug von der Firma Synthes, Freiburg, danke ich für die Anfertigung des ersten Prototyps einer Rippenplatte.

Herrn E. Anapliotis und seinem Bioingenieur Kranz von der Firma Mecron, Berlin, verdanke ich die Anfertigung weiterer Prototypen in teils komplizierten Fertigungsprozessen. Ihrem Verständnis ist es zu verdanken, daß die entsprechenden Osteosynthesematerialien jetzt serienreif vorliegen.

Herrn Dr. H. Dahlke, Leiter der wissenschaftlichen Abteilung der Firma Ethicon, Hamburg, danke ich für die Überlassung resorbierbaren Kunststoffmaterials zu einem Zeitpunkt, zu dem diese Substanz von einem gewissen Geheimnis umgeben war.

Herrn Dipl.-Ing. J. Mottner vom Servicezentrum unseres Klinikums danke ich für die technische Beratung, Durchführung und praktische Hilfe bei der DMS-Meßeinrichtung.

Herrn Dr. R.H. Bödecker vom Institut für Medizinische Dokumentation und Statistik danke ich für die statistische Beratung und die Hilfe bei der Datenverarbeitung.

Herrn R. Mühlbayer vom Fotolabor des Zentrums für Chirurgie danke ich für die Anfertigung der Fotoreproduktionen. Alle weiteren Fotos und Zeichnungen wurden vom Verfasser selbst angefertigt.

Frau Ch. Hornung danke ich für die sorgfältige Anfertigung des Manuskripts und des Tabellenanhangs.

Herrn Prof. Dr. W. Irnich vom Institut für Medizinische Technik danke ich für die kritische Durchsicht des Manuskripts und Hinweise zur normengerechten Wiedergabe physikalischer Größen, Formeln und Einheiten.

Diese Arbeit wurde durch Mittel des Bundesministers für Verteidigung gefördert.

Klaus E. Rehm

Inhaltsverzeichnis

1 Medizinhistorischer Überblick

1.1 Medizin archaischer Hochkulturen, Beispiel Ägypten

Berichte über Thoraxwandverletzungen und ihre Behandlung ziehen sich wie ein roter Faden durch die Medizingeschichte. Der Amerikaner Edwin Smith kaufte 1862 in Luxor einen Papyrus, welcher als eines der ältesten medizinischen Dokumente der Menschheit angesehen wird. Die Niederschrift erfolgte zu Beginn des 16. vorchristlichen Jahrhunderts. Bei dem erhaltenen Exemplar handelt es sich vermutlich um eine Abschrift mit später hinzugekommenen Ergänzungen, sogenannten Glossen (bei Ebbell, A, B, C gekennzeichnet) [12] wie von den Sprachforschern angenommen wird. Bezüglich Diagnose und Therapie wird hier schon zwischen unvollständiger Rippenfraktur, verschobener Rippenfraktur und offener Rippenfraktur unterschieden:

> *„Wenn man einen Mann wegen einer Einknickung in seinen Rippen untersucht und (er) Schmerzen in seinen Rippen hat, und keine Verschiebung oder Bruch derselben vorhanden ist, während dieser Mann Schmerzen in derselben (d.h. der Rippe) hat, und es ihm sehr schmerzhaft ist, da sollst du von ihm sagen: (das ist) einer, der eine Einknickung in seinen Rippen hat; das ist eine Krankheit, die ich behandeln will. Du sollst ihm mit ‚imrw' (ägyptisches Wort, dessen Bedeutung ungeklärt ist) verbinden; du sollst ihm danach jeden Tag mit Honig behandeln bis er gesund ist. A. seine Rippen: damit sind die Knochen seiner Brust gemeint, die Stacheln sind, wie das, was sich in Koteletts (eigentlich Stachelfleisch) befindet".*

Auch verschobene Frakturen werden in derselben Weise behandelt und die Prognose scheint gut zu sein, sonst würde die Anweisung nicht mit einer Behandlungsempfehlung enden:

> *„Instruktionen für Verschiebung seiner Rippen. Wenn du einen Mann wegen einer Verschiebung seiner Rippen untersuchst und du findest, daß seine Rippen hervorragen und daß ihre Kopfstücke bläulich sind, in dem dieser Mann an ziehenden Schmerzen in seinen Seiten leidet, da sollst du von ihm sagen: (das ist) einer, der eine Verschiebung in seinen Rippen hat; das ist eine Krankheit, die ich behandeln will. Du sollst ihm mit ‚imrw' verbinden, danach sollst du ihn jeden Tag mit Honig behandeln, bis er gesund ist. A. Verschiebung in seinen Rippen: damit ist ein Lösen der Kopfstücke seiner Rippen gemeint, die in seiner Brust befestigt sind. B. er leidet an ziehenden Schmerzen in seinen Seiten: damit ist gemeint, daß er an der betreffenden Plage in seiner Brust leidet, der sich in seiner Brust ergießt. C. seine Seiten, damit sind seine Flanken gemeint".*

In der Ergänzung (Glosse A) wird eingeschränkt, daß in diesem Abschnitt vordere Rippenbrüche, eventuell nur Knorpelfrakturen gemeint sind. Diese Einschränkung erscheint für den ursprünglichen Text nicht zutreffend, da in diesem Falle einfache verschobene und unverschobene Rippenbrüche überhaupt nicht erwähnt wären.

Die als Kriegsverletzung meist offene Thoraxwandverletzung hatte eine infauste Prognose:

„Wenn du einen Mann wegen eines Bruches in seinen Rippen untersuchst, worüber eine Wunde gebrochen ist, und du findest, daß seine Rippen sich unter deinen Fingern verschieben, da sollst du ihm sagen: (das ist) einer, der einen Bruch in seinen Rippen hat, worüber eine Wunde gebrochen ist; das ist eine Krankheit, wobei nichts zu machen ist".

1.2 Antike

Hippokrates (460–ca. 375 v. Chr.) legte in § 49 seiner Abhandlung „de articulis" die Vorstellungen seiner Zeit nieder, welche bei Autoren in der byzantinischen Epoche wieder gefunden werden können [22], und in ihren Grundzügen bis zum Mittel Gültigkeit hatten:

„Man könnte in der Medizin viele andere Beobachtungen anführen, wo beachtliche Verletzungen unschädlich sind und sich das ganze Krankheitsbild darauf beschränkt, während hingegen geringere Verletzungen schädlich sind, eine unendliche Kette von Krankheiten auslösen und den Rest des Körpers in ausgedehnte Mittleidenschaft ziehen. Die Rippenfraktur stellt so etwas dar: wenn man eine, oder wie es gewöhnlich der Fall ist, mehrere Rippen bricht, ohne Durchspießung von Knochensplittern nach innen und ohne Freilegung der Knochen, kommt selten Fieber hinein. Auch die Zahl derer ist gering, die in diesem Fall Blut spucken, Eiteransammlung, eiternde Wunden oder kalten Brand der Knochen haben. Auch genügt eine wenig strenge Diät. Außer wenn stetiges Fieber dazukommt, ist eine Enthaltsamkeit schädlicher und setzt (den Patienten) mehr dem Schmerz, dem Fieber und dem Husten aus, als die Nahrungsaufnahme. In der Tat, ein mäßig gefüllter Bauch wird eine Stütze für die Rippe. Im Gegensatz dazu verursacht ein leerer Bauch ein Ziehen an den Rippen und das Hin- und Herzerren Schmerzen. Was die äußerliche Behandlung betrifft, genügt ein ganz gewöhnlicher Verband aus Wachssalbe, aus Umschlägen, aus mäßig straff gezogenen Binden. Der Verband soll ordentlich angelegt werden: man kann noch etwas Wollware dazutun. Die Rippen sind in 20 Tagen fest, der Kallus bildet sich bei diesem Knochen rasch". (Übers. M. Rehm)

Bei der retrospektiven Auslegung dieses Textes ist es nicht schwer, zwei Grundprinzipien der Behandlung des instabilen Thorax darin zu finden. Erstens die innere Schienung durch einen gefüllten Bauch und zweitens die äußere Schienung durch einen mäßig straff angezogenen Verband. Mit den Mitteln unserer Zeit: Die innere pneumatische Schienung und die mechanische äußere oder operative Stabilisierung, nur daß Hippokrates die heute divergierenden Methoden kombiniert anwandte. Daß es damit möglich war, eine beiderseitige Rippenserienfraktur zu überleben, beweist der Fund eines Skelettes von einem römischen Soldaten, welcher insgesamt 16 verheilte Rippenfrakturen aufwies [17].

Aurelius Cornelius Celsus, römischer Enzyklopädist hellenistischer Prägung um 25 v. Chr., schrieb in seinem 8. Buch über die Medizin das 9. Kapitel „de costis fractis" [9] (Abb. 1):

„Über den Bruch der Rippen muß ich einige besondere Angaben machen, da sie neben lebenswichtigen Organen liegen, und da diese Stelle größeren Gefahren ausgesetzt ist.

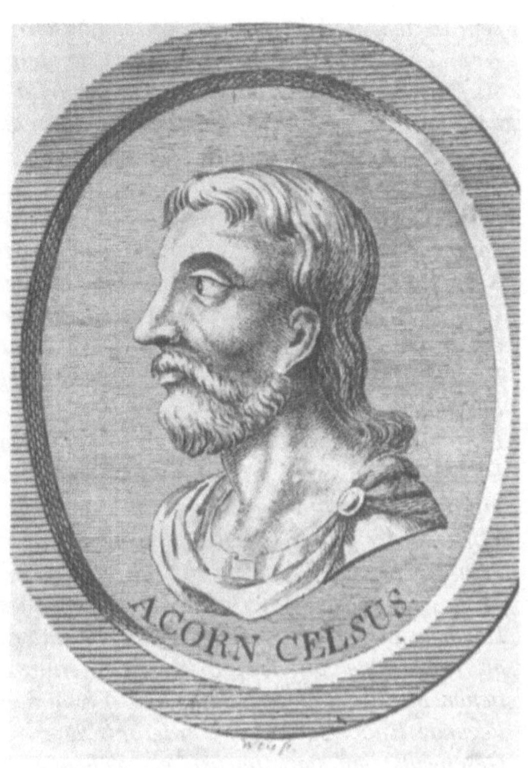

Abb. 1. Aurelius Cornelius Celsus. Kupferstich aus der Bipontinischen Ausgabe 1786

Die Rippen brechen bisweilen so, daß die äußere Oberfläche des Knochens gar nicht verletzt ist, sondern nur der nach innen zu liegende Teil desselben, welcher locker (spongiös) ist; bisweilen aber wird eine Rippe durch die äußere Gewalt ganz durchgebrochen. Ist sie nicht ganz gebrochen, so spuckte der Kranke kein Blut, es tritt kein Fieber und keine Eiterung oder nur selten Eiterung ein und die Schmerzen sind nicht heftig, jedoch schmerzt die betreffende Stelle bei der Berührung etwas. Es reicht hierhin die oben angegebene (Kapitel 8, allgemeine Frakturbehandlung: Ruhe, Wachssalbe, lockerer Verband) Behandlungsweise zu befolgen. Beim Anlegen der Binde beginne man mit der Mitte derselben, damit sie nicht die Haut nach der einen oder anderen Seite verzieht. Vom 21. Tage an, an welchem der Bruch in der Regel geheilt ist, gebe man reichlicher Speisen, um den Körper möglichst wohlgenährt zu machen, damit dann die Weichteile der Rippen, welche an der gebrochenen Stelle noch zart und daher unter einer dünnen Haut schädlicher Einflüssen leichter ausgesetzt sind, besser bedecken. Während der ganzen Zeit der Behandlung muß der Kranke das Schreien, auch vieles Reden, Zorn, heftigere Körperbewegungen, Rauch, Staub und alles, was Husten oder Niesen erregen kann, vermeiden; auch ist es nicht einmal gut, wenn der Kranke den Atem lange anhält. Ist eine Rippe ganz durchgebrochen, so ist dies ein ernster Punkt, denn es entstehen danach heftige Entzündungen, Fieber, Eiterung, und oft ist dann das Leben gefährdet. Erlauben es daher die Kräfte des Kranken, so lasse man dem Arme der kranken Seite zur Ader; erlauben es die Kräfte des Kranken nicht, so gebe man ihm Klistiere, die aber nicht scharf *sein dürfen, und lasse lange Zeit hindurch strenges Fasten beobachten. Brot darf der Kranke vor dem 7. Tage nicht essen, sondern er muß bis dahin allein von Suppen leben. Auf die kranke Seite lege man eine mit Irisöl (Leinöl) bereitete Wachssalbe, der man gekochtes Harz zugesetzt hat, oder den Umschlag des Polyarchos*, oder in Wein, Rosen- oder Olivenöl getauchte Läppchen. Hierüber lege man frisch geschorne weiche Wolle und zwei Binden, deren Mitte man zuerst anlegt und die man nur ganz wenig anzieht. Übrigens ist in diesem Falle alles oben angegebene (wie Schreien usw.) noch mehr zu vermeiden. Der Kranke darf nicht einmal öfter Atem holen, als es nötig ist. Wird der Kranke von Husten geplagt, so nehme er dagegen einen Aufguß von Gamander, Raute oder Lavendel, oder von Kümmel und Pfeffer. Sie die Schmerzen heftiger, so ist es gut, einen Breiumschlag von Lolch (Lolium temulentum) oder Gestenmehl, dem man ein Drittel frische Feigen zugesetzt hat, aufzulegen. Dieser Umschlag muß den Tag über liegenbleiben, während der Nacht lege man aber die Wachssalbe, oder den erweichenden) Umschlag, oder die Läppchen auf, die ich vorhin genannt habe, weil der Breiumschlag leicht abfallen kann. Wir müssen daher auch täglich den Verband abnehmen, bis wir uns mit der Anwendung der Wachssalbe oder des erweichenden Umschlags begnügen können. Während der ersten 10 Tage lasse man den Körper durch strenges Fasten abmagern, mit dem 11. Tag fängt man an, ihn reichlicher zu ernähren; deshalb muß nun auch die Binde etwas lockerer als vorher angelegt werden. Diese Behandlung dauert gewöhnlich 40 Tage. Hat man Eiterung zu befürchten, so ist ein erweichender Umschlag zum Zerteilen besser als Wachssalbe. Entsteht trotzdem Eiterung und kann man sie durch die oben angegebenen Mittel nicht zerteilen, so darf man nicht säumen, denn sonst geht der darunterliegende Knochen mit in Verderbnis über –, sondern man muß an der Stelle, wo die Geschwulst am stärksten ist, ein glühendes Eisen so tief einsenken, bis man auf den Eiter kommt; diesen läßt man dann abfließen. Ist keine Stelle besonders stark geschwollen, so erfährt man auf folgende Weise, an welcher Stelle der Eiter hauptsächlich sitzt. Man bestreicht die ganze Stelle mit in Wasser eingeweichter kimonischer Erde (griechische Insel mit im Altertum häufig gebrauchter kreideartiger Heilerde) und läßt sie trocknen. An der Stelle, wo sie am feuchtesten bleibt, ist der Eiter der Haut am nächsten. Hier muß man das Glüheisen einsenken. Hat der Absceß eine größere Ausdehung, so muß man ihn an zwei oder drei Stellen öffnen und Scharpi (Wollwatte) oder ein Stück von einem Schwamme einbringen. Beides muß an dem einen Ende mit einem Faden umwickelt sein, damit man es leicht wieder herausziehen kann. Die übrige Behandlung ist dieselbe, wie bei allen sonstigen Brandwunden. Ist das Geschwür rein, so ernähre man den Körper gut, damit sich nicht im Anschluß daran Auszehrung, welche verderblich sein würde, entwickelt. Bisweilen sammelt sich, wenn der Knochen nicht sehr in Mitleidenschaft gezogen und der Zustand im Anfang vernachlässigt wurde, in der Tiefe nicht Eiter, sondern eine schleimartige Flüssigkeit an und erweicht die darüberliegende Haut. Hierbei benütze man in gleicher Weiche das Glüheisen". (Übers. E. Scheller [34])*

Umschlag des Polyarchos: (Celsus Buch V, Kap. 18, Nr. 8) zum Erschlaffen von Anspannungen, zum Erweichen von Verhärtungen und zum Zerteilen von Säfteansammlungen ist besonders der Umschlag dienlich, dessen Erfindung dem Polyarchos zugeschrieben wird. Er besteht aus folgendem: eckiges Binsengras, Kardamomen, Weihrauchruß, Amomum, Wachs, flüssiges Harz, zu gleichen Theilen. (Übers. E. Scheller [34])

Celsus unterscheidet also unvollständige und vollständige Rippenbrüche, welche sich durch die Hämoptoe abgrenzen lassen. Beim vollständigen Bruch ist die Prognose ungünstig und die Heilungsdauer auf das Doppelte verlängert. Diese Aussage wird bei Gurlt [16] allerdings Hippokrates zugeschrieben. Wenn man in Betracht zieht, daß zur damaligen Zeit Fasten und Aderlässe die Regel waren, wundert man sich, daß Celsus möglicherweise durch Kenntnis von Hippokrates bei der schwereren Verletzung eine Verkürzung der Fastenzeit empfiehlt.

1.3 Byzanthinische Medizin

Soranus von Ephesus, Gynäkologe und Führer der methodischen Schule (um 110 n. Chr.) gab in seinem Buch „de signis fracturarum“ (Zit. n. Paulus von Aegina, Buch 6, Kap. 96 [28]) eine eigene Verbandstechnik an. Die mit warmem Öl getränkte Wolle wurde in Streifen in die Intercostalräume eingelegt. Darüber kamen zirkuläre Binden.

Bei Claudio Galen 129–199 n. Chr. finden sich lediglich Kommentare zum Text von Hippokrates ohne die Entwicklung eigener Vorstellungen [13]. Oribasius, Leibarzt von Kaiser Julian, geboren 325 in Pergamon, war einer der berühmtesten Ärzte der byzanthinischen Zeit. Er hielt die Kontusion der Rippe für schlimmer als die einfache Fraktur. Sein zirkulärer Verband begann auf der verletzten Seite. Libri XLVI, Kap. 5 [26].

Paulus von Aegina (um 642) unterscheidet echte und falsche Rippen [28]. Nach seiner Ansicht brechen sie nur in ihren knöchernen Anteilen. Abweichungen soll man mit den Fingern einrichten, nach innen gerichtete können nicht eingerichtet werden „deswegen lassen einige blähende und reichlich Nahrung geben, was unangebracht ist, denn die Brust- und Ernährungsorgane haben nichts miteinander zu tun“. Auch der Schröpfkopf wird gelegentlich angewandt, sein Nachteil sei, daß angezogene Teile nach innen gedrückt werden würden. Er erwähnt Soranus und geht mit den antiken Vorstellungen erstmals nicht mehr konform. Bei heftigem Schmerz und Verwundung des Rippenfells empfiehlt er bei dringender Veranlassung die Rippe freizulegen, scharfe Kanten zu resezieren und Splitter zu entfernen.

1.4 Arabische Medizin

Diesen ersten Vorschlag einer operativen Behandlung finden wir wieder bei dem arabischen Arzt Albucasis (gestorben 1013) in seiner Chirurgia, 3. Buch, Kap. 8 [1, 2], verbunden mit einem ersten Hinweis auf die Schonung der Pleura parietalis: „wenn es dem Patienten schlecht geht und wir Angst um ihn haben müssen, soll man die Rippe einschneiden und freilegen, ein Instrument aber unter die Rippe schieben und die Membran nicht verletzen“. Er empfiehlt außerdem die Methode von Soranus mit ölgetränkter Wolle und schient mit Pflaster, Binde oder Holzstreifen, wenn nötig. Schröpfkugeln werden als hilfreich angesehen. Als Methode der Antike erwähnt er die Füllung des Bauches mit blähenden Speisen, verwirft diese aber, weil sie einen Erguß hervorrufe, wenn dieser nicht schon da sei. Der Verletzte soll auf der Seite liegen, auf welcher er leichter Schlaf findet.

1.5 Europäisches Mittelalter

Roger von Salerno (Rogerius) zählte zu den Begründern der salernischen Medizinschule [31].

Die Niederschrift seiner Lehren erfolgte 1170 durch einen Schüler. Die Reposition von verschobenen Rippenbrüchen wird nun erstmals angestrebt. Daß dies ein wesentliches und neues Element in der Behandlung der Rippenbrüche darstellt, beweist die Darstellung in der französischen Ausgabe aus dem 13. Jahrhundert mit den Mitteln der gotischen Miniaturmalerei.

In der mittleren Reihe links ist eine solche manuelle Reposition während eines warmen Bades dargestellt. Die Abb. 2 zeigt die Tafel 12 des Prachtkodex Ms. Sloane aus dem British Museum [21].

Der Mailänder Chirurg Lanfranchi (1296) (oder auch Lanfranchio) widmete seine „Chirurgia magna“ [14] König Philipp dem Schönen. Im 4. Traktat, Doktrina I, Kap. 4 beschreibt er eine Repositionsmethode, welche später in leicht veränderter Form bei Guy de Chauliac und Ambroise Pare wiedergefunden wird: Der Arzt bestreicht sich die Hand mit Leim und legt diese auf die eingedrückte Thoraxwand. Sowie der Leim fest ist, ge-

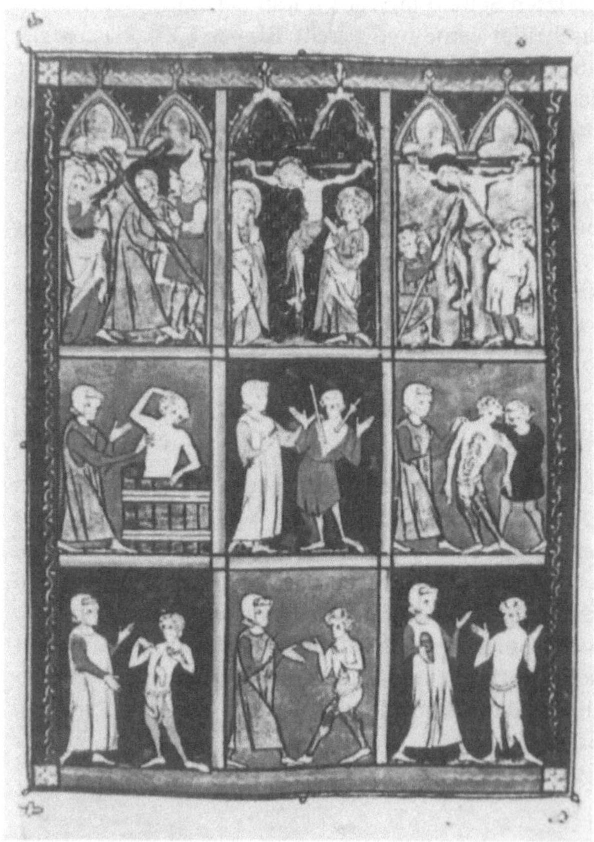

Abb. 2. Miniatur aus Rogerius (s. Text)

schieht die Hebung mit Unteratützung eines Hustenstoßes. Der anschließende Verband soll die betroffenen Rippen freilassen.

Guy de Chauliac, ca. 1300–1368, widmet das Kap. 6, Traktus 5, Doktrina 1, seiner Chirurgia den Rippenbrüchen unter der Überschrift „De fractura costarum et partium pectoris“ [10]. Nach einer Aufzählung der Methoden früherer Ärzte, wobei unter anderem Albucasis mit Wolle und Öl und Rogerius mit der manuellen Reposition im Bade erwähnt werden, schreibt er, daß Lanfranci wie Rogerius vorgeht, außer, daß er den Patienten husten lasse. Er selbst unterscheidet „aut declinat extra . . . aut intro“. Bei der Verschiebung nach außen wird die Stufe durch Druck mit der Hand ausgeglichen. Anschließend kommt ein Verband mit Eiweiß, Mehl und anderen Substanzen auf die Brustwand und wird mit einer langen Binde angewickelt. Bei der Verschiebung nach innen wird im Bad oder neben dem Feuer mit der leimbestrichenen Hand reponiert, wobei der Patient durch einen Hustenstoß mithilft.

Ein ausführliches Zeugnis über die Art der Behandlung gibt das mit wunderbaren Holzschnitten geschmückte Buch der Chirurgia aus dem Jahre 1497 von dem Straßburger Hieronymus Brunschwig wieder, welcher sein 4. Kapitel, 6. Traktat den Rippenfrakturen widmet [8] (Abb. 3). Zur besseren Lesbarkeit wurde der Orginaltext lediglich mit modernen

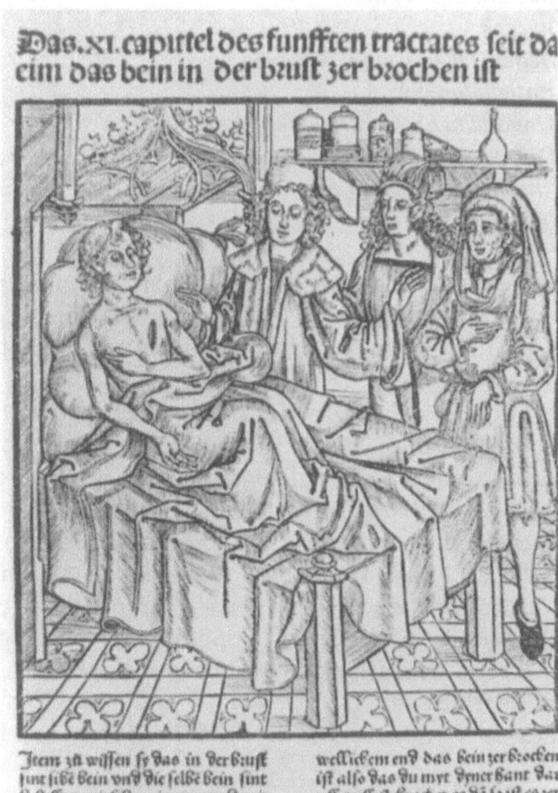

Das.xi.capitel des funfften tractates seit da eim das bein in der brust zer brochen ist

Item zů wissen sy das in der brust
sint sibē bein vnd die selbē bein sint
beheffter mit siben rippen vnnd mit
kröstelen dar vmb so nym war ann

welliche(m) end das bein zer brochen
ist also das du myt dyner hant dar
vff griffest kracket es do dā so ist es zer
brochen/ist das nit vnd ist vast in/

X ii

Abb. 3. Darstellung einer Brustwunde aus Brunschwig

Buchstaben geschrieben und heute nicht mehr verständliche Begriffe in Klammern gesetzt, womit die Ursprünglichkeit von Brunschwigs Ausdrucksweise in einem elsässischen Dialekt erhalten geblieben ist:

„Von verruckung der rip.

Das IIII (4.) capitel dises sechsten tractatz seit von vrenckug der rippen.

Wer es aber das im der rippen eine uß der stet were so darff ma nit anders dan das man mit der hend die bein der rippen wider in richte und so die wider ingericht sint, so leg im daruber diß vorgenant plaster genetzet mit eyer wiß und usgetruckt doch vor in wasser getruckt un dar nach zwu schinen daruber gebunden wol und doch nit zu fest, das siech da nit zu vast beschweret werde. Un binde in also ix (9) tag un alle wegen darum die vorgenante defensivum. Unnd richt in ouch in essen unnd in trinckenn also vorgeschriben stat. Were es aber dz etliche Knollen an der stat wolten unglich sin, so salb sie allen tag mit diser salben
Nim oleum vij. (7) lot
Wachs
Fenum (Ferium, Hornkraut, Fornkraut) grecum mel ides ij. (2) lot
Hartz vi. (6) lot
Buttern iiij. (4) lot
Wiroch
Bedelli (Weinpalme) iedes ein lot
Entenschmalz
Unnd hüner schmaltz jedes j. (1) lot
Diß alles müsch under ein ander gar wol dem füer und salbe die stat da mit. Wiß das diß ungentu alle knollechten glider nider setzet und machet sie gleichnig also das sie die bein der glider wider bringet zu recht.“

Theophrastus Bombastus von Hohenheim, genannt Paracelsus (1493–1541) gibt in seinen gesammelten Schriften [37] keinen Hinweis auf die seinerzeit geübte Behandlung, wenn ihm auch von kommentierenden Autoren ein sehr konservatives Verhalten nachgesagt wird [16, 33].

In der Opera chirurgica des Ambroise Pare (1510–1590), gedruckt 1954 in Frankfurt/Main, sind im Buch 14 „de Fracturis“, die Kap. 11 und 12 den Rippenbrüchen und ihren Folgen gewidmet [27]. Pare unterscheidet zwischen der Costa vera und Costa spuria. Mit einem stark klebenden Pflaster aus „therebinthina, resina, pice nigra, farina trumentacea, mastiche et aloe“ versucht er, die Impression zu heben.

William Clowes, 1540–1604, beschreibt in seinem „Book of Observations“, Kap. 10, die Behandlung einer gesplitterten Rippenfraktur. Ein Bootsmann hatte sich durch die Kurbel der Schiffswinde eine Rippenfraktur zugezogen und anschließend Blut gespieen. Clowes führte eine Längsincision über die Rippe durch und fand beide Enden wie die Spitze einer Nadel. Er entfernte die Splitter und legte einen Verband mit Oleum hypericum cum gummo an. Der Bootsmann überlebte Verletzung und Eingriff [15].

1.6 18. Jahrhundert

Lorenz Heister, Professor in Helmstedt, kann ohne Übertreibung als Wegbereiter der modernen wissenschaftlichen Chirurgie angesehen werden (Abb. 4). Er studierte im Wintersemester 1702/1703 in Gießen. Sein mit Kupferstichen bebildertes Buch hat den Titel: „Chirurgie, in welcher alles was zur Wundarzney gehöret, nach der neuesten und besten Art, gründlich abgehandelt, und in acht und dreißig Kupfertafeln, die neuerfundene und dienlichste Instrumente, nebst den bequemsten Handgriffen der chirurgischen Operationen und Bandagen deutlich vorgestellt werden“ [19]. Die erste Auflage erschien 1718. Im ersten Teil, zweites Buch, 6. Kapitel, „Von dem Bruche der Rippen, der Wirbelbeine und des Heiligenbeins“ wird die ganze Breite des klinischen Erscheinungsbildes vom einfachen Rippenbruch bis zu seinen lebensbedrohlichen Komplikationen beschrieben. Er zitiert Jean Louis Petit [29], welcher als erster den Bruch nach außen, gleich indirekten Bruch, vom Bruch nach innen, gleich direkten Bruch, unterscheidet, was auch bei der Behandlung berücksichtigt werden soll:

> *„Bei der Einrichtung dieser Fracturen muß man wohl acht geben, ob dieselbe ein- oder auswärts gewichen: und wenn sie herausgewichen, soll man den Patienten auf einen hohen Stuhl oder Tisch setzen und mit den Fingern das ausgewichene wieder an seine Stelle drucken, eine Compresse in Branndtwein getaucht nebst einem Stück Pappendeckel, mit, oder ohne Pflaster darüberlegen und mit der Serviette nebst dem Scapulier*

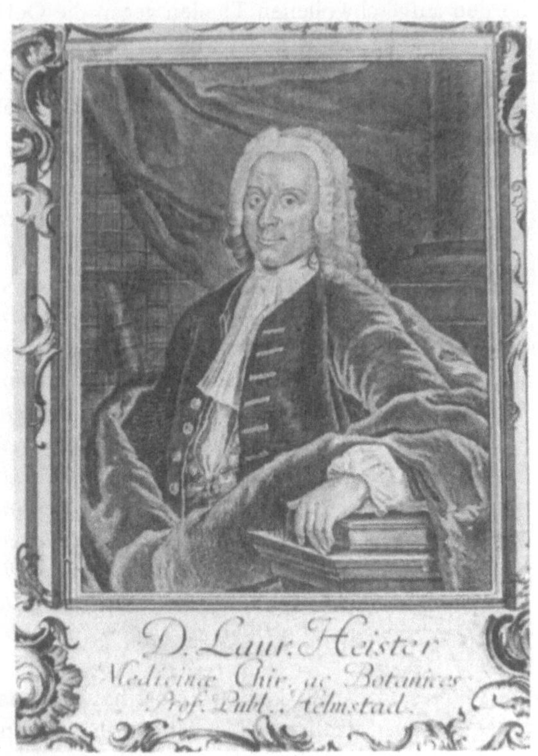

Abb. 4. Lorenz Heister, Kupferstich 1763

oder anderen guten Binden wohl verbinden. Wäre es aber einwärts gewichen, muß man, in dem man den Patienten den Athem anhalten läßt, den vordersten und hintersten Teil der Rippe aneinander drucken und rütteln, bis das eingedruckte zurück- oder herausspringe, die Enden wieder aufeinanderpassen und es auf vorher besagte Manier verbinden: doch daß man hier die Serviette nicht zu hart zuziehe, so heilen dergleichen Brüche in drey oder vier Wochen. Wenn aber auch dieses nicht angehet, kann man stark klebende Pflaster . . . aufkleben, um dadurch die Rippe trachten in die Höhe zu heben; und solches, wo es das erstemal kein gut thut verschiedenemal wiederholen".

Die seit Paulus von Aegina immer wieder auftretende Empfehlung, bei starken Schmerzen die Rippe freizulegen, wird auch bei Heister wiederholt:

„Wenn Splitter oder Spitzen der gebrochenen Rippen in oder durch die Pleura gedrungen, und selbe dem Patienten große Schmerzen, schweren Athem, heftigen Husten, Blutspeien, Fieber und andere gefährliche Zufälle verursachten, muß man, um den Tod zu verhüten, die Rippe durch eine Incision entblößen, die Splitter entweder mit den Fingern, oder mit Zangen, Haaken, Hebeisen oder wie es sonst seyn kann, trachten herauszuziehen: denn wo man solches nicht thut, muß der Patient of sterben".

Wenn Adern verletzt sind, soll man am unteren Rande der Rippe eine Öffnung bis in die Höhle der Brust machen und die blutende Ader mit einem Finger solange zuhalten und zusammendrücken, bis das Bluten aufhört. Bei der Windgeschwulst (Ephysem) sollen die vorhandenen Wunden erweitert werden und die Luft „durch fleißiges Streichen und Drucken von den aufgeschwollenen Theilen gegen die Oeffnung" zu herausgetrieben werden. Auch die Verrenkung der Rippe wird im dritten Teil des ersten Buchs, 6. Kapitel, ausführliche abgehandelt. Darunter verstand man, wie in den vorhergegangenen Zeiten, eher Frakturen am osteochondralen Übergang oder im Knorpelbereich als echte Luxation im Rippen-Wirbelgelenk.

„Je schwerer aber die Zufälle, je gefährlicher ist der Zustand, und je mehr soll man eilen, die Verrenkung wieder einzurichten. Derohalben, wenn eine Rippe auf- oder abwärts gewichen, soll man den Patienten auf einen Tischer oder auf den Bauch legen und die verrenkte Rippe mit den Händen wieder an ihren behörigen Ort zu bringen trachten. Oder man hänget den Patienten mit dem Arme der verrenkten Seite über eine Thüre oder Leiter: und in dem sich dadurch die Rippen auseinanderdehnen, trachtet man die ausgewichenen mit den Händen wieder an ihre natürlich Stelle zu bringen. Wenn aber eine Rippe einwärts gewichen, so ist die Einrichtung sehr schwer, und wird von manchen Skribenten gar von ohnmöglich gehalten: weilen man von der inwendigen Seite nicht kann beykommen, um sie wieder herauszudrücken und einzurichten. Dennoch soll man nicht verzweifeln, sonderlich wo die Verrenkung nicht gar groß ist: sondern den Patienten gleichfalls auf einen Tisch auf den Bauch legen aber unter die Brust was Erhabenes, als einen Kessel oder ein Fäßlein legen: damit sich die Rippen wohl hinausbegeben und auseinander treiben. Nach diesem soll der Chirurgus die leidende Seite von vorne nach hinten drucken und rütteln, auf daß dadurch die eingedruckte Rippe hinausschnelle".

Wenn dieses Vorgehen keinen Erfolg hat, soll man die operative Reposition durchführen, wobei „geringe Luxationen" auch belassen werden könnten (Abb. 5).

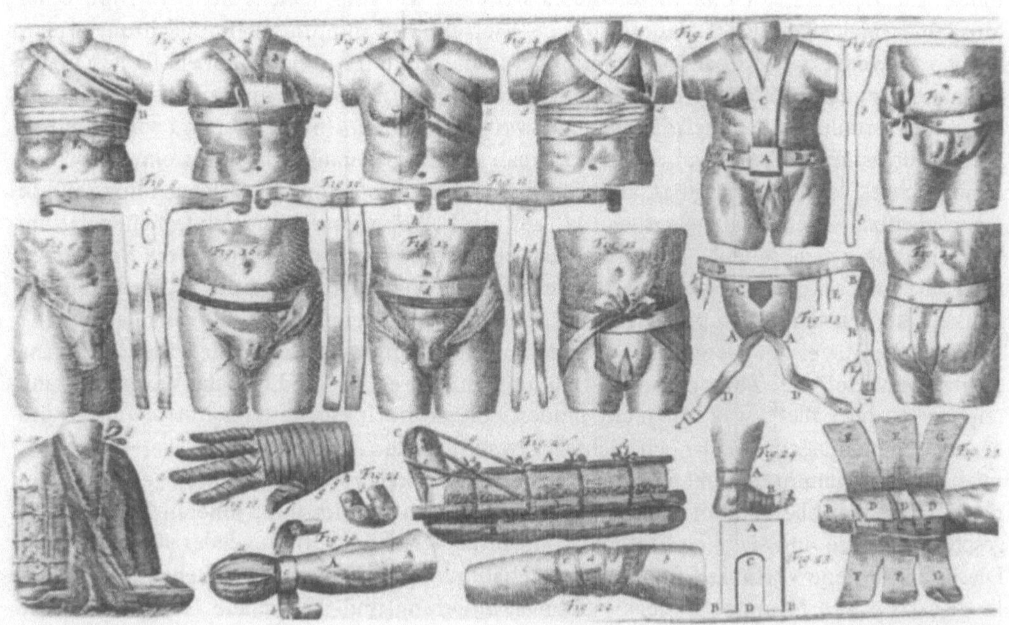

Abb. 5. Kupferstich-Falttafel aus Heisters Chirurgie. Figura 4 zeigt eine Quadriga oder Cataphracta, den Harnisch, als Verband bei Rippenbrüchen

1.7 19. Jahrhundert

Bis zur Mitte des 19. Jahrhunderts kamen keine neuen Aspekte in der Behandlung von Rippenfrakturen dazu. Im „System der operativen Chirurgie" von Carl Bell aus dem Jahre 1815 [4] sowie im Handbuch der Chirurgie von M.I. Chelius (1833), findet man dann auch übereinstimmend die Empfehlung, eine feste breite Binde um den Brustkasten zu wickeln, Bettruhe zu verordnen und einen Aderlaß durchzuführen [11]. Im Handbuch der Chirurgie [36] von Louis Strohmeyer, 1844, liest man: Die Entwicklung des Thorax bei Frakturen der oberen Rippen „thut nicht gut", weil sie die „Zwerchfellinspiration und die Action der falschen Rippen hemmt". Man soll deshalb überhaupt auf den zirkulären Verband verzichten oder diesen nur im oberen Thorax anlegen. „Bei alten asthmatischen, mit chronischem Katarrh geplagten Personen" wird das Einwickeln oft gar nicht vertragen. Immer wird das Augenmerk auf die Dislokation gerichtet: Bei Knorpelfrakturen finde man gewöhnlich eine Verschiebung der Fragmente, „die Reposition ist nicht schwer zu bewerkstelligen, aber selten zu unterhalten, selbst wenn man eine Schiene zu Hilfe nimmt". Welcher Art diese Schiene gewesen ist, wird nicht angegeben. Wie man sich eine solche Schienung vorzustellen hat, beschreibt Malgaigne [25], dessen Buch „Die Knochenbrüche und Verrenkungen" 1859 in deutscher Sprache erschien: Um die Reduktion von Rippenknorpelfrakturen zu erzielen rät A. Cooper, soll man auf den gebrochenen Knorpel ein Stück angefeuchtete Pappe legen, welche über die entsprechende Rippe und über zwei benachbarte greift. „Diese Pappe nimmt, in dem sie auf der Brustwand trocknet, die genaue Form der Theile an, verbindet die Bewegungen und bietet dieselbe Stütze, wie eine Schiene bei dem Bruche der Muskeln". Malgaigne führt außerdem eine Vielzahl von minutiösen Beobachtungen auf, welche entweder heute noch gültig sind oder in die Zukunft gewiesen haben. Er beschreibt die zunehmende Sprödigkeit der Rippe mit dem Alter und belegt dies mit Zahlenangaben zur Altersverteilung aus einem Krankengut von 263 Fällen. Unter anderem beobachtete er eine Pleuritis unter der Fraktur: „so hört man das Reibegeräusch, welches eine umschriebene leichte Pleuritis ankündigt, und ich habe einen Rippenbruch, welcher unpassend in einen medizinischen Saal gelegt wurde, auf diese Weise zu einem wunderlichen Irrtum Veranlassung geben sehen". Er merkt, daß beim Stückbruch der Verband die Schmerzen vermehrt und erkennt die atemmechanische Bedeutung der Pfeilerrippen: „Die Unbeweglichkeit der mittleren Rippen zieht notwendigerweise diejenige der übrigen nach sich". Er lehnt die Mittel der Vergangenheit, wie Schröpfköpfe und anziehende Pflaster als ganz „nutzlose Mittel" ab. Zur operativen Hebung bemerkt er: „es sind hier die Verfahren zahlreicher als die Fälle", was ihn nicht hindert, diesen noch ein weiteres hinzuzufügen, das er zugegebenermaßen selbst noch nicht angewandt hatte: „ich aber würde weit vorziehen, mich eines gekrümmten Hakens, ähnlich einem Thenakel, zu bedienen, welcher mit Schonung unter dem oberen Rand der Rippe eingesenkt und hinter ihrer inneren Seite hineingeschoben würde, um sie ohne Einschnitt, wie mit einem Elevatorium wieder aufzurichten". Dieses angebotene Verfahren findet viele Nachahmer. Die Hauptziele der Behandlung waren in dieser Epoche in erster Linie die Schmerzlinderung und die genaue Reposition. Eine weitere Beobachtung weist bereits den Weg zur Reposition über eine geblähte Lunge: „ich habe einen Knocheneinrichter gesehen, welcher den Kranken stark in eine Flasche mit genau um den Hals derselben angelegten Lippen blasen ließ". Die Wirkungsweise dieses Verfahrens wird allerdings nicht so von ihm gedeutet, denn er fährt fort: „es ist dies nichts anderes als eine einfache Anstrengung".

Im Lehrbuch von Bardeleben (1859), wird empfohlen, die Retention eines eingedrückten Knochenfragments mit einer Knochenschraube zu bewirken [3]. Die subcutane Retention nach Malgaigne sei aber zu bevorzugen (Abb. 6).

Ein neues Zeitalter der Knochenbruchbehandlung beginnt mit dem Vortrag des Hamburger Chirurgen Hansmann 1886 bei der Deutschen Gesellschaft für Chirurgie mit seiner neuen „Methode der Fixierung der Fragmente bei komplizierten Frakturen" [18] (Abb. 7). Er berichtete bereits über die Behandlung von 15 offenen Frakturen an Unterschenkel, Oberschenkel, Radius, Olecranon und Unterkiefer, sowie vier Pseudarthrosen und einer Kontinuitätsdurchtrennung bei Entfernung eines Enchondroms. 30 Jahre später, in der Operationslehre von Bier-Braun-Kümmel, Bd 2, 1917 [5] tauchen diese Metallplatten erstmals als Rippenosteosynthesematerial auf, wenn auch in einer anderen Indikation: „wenn eine quere Durchschneidung der Rippen notwendig ist, kann man . . . ihre Kontinuität mittels Hansmannscher Metallschienen herstellen". Wie aus Abb. 8 ersichtlich, erfolgte die Fixation mit Transcostalnähten.

Als „Rippennaht mittels Hansmannscher Metallschienen" bezeichnet, beschränkte sich die Indikation auf den Verschluß einer ungewöhnlichen Thoracotomie und nicht auf die Behandlung einer Rippenfraktur. Obwohl eine Osteotomie vorherging, müssen wir diese Mitteilung als erstes Zeugnis einer Plattenosteosynthese der Rippe werten.

Ein weiteres Zeugnis aktiveren Vorgehens um die Wende zum 20. Jahrhundert finden wir im Kompendium der Lehre von den frischen subcutanen Frakturen von Stetter, wo

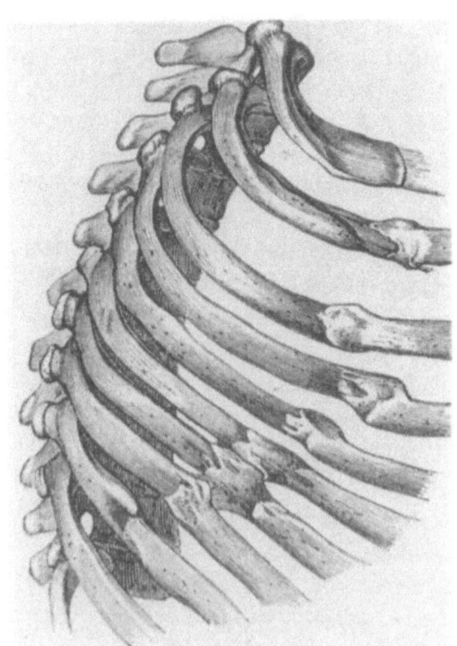

Abb. 6. Stahlstich aus Malgaigne mit Darstellung von Knochenbrücken zwischen einzelnen Rippenfrakturen. Die Abbildung wurde nach einem Präparat aus dem Museum Dupuytrens gezeichnet

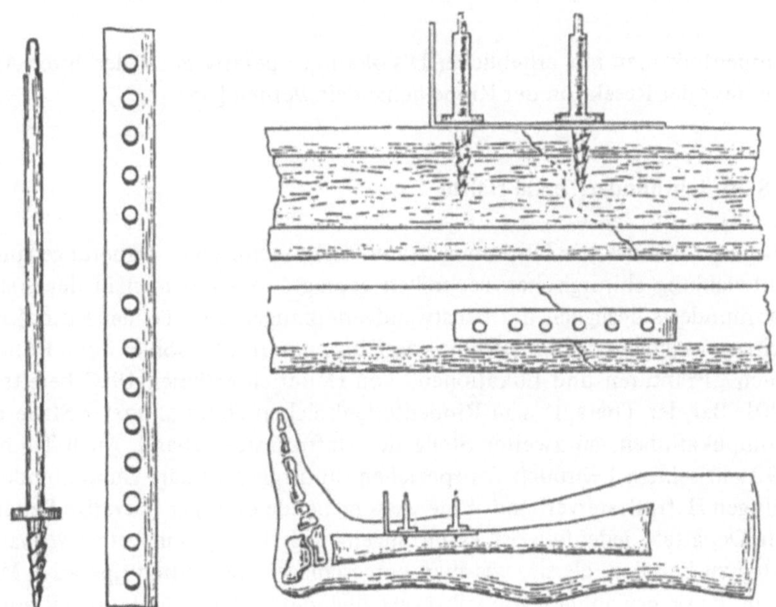

Abb. 7. Originalabbildung von Hansmann

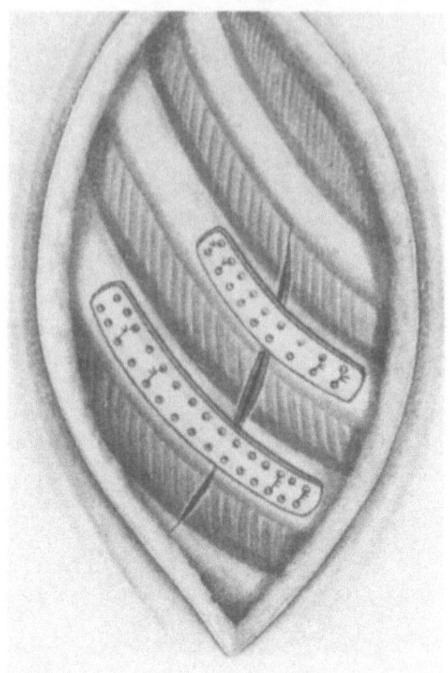

Abb. 8. Hansmannsche Platte an der Rippe

Rippenfrakturen mit erheblicher Dislokation operativ entweder durch Anhebung des Fragmentes oder Resektion der Rippe behandelt werden [35].

1.8 20. Jahrhundert, erste Hälfte

War das Ende des 19. Jahrhunderts von vielen technischen Neuerungen und einer gewaltigen Entwicklung chirurgischer Techniken geprägt, so kann man in der ersten Hälfte des 20. Jahrhunderts bezüglich der Brustwandverletzungen eine Tendenz zum Konservativen beobachten, welche in der Einstellung von Kirschner und L. Böhler ihren Höhepunkt findet. Das Buch „Frakturen und Luxationen" von Helferich erschien 1903 bereits in der 6. Auflage [20]. Bei der Therapie von Rippenserienbrüchen stand an erster Stelle die Beachtung der Komplikationen, an zweiter Stelle der Heftpflasterverband. Auch Tillmann [39] empfahl 1901 in seinem Lehrbuch der speziellen Chirurgie zirkuläre Gummibinden oder einen halbseitigen Heftpflasterverband. Eine weitergehende oder gar operative Behandlung stand nicht zur Debatte, „jedenfalls ist es im allgemeinen besser, eine etwa vorhandene Dislokation ruhig zu belassen, als sie, wie man vorgeschlagen hat, durch operative Maßregeln zu beseitigen, da sie gewöhnlich von selbst verschwindet". 1913 widmet sich Riedinger im Handbuch der praktischen Chirurgie von Bergmann, Bruns und Miculicz wieder mehr der Mechanik und Morphologie, wobei er auf die grundlegenden Arbeiten von Bruns [7] und Petit [29] zurückgreift. Trotzdem bleibt es beim Heftpflasterverband, das Gipskorsett wird als unphysiologische Maßnahme klar und deutlich abgelehnt, da es die Atmung behindere. Böhlers

Technik der Knochenbruchbehandlung, die erste Ausgabe erschien 1929, gilt auch heute noch als Standardwerk der nicht operativen Möglichkeiten [6]. Die Behandlung der Rippenfraktur ist bei ihm als Cingulum aus 10 cm breiten Heftplasterstreifen, welche in Exspiration zirkulär um den ganzen Brustkorb herumgeführt werden. Bei Brüchen der oberen Rippen sollen zusätzliche Pflasterstreifen über die Schulter gelegt werden. Als Fehler bezeichnet Böhler, die Pflasterstreifen nur auf der verletzten Seite anzubringen, da beide Brusthälften eine funktionelle Einheit bilden. 1936 berichtet der Trierer Chirurg Max Tiegel [38] über die Selbstbehandlung seines Rippenserienbruches mit einer anmodellierten Gipsplatte, welche vor allem beim Aushusten einen festen Widerstand und Schmerzfreiheit ermöglichte. Die Platte wurde 11 Tage getragen. Nach 1 Woche stand er wieder am Operationstisch, nach 3 Wochen konnte er wieder im Sattel sitzen.

Auf dem 62. Deutschen Chirurgenkongreß spricht Kirschner am 24.4.1938 über den Verkehrsunfall und seine erste Behandlung [24]. In 7 Jahren wurden in der Heidelberger Klinik 86 Brustverletzungen versorgt, von denen lediglich 18 Patienten mehr als 4 Rippen gebrochen hatten, nur viermal wurden Rippenserienbrüche auf beiden Seiten beobachtet. Die Mortalität von Rippenfrakturen und Hämatothorax zusammen betrug 78%, die Todesursache war „großer Hämatothorax mit Verbluten in die Pleurahöhle". Nur bei drohender Gefahr des Verblutens wird thoracotomiert, bezüglich der Rippenfrakturen wird eine passive Haltung eingenommen: „an den Rippenbrüchen können wir nicht viel ändern und behandeln". Kirschners Zusammenfassung ist für uns eher bedeutungsvoll für die Kennzeichnung seines nur leicht verletzten Krankengutes, als für die Art der Behandlung.

„Zusammenfassend ist zu sagen, daß die Thoraxverletzungen beim Verkehrsunfall selten und in den meisten Fällen harmlos sind. Sie betragen 4,1% des gesamten Verletzungsmaterials. Die Mortalität beträgt 7,2%. Die Anzahl der Rippenbrüche gibt einen gewissen prognostischen Anhalt. Das Auftreten eines erheblichen Hämatothorax ist ernst zu bewerten. Serienrippenbrüche und Hämatothorax zusammen haben eine sehr schlechte Prognose. Das Auftreten eines Emphysems ist bedeutungslos, sofern es sich nicht um ein Mediastinalemphysem handelt. Die schweren inneren Thoraxverletzungen mit großem Hämatothorax sind entsprechend den großen, ihnen zugrunde liegenden Gewalteinwirkungen auf die durch die Rippen gut geschützten Brustorgane oft mit anderen lebensgefährlichen Verletzungen, zum Beispiel des Schädels oder des Bauches verbunden".

Böhlers zirkulärer Dachziegelverband wurde bald durch einen einseitigen ersetzt. Paul Rostock schreibt 1942 in seinem Buch „Erkennung und Behandlung der Knochenbrüche und Verrenkungen" [32]: „meist macht ein derartiger Verband eine erhebliche Atemnot mit entsprechendem Angsgefühl" und ist deshalb nicht ratsam. Ein einseitiger Dachziegelverband hingegen wird von dem Verletzten als sehr angenehm empfunden und kann mit gutem Erfolg angewandt werden.

Während des 2. Weltkrieges vermissen wir auch in den USA noch Begriffe wie „flail chest" oder instabilen Thorax. Im wesentlichen bestehen keine Unterschiede zu Böhlers Prinzipien. Bei Key und Conwell [23] werden Rippenfrakturen 1942 als Verletzungen von zweitrangiger Bedeutung eingestuft: „the treatment of fracture of the ribs can be devided into the treatment of the fracture and the treatment of the patient . . . the treatment of the fracture is of secondary importance". Bei einfachen Rippenserienfrakturen wird unverändert der Pflasterverband empfohlen, welcher allerdings bei multiplen Frakturen durch ein lockeres Tuch ersetzt werden sollte.

Mit der zunehmenden Motorisierung nach dem 2. Weltkrieg änderte sich das unfallchirurgische Krankengut, so daß man Spelsberg [405] folgen kann, welcher das Zitat von Kirschner, daß die Thoraxverletzungen beim Verkehrsunfall selten und in den meisten Fällen harmlos seien, für die heutige Zeit umkehrt, indem er selten durch häufig und harmlos durch gefährlich ersetzt. Eine Vielzahl auch heute noch kontroverser Behandlungsrichtlinien wurden nach 1950 in die Diskussion gebracht. Diese sollen in der nachfolgenden Literaturübersicht erörtert werden.

2 Literaturübersicht und Problemstellung

2.1 Nicht-operative Behandlung

Durch die hohe Mortalitäts- und Komplikationsrate beim schweren Thoraxtrauma sahen sich viele Autoren immer wieder aufs neue veranlaßt, die bisherigen Behandlungsverfahren zu überprüfen und neue einzuführen. Mit den Fortschritten der medizin-technischen Apparate und der Weiterentwicklung von Respiratoren fand die maschinelle Beatmung verbreitet Anwendung und ebenso vehemente Befürworter wie Gegner. Ein neues Behandlungsprinzip wurde im Rahmen des Gesamtbehandlungskonzepts anfänglich zumeist überbewertet. Im wesentlichen lassen sich die nicht-operativen Verfahren auf folgende Prinzipien vereinfachen:

Die maschinelle Beatmung in vielfältigen Techniken, die reine Schmerzausschaltung in Form von Intercostalblockaden und Periduralanästhesie, sowie die völlige Negierung der Bedeutung der Thoraxinstabilität, wobei lediglich die Begleitverletzungen bzw. Lungenveränderungen therapiert werden sollen.

2.1.1 Repiratortherapie

Im heutigen Schriftgut gelten Avery, Mörch und Benson [42] als Initiatoren der inneren pneumatischen Schienung („internal pneumatic stabilization"). Vor ihnen hatte Hagen 1945 [73] bereits einen Drinker-Respirator bei Thoraxverletzten eingesetzt, welcher vor allem zum Transport und zur kurzfristigen Beatmung nützlich war. 1952 stellte Jensen [76] in seiner Arbeit „recovery of pulmonary function after crushing injuries of the chest" einen einfachen Apparat zur Gewährleistung eines positiven Druckes bei assistierter Beatmung vor (Abb. 9). Dieses Gerät setzte einen spontan atmenden Verletzten voraus.

Als Initialzündung und die eigentliche Grundlage für die im breiten Umfang geübte und heute unverändert als Methode der Wahl angesehene Beatmung sind die Arbeiten von Avery [42, 43] anzusehen. Er berichtete 1956 über einen Patienten, welcher zwischen einer Lokomotive und einem Heizkessel auf 8 Inches zusammengedrückt wurde. Dabei erlitt er schwere Thorax- und Abdomenverletzungen, sein Brustkorb war „buchstäblich pulverisiert". Nach einer 30tägigen Beatmung konnte der Patient gerettet werden. Er nahm später seinen alten Beruf wieder auf. Avery verwandte einen von Mörch entwickelten mechanischen Respirator mit angefeuchteter Raumluft und positiven Druck. Die Anwendung des Respirators sei nicht das Neue, sondern die sanfte Hyperventilation, welche durch Erzeugung einer Alkalose die Spontanatmung zentral verhindern solle. Durch die Apnoe ist auch die Zwerchfelltätigkeit ausgeschaltet, was dazu führt, daß die „Rippen sanft auf den Lungen reiten, wie auf einem Kissen". Jegliche paradoxe Atmung und Bewegung an den Frakturenden soll dadurch aufgehoben sein.

Dies wird in einer schematischen Darstellung unterstrichen (Abb. 10). Unabhängig davon wurde der erste Fall zusätzlich mit bilateralen Weichteilextensionen nach Hudson behandelt. 1957 wurden auch operativ stabilisierende Verfahren noch nicht völlig verwor-

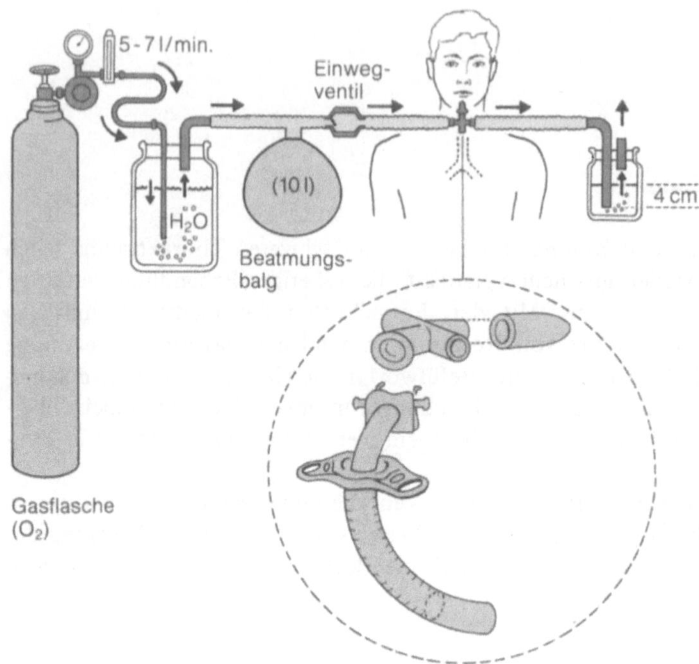

Abb. 9. Respirator nach Jensen

fen. Die Behauptung „external stabilization of the chest wall is unnecessary" wird abgeschwächt durch „chest wall instability can be controlled by external traction" und die Aufzählung weiterer interner Fixationsverfahren, von welchen Avery seit 1950 Acryl plastic pegs (intramedulläre Plexiglasbolzen) verwendet hat: „this type of treatment should be particular advantage especially when thoracotomy is necessary". Auch Paravertebralblockaden mit Procain oder länger wirkenden Lokalanästhetica können den Frakturschmerz lindern. Längere Beatmungszeiten hält Avery für bedenkenlos und berichtet von einem Patienten, welcher aus anderer Indikation 13 Monate beatmet werden mußte.

Die Methode der inneren pneumatischen Stabilisierung findet in den 60er und frühen 70er Jahren breite Anwendung. Die mechanischen Vorstellungen sind so einleuchtend, daß die operativen Behandlungsverfahren weitgehend zurückgedrängt werden. Fast alle Autoren berichten über eine Senkung der Mortalität, welche je nach Zusammensetzung des Krankengutes und je nach der Kombination mit anderen schwerwiegenden Verletzungen, wie Schädelhirntrauma und stumpfem Bauchtrauma zwischen 18,5% (James [75] 1974) bis 50% (Kolb [78] 1974) schwankt (Lewis [79] 1975 38%, Duff [66] 1968 23%). Die Indikation zur Beatmung wird immer großzügiger gestellt (Scholler [92] 1968) und anfänglich, nach dem Vorschlag von Carter (zit. nach [59]) 1953, mit einer primären Tracheotomie verbunden, welche die Bronchialtoilette erleichtern und den Totraum verkleinern soll. Nach heute gültiger Lehrmeinung ist der polytraumatisierte Patient im allgemeinen, in Kombination mit einem instabilen Thorax im besonderen bis zum Nachweis des Gegenteils als respiratorisch insuffizient zu betrachten und bedarf somit einer sofortigen Intubation

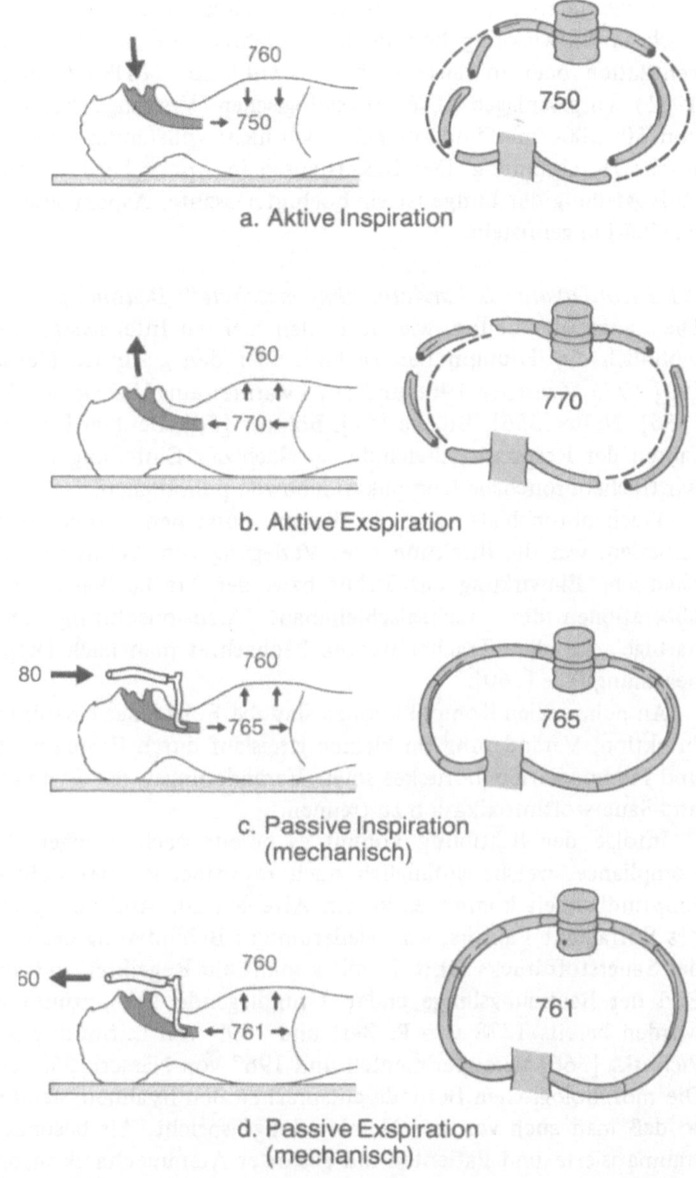

Abb. 10a–d. Druckverhältnisse und Rippenbeweglichkeit. (Nach Avery [42])

[293]. Anfang der 70er Jahre wird die intermittierende Beatmung (Amann [40] 1971) oder „intermittent mandatory ventilation" = IMV mit PEEP (Cullen [60], 1975) auch in Form der stündlichen Hyperinflation (Cloeren [58] 1971) empfohlen. Die Beatmungsdauer wird verkürzt und dem Verlauf angepaßt (McCoy [83] 1976).

In den letzten vier Jahren wurden die Möglichkeiten der Beatmungstherapie durch neue, noch in Entwicklung befindliche Verfahren mit Hochfrequenzventilation (HFPPV), jetventilation oder forcierte Diffusionsventilation (FDV) (Baum [50] 1980, Miranda [85] 1981) vorgeschlagen. Die physiologischen Vorgänge bei künstlichen Atemfrequenzen von 60–3000/min sind zur Zeit noch nicht vollständig geklärt. Dasselbe gilt für die technische Durchführung. Der Gasaustausch in Apnoe bei Exspirationsstellung des Thorax in Ruhigstellung der Lunge ist ein hochinteressanter Aspekt sowohl für den instabilen Thorax wie bei Lungenfisteln.

2.1.2 Konservative Behandlung ohne maschinelle Beatmung

Die Langzeitbeatmung, wie sie in den meisten Intensivstationen betrieben werde, sei gewöhnlich ein Triumph der Technik über den gesunden Menschenverstand, sagt Trinkle [99] 1975. Zwischen 1968 und 1975 warnten eine Vielzahl von Veröffentlichungen (Nasseri [356], Nolte [356], Brücke [52], Böhmer [50], Bentzer [46] und May [348] vor den Gefahren der Respirationsbehandlung. Nach der Einteilung von Bentzer [46] unterscheiden wir tracheobronchiale Komplikationen von pulmonalen.

Tracheobronchiale Komplikationen entstehen durch Austrocknung und unsteriles Arbeiten, was die Infektion oder Verlegung von Atemwegen zur Folge hat, und die mechanische Einwirkung des Tubus bzw. der Trachealkanüle kann zum Glottisödem mit Ulcerationen der Trachealschleimhaut, Arrosionsblutung und Perforation führen. Die narbige sekundäre Trachealstenose beobachtet man nach Dippmann in 1% der Langzeitbeatmungsfälle [260].

An pulmonalen Komplikationen sind die Folgen der Überdruckbeatmung Austrocknung, Infektion, Veränderung im kleinen Kreislauf durch Erhöhung des Strömungswiderstandes und Pulmonalarteriendruckes sowie Veränderungen der Lymphbahnen von der Aspiration und Sauerstoffintoxikation zu trennen.

Infolge der Beatmung kommt es bereits nach wenigen Stunden zur Erhöhung der Compliance, welche anfänglich noch reversibel ist. Bei wohl verschiedener individueller Empfindlichkeit kommt es in den Alveolen zur Ausbildung von Sekret und zur Störung des Surfactant Faktors, was wiederum zur Behinderung des Gasaustauschs und Erhöhung des Sauerstoffdrucks führt. Damit kommt ein Regelkreis in Gang, welcher im gefürchteten Bild der Beatmungslunge endet. Grundlegende Erkenntnisse zur Sauerstoffintoxikation wurden bereits 1878 von P. Bert und 1899 von L. Smith gewonnen [50] und 1944 von Pichotka [366] tierexperimentell und 1967 von Nasseri [358] elektronenoptisch erweitert. Die morphologischen Befunde entsprechen den hyalinen Membranen beim Neugeborenen, so daß man auch von der Membranlunge spricht. Als besonders gefährdet müssen Polytraumatisierte und Patienten mit gestörter Atemmechanik infolge eines instabilen Thorax angesehen werden [46]. Nach Brücke [52] werden folgende fünf typischen Verläufe unterschieden:

1. progredienter atelaktatisch-pneumonischer Verlauf,
2. Atelektasenverlauf,
3. primär pneumonischer Verlauf,
4. Ödemverlauf und
5. kardialer Verlauf.

Nach heutiger Ansicht (Ungeheuer [100] 1981) soll deshalb die Beatmungsdauer so kurz wie möglich gestaltet werden. Eine kritische Indikationsstellung und die Kenntnis der Gefahren und deren Ursachen [46] kann die Nebenwirkungen – wie bei einem wirksamen Medikament – so gering wie möglich halten. Verschiedene Beatmungsformen wie IMV und PEEP sind ebenfalls geeignet, diese Komplikationen zu vermindern. Einen neuen, unkonventionellen Weg beschritt Trinkle [99] 1975 mit einer prospektiven Studie von 29 Patienten. Die Beatmungsgruppe wies eine Mortalität von 21% auf, die nicht beatmete Gruppe von 0% auf, obwohl das Verletzungsmuster gleichmäßig verteilt war. Unter der Hypothese, einfach die paradoxe Beweglichkeit der Brustwand zu ignorieren und die Verletzten als Lungenkontusion zu behandeln, gelang ihm zumindest der Nachweis, daß auch ohne Respiratorbehandlung ein Überleben möglich ist. Die Komplikationen der nicht beatmeten Patientengruppe waren signifikant geringer. 3 der 4 Todesfälle in der beatmeten Gruppe wurden der Tracheotomie und mechanischen Beatmung zugeschrieben. Nur 1 Verletzter aus der nicht beatmeten Gruppe mußte wegen zunehmender respiratorischer Insuffizienz der Beatmung zugeführt werden. Im gleichen Jahr stellte Fasol [70] ein Behandlungskonzept vor, wo ebenfalls die Beatmung durch eine differenzierte intensive konservative Atemtherapie ersetzt wird. In der retrospektiven Studie an 101 schweren Thoraxtraumen wurden 62 Patienten beatmet. 14 Patienten mit instabilem Thorax mußten beatmet, 8 konnten ohne Beatmung behandelt werden. Die intensive Atemtherapie mit geschulten Physiotherapeuten erfolgte Tag und Nacht. Sie setzte klare Bewußtseinslage und Kooperation des Patienten voraus, um eine rasche und effiziente Umschulung auf reine Zwerchfellatmung und damit weitgehende Ruhigstellung des knöchernen Brustkorbes zu erlangen.

An weiteren konservativen Maßnahmen soll die Lagerung nach Bürkle de la Camp nicht vergessen werden, wo der Patient halb aufgerichtet mit fast waagrecht erhobenen Armen im Bett sitzt. 1953 empfahl Bürkle de la Camp [244] nur bei ausgeprägtem Flattern einen äußeren fixierenden Verband in Form von Pflaster oder elastischen Binden, im übrigen war er ein Anhänger der verbandslosen Behandlung.

2.1.3 Schmerzausschaltende Verfahren

Erst langwirkende Lokalanästhetica machten die Intercostalblockade zu einer hilfreichen Methode. 1953 lehnte Bürkle de la Camp diese als wertlos ab, da sie zu kurz wirksam sei. Gibbons [284] hält sie oberhalb der 5. Rippe mit 4 ml Bubivacain 1973 für hilfreich, weil sie eine befriedigende Schmerzlinderung bei den meisten Patienten bewirkte, welche die unbequeme Prozedur gerne über sich ergehen ließen. Erneute Injektionen alle 8–12 h sind erforderlich. Die Epiduralblockade wurde ebenfalls von Gibbons 1973 und 1975 von Dittmann [262] vorgeschlagen. In Basel wurden seit 1973 85 Patienten erfolgreich ohne Intubation behandelt. Vives [422] berichtete 1980 über die Kombination der Periduralanästhesie mit der operativen Stabilisierung. Ist die Atemhemmung schmerzbedingt, so kann es zur Verbesserung der Blutgaswerte kommen, wenn diese nicht durch andere Ursachen beeinträchtigt sind. Wegen der Infektionsgefahr soll der Periduralkatheter am besten nur 48 h, maximal 7 Tage belassen werden.

2.2 Operative Möglichkeiten (Abb. 11)

Begriffe wie instabiler Thorax, „stove in chest" oder „flail chest" im Englischen und „volet mobile" im Französischen tauchen in der Literatur erst nach dem 2. Weltkrieg auf. Die operativen Behandlungsmöglichkeiten sprießen wie Pilze aus dem Boden und es vergeht kaum ein Jahr, in dem nicht ein neues Verfahren zur Thoraxwandstabilisierung empfohlen wird. Teilweise als assistierende Maßnahmen zu einer Grundbehandlung oder auch als führendes Therapieprinzip verstanden, werden Methoden angeboten, welche sich in die folgenden Gruppen einteilen lassen, bis heute noch nebeneinander bestehen und so ihre Verfechter haben:

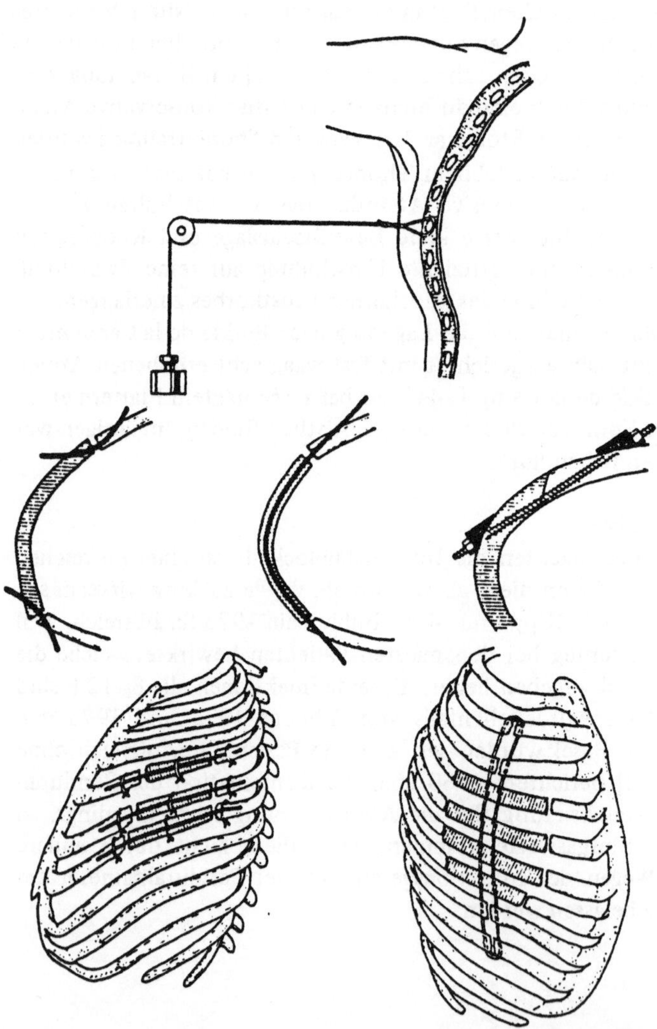

Abb. 11. Wiedergabe einiger Operationsverfahren. (Aus: Kessler [153])

1. Die äußere Fixation oder Extension,
2. die Abstützung des instabilen Thoraxwandanteils mit sogenannten rib struts oder
3. die im anglikanischen Sprachgebrauch als „orthopädische Osteosynthese“ bezeichnete anatomische Wiederherstellung der Rippenfrakturen mit Mitteln der Kleinfragmenttechnik oder
4. eigens für diesen Zweck entworfene Osteosynthesematerialien, also die Gruppe der speziellen Rippenplatten, und zuletzt eine Sammlung anderer Verfahren, welche sich in keine der vorgenannten Gruppen einordnen lassen.

2.2.1 Äußere Fixation und Extension

1958 beschrieb D. Frantz [141] eine erfolgreiche Behandlung bei vorderer Instabilität mit einer Extension am Sternum. Er hatte das Verfahren bei einem Patienten mit gutem Erfolg angewandt. Wie so oft in der Medizingeschichte kommt einem Autor der Ruhm zu, eine Methode inauguriert zu haben, welche andere vor ihm schon beschrieben und angewandt haben, wobei deren Anregung nicht auf so fruchtbaren Boden gefallen war. So beschrieb 1926 bereits Jones [149] die Extension am Sternum bei einseitigen Rippenfrakturen mit einer Kugelzange. Da ein Respirator nicht immer zur Verfügung stand, empfahl Jaslow [147] 1946 2 Kleiderbügelhaken mit 5 Umdrehungen in die vordere Corticalis des Sternums einzudrehen. Ein hölzerner Quersteg verband die beiden Schraubhaken. Heroy und Eggleston [144] verankerten 1951 eine Tuchklammer im Sternum, Bernatz [113] führte die Extension über einen substernal geführten Stahldraht aus, während Hudson [145] 1954 es für völlig ausreichend hielt, einige Kirschner-Drähte außerhalb der Rippen nur subcutan einzulegen und daran für 7–8 Tage zu ziehen. Von Cohen [125] stammt 1955 die Empfehlung, Tuchklemmen zu verwenden. Mit einem Pflaster-Gipsverband, über welchen eine Peristernalnaht verknotet wurde, versuchte 1961 Dafoe [131] eine Stabilisierung ohne Extensionseinrichtung zu erzielen, deren Stabilität 1963 Matzander [167] durch Verwendung einer Gipsschale ebenfalls in Verbindung mit pericostalen Drahtschlingen erhöhte. Die reine pericostale Drahtnaht zur Extension des beweglichen Thoraxwandanteils empfahl 1964 Kempf [152]. Doliveux [134] empfahl 1966 bei vorderen Instabilitäten die Sternumextension und bei lateralen die Kirschner-Draht-Osteosynthese. 1969 beschrieb Lane [164] den Aufbau eines Extensionsbügels mit einem amerikanischen Modell eines Fixateur externe. Es gelang ihm damit, 10 Patienten ohne Respirator und 5 mit kurzzeitiger Respiratorunterstützung erfolgreich zu behandeln. Eine Reihe technischer Variationen schlossen sich an. Champetier [124] legte den Kirschner-Draht zur Extension schräg durch das Sternum und verwandte einen zweiteiligen Bügel. Neidhard [172] verknüpfte 6–10 praesternale Periostnähte über einer Mullrolle und erreichte somit den Angriff der Extension auf eine große Fläche zu verteilen, wogegen Jeffry [310] 1970 ein Führungsgerät vorstellte, mit dem die peristernale Extension gefahrlos über 2 Stichincisionen angelegt werden sollte. Im selben Jahr beschrieb Calakov [121] die Stabilisierung einer lateralen Instabilität mit einem zweigeteilten T-förmigen Metallbügel, welcher durch eine Stichincision durch den Intercostalraum eingebracht, gespreizt und dann über eine Plexiglasplatte von außen fixiert wird (Abb. 12).

Nach 1970 finden wir in der Literatur dann wieder Wiederholungen der beschriebenen Methoden. Youmans [434] verwandte Tuchklemmen und Pericostalnähte und fand nur selten die Indikation zur gelegentlichen chirurgischen Stabilisierung. Boloczko [118] empfahl 1972 die einfache oder doppelte quer angelegte Sternum-Drahtextension, Escha-

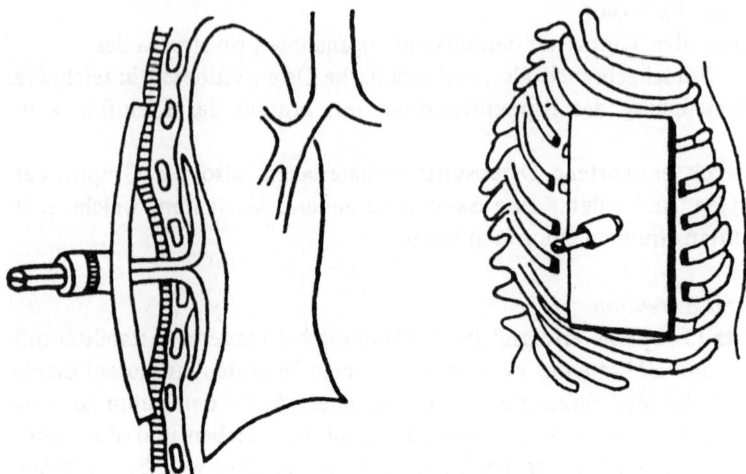

Abb. 12. Extensionslose äußere Fixation nach Calakov

passe [140] 1973 die Drahtextension am Sternum und den Kirschner-Draht an der Rippe. Für besser als keine Behandlung hielt Wagner [205] 1973 bei Notfällen, wenn keine sonstige Behandlung möglich ist, erst einmal Tuchklemmen anzulegen. 1978 beobachtete Klimenko [323] in der UdSSR, daß die Extensionsbehandlung oder frühe Osteosynthese die Letalität deutlich senke.

All diesen Extensionsverfahren haften 2 schwerwiegende Nachteile an: Die Extensionseinrichtung führt zwangsweise zur Immobilisierung des Patienten und zur Erschwerung der Pflege. Bei Husten oder motorischer Unruhe des Verletzten können wegen der Trägheit der Extensionseinrichtung zusätzlich Bewegungen an den Fragmenten auftreten, welche dann wieder zur Schmerzauslösung führen. Außerdem ist allen diesen Verfahren gemein, daß sie in der Nähe der Instabilität bei geringem Weichteilmantel die Haut perforieren müssen und dort eine Eintrittspforte für pathogene Keime schaffen (Tabelle 1).

2.2.2 Rippenosteosynthese mit Kirschner-Drähten

In den 50er und 60er Jahren befaßten sich eine Reihe von Autoren mit der Problematik von Trichterbrustoperationen. Da bei diesen Operationsverfahren im allgemeinen ein bewegliches vorderes Brustwandsegment geschaffen wurde, liegt es nahe, die entsprechenden Methoden auch auf das Thoraxtrauma zu übertragen. Dies gilt für die Kirschner-Draht-Osteosynthesen ebenso wie für die verschiedenen Formen der rib struts. So waren die ersten Kirschner-Draht-Fixationen von Sternum und Rippenknorpel von Ravitch [183] 1949, Griffin [143] 1957 und Mayo [168] 1962 zur Korrektur der Trichterbrust entworfen worden. 1963 finden wir bei Matthews [347] die erste Empfehlung, auch den traumatisch bedingten instabilen Thorax mit Kirschner-Drähten zu behandeln: „splinting of even one or two ribs in the middle of the affected area may produce a dramatic improvement". Auch Judet [150] hielt 1964 den Kirschner-Draht für das beste Osteosynthesematerial an der Rippe, welcher vollständig oder wenistens ausreichend stabilisieren könne. Daß Judet eine weitere Verbesserung der Osteosynthese für möglich hielt, beweist die Entwicklung der

Tabelle 1. Äußere Fixation und Extension

Jahr	Autor	Methode	Literatur
1929	Jones	Kugelzange	[149]
1946	Jaslow	Kleiderbügelhaken	[147]
1951	Heroy	Tuchklammer	[144]
1953	Bernatz	Stahldraht substernal	[113]
1954	Hudson	Weichteilextension	[145]
1955	Cohen	Tuchklemme	[125]
1958	Frantz	Sternumextension	[141]
1961	Dafoe	Gipsschale, Peristernalnähte	[131]
1963	Matzander	Pericostalnaht, Gipsschale	[167]
1964	Kempf	Pericostale Extension	[152]
1966	Cole	Gipsverband mit Pericosstaldraht	[126]
1966	Doliveux	Sternumextension	[134]
1966	Samson	Kirschner-Drahtextension	[385]
1968	Nanson	Drahtextension, Tuchklemme	[357]
1969	Lane	Fixateur externe-Extension	[164]
1969	Champetier	Schräge Kirschner-Drahtextension	[124]
1969	Neidhardt	Nähte prästernal, pericostal	[172]
1970	Calakov	Plexiglasplatte und Krallen	[121]
1970	Jefferey	Peristernalnaht	[310]
1970	Youmans	Tuchklemmen	[434]
1972	Boloczko	Quere Sternumextension	[118]
1973	Eschapasse	Drahtextension	[140]
1973	Wagner	Tuchklemmen	[204]
1978	Klimenko	Extensionsbehandlung	[323]

späteren Rippenplatte. Lareng [331] verwandte 1966 den Kirschner-Draht sowohl zur Minimalosteosynthese (Synthèse à minime) als auch zur vollständigen (Synthèse lourde, eigentlich schwere) Osteosynthese (Abb. 13).

Vossschulte [173] gebrauchte seit 1966 an der Gießener Klinik Kirschner-Drähte als stabilisierendes Material zur Trichterbrustoperation, welche er gekreuzt unter dem Sternum durchführte und beidseits umbog. Dor [135] in Marseille berichtete 1969 über die ersten Erfolge mit Kirschner-Drähten beim instabilen Thorax und legte 1972 [136] bereits die Auswertung seiner ersten 100 Fälle vor, wobei die Mortalität nur 16% betrug. Er verwandte den Kirschner-Draht gleichermaßen als Osteosynthesemittel an Sternum und Rippe, wobei sich die Indikation zumeist „au passage" oder „à la sortie" auf dem Rückzug von einer Thoracotomie bot. Dor fand in ganz Frankreich nicht nur bei seinen Schülern Nachahmer für seine Technik, so daß die Kirschner-Draht-Osteosynthese fast als typisch französische Behandlungsmethode bis heute praktiziert wird. So verwandten 1973 Delaye [257] und Eschapasse [140] 1974, LeBrigand [333] und Toumieux [415] ebenfalls Kirschner-Drähte und berichteten über ähnliche Ergebnisse. In den USA propagierte Moore [170] ebenfalls die Versorgung von Rippenfrakturen mit Kirschner-Drähten (Abb. 14).

1977 berichtete er dann über 68 Patienten, wobei er auch gelegentlich statt der Kirschner-Drähte Rush Pins anwandte [171]. 1975 erschien eine Veröffentlichung von Virenque [202], welcher ebenfalls Kirschner-Drähte verwandte. 1976 gab Castelli [123] an, daß er bei vorderen Instabilitäten zwei große substernale Kirschner-Drähte parallel oder gekreuzt

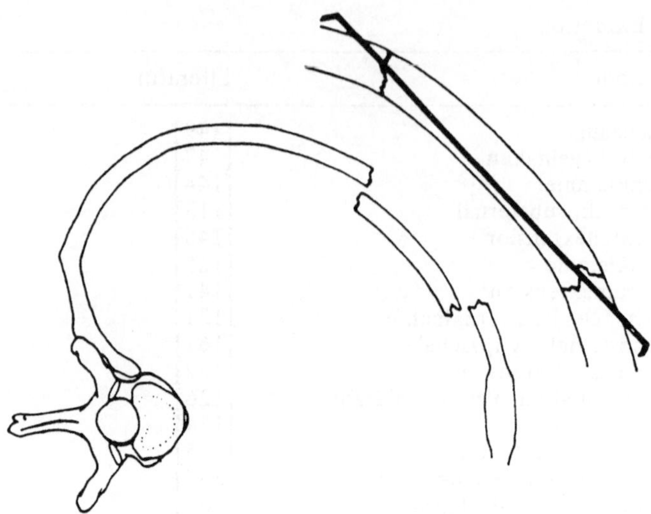

Abb. 13. Originalabbildung aus Ginsberg: Kirschner-Draht-Osteosynthese eines Rippenstückbruchs

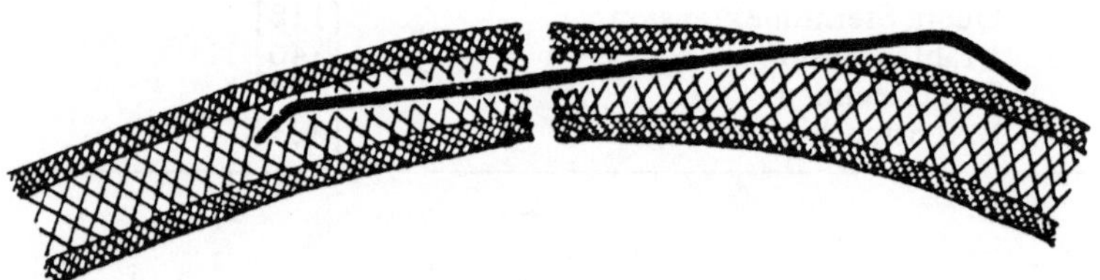

Abb. 14. Originalabbildung aus Moore mit schematischer Darstellung der Kirschner-Draht-Osteosynthese. Wie das intramedulläre Ende umgebogen werden kann, wird vom Autor nicht beschrieben. Auf den veröffentlichten Röntgenaufnahmen findet man keine derartige Krümmung

anwende. 1977 berichtete Doundoulakis [138] über 20 Patienten mit instabilem Thorax mit einer Mortalität von 25% bei Verwendung von Kirschner-Draht-Osteosynthesen am Sternum und Backhaus-Klemmen bei seitlichen Rippenbrüchen. 1980 veröffentlichte der Bulgare Diaconesku [133] seine Ergebnisse mit Kirschner-Drähten und der Italiener Sartori [192] berichtete über gute Ergebnisse bei der Thoraxwandstabilisierung. 1981 veröffentlichten Aubert et al [111] die Ergebnisse von 22 Osteosynthesen und Richter [189] empfahl Kirschner-Drähte oder die Pericostalnaht nach Kessler durchzuführen. Der Kreis schließt sich durch die Mitteilung von Ergebnissen nach Trichterbrustoperationen mit Kirschner-Draht-Osteosynthesen durch Tizian [414] 1981, bei welchem die kosmetischen Mißerfolge auf die mangelnde Stabilität der Kirschner-Drähte zurückgeführt werden (Tabelle 2).

Tabelle 2. Kirschner-Draht-Osteosynthesen

Jahr	Autor	Methode	Literatur
1949	Ravitch	Kirschner-Draht bei Trichterbrust	[183]
1957	Griffin	Kirschner-Draht bei Trichterbrust	[143]
1962	Mayo	Kirschner-Draht bei Trichterbrust	[168]
1963	Matthews	Kirschner-Draht bei Rippenfraktur	[347]
1964	Judet	Kirschner-Draht bei Rippenfraktur	[150]
1936	Lareng	K-Draht Minimalosteosynthese	[331]
1967	Vossschulte	K-Draht gekreuzt bei Trichterbrust	[173]
1969	Dor	Kirschner-Draht nach Thoracotomie	[135]
1972	Dor	K-Draht für Sternum und Rippen	[136]
1973	Delaye	Kirschner-Draht	[257]
1973	Eschapasse	Kirschner-Draht	[140]
1974	Le Brigand	Kirschner-Draht	[333]
1974	Toumieux	Kirschner-Draht	[415]
1975	Moore	Intramedullar pinning	[170]
1975	Virenque	Kirschner-Draht	[202]
1976	Castelli	Kirschner-Draht substernal	[123]
1977	Doundoulakis	Kirschner-Draht substernal	[138]
1977	Moore	Kirschner-Draht und Rush Pin	[171]
1980	Diaconescu	Kirschner-Draht	[133]
1980	Sartori	Kirschner-Draht	[192]
1981	Aubert	Kirschner-Draht	[111]
1981	Richter	Kirschner-Draht	[189]
1981	Tizian	Kirschner-Draht bei Trichterbrust	[414]

2.2.3 Rib Struts

Der Begriff „strut" bedeutet im Englischen Strebe oder Stütze und gibt damit Auskunft über die Funktion, jedoch nicht über das Material. So wurden im Jahre 1950 die mobilen Segmente der Brustwand bei der Trichterbrustoperation nach Dorner [137] mit der homologen 9. Rippe abgestützt. Dailey [165] verwandte autologe Rippen, Wahren [205] den von Lexer inaugurierten Tibiaspan. 1958 verwandte Adkins [105] erneut die homologe Rippe bei der Trichterbrust, aber auch bereits dreimal einen strut aus Methylmetacrylatharz (Plexiglas). Ein Jahr später veröffentliche der Finne Paltia [176] seine Methode der Trichterbrustoperation mit metallenen rib struts, welche durch das Sternum geführt wurden. Adkins [106] griff 1961 diese Methode auf und entwarf seine eigenen metallenen rib struts, welche von Jensen [148] 1962 übernommen wurden. Brunner [120] teilte 1964 seine Ergebnisse bei der Trichterbrustoperation mit rib struts nach Jensen mit und übertrug die Methode auf den traumatisch-instabilen Thorax, wovon er zwei Fälle angab. Auf ihn wird die Stabilisierung der vorderen Thoraxwand mit rib struts zurückgeführt. Brantigan [119] gab 1967 die Rippenknorpeltransplantation zur Korrektur der Trichterbrust an. Ähnlich wie Brunner vollzog Adkins [107] 1968 den Schritt von der Trichterbrustoperation zur Stabilisierung des flail chest. Daß auch die Verwendung eines weiteren rib strut zusätzliche Stabilität ermöglicht, beschrieb 1970 Regensburger [185]. In selben Jahr empfahl Sulamaa [196] die Anwendung von metallenen rib struts wieder für die Trichterbrust. In England wurden sie 1971 von LeRoux [338] und in Spanien 1975 von Paris [178] verwandt, welcher diese 2 Jahre später [179] auch ohne Löcher als intramedulläre Platten ver-

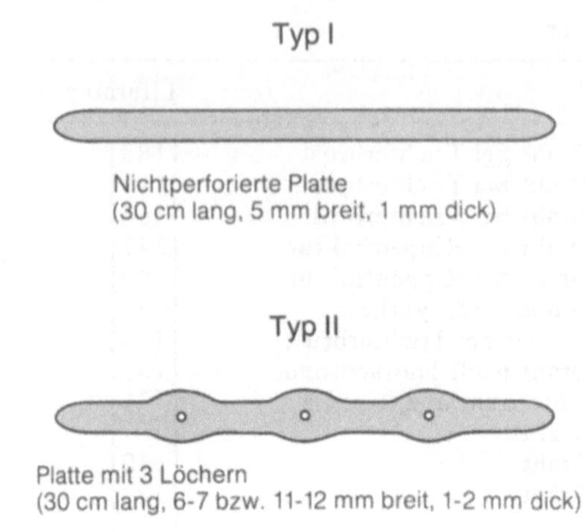

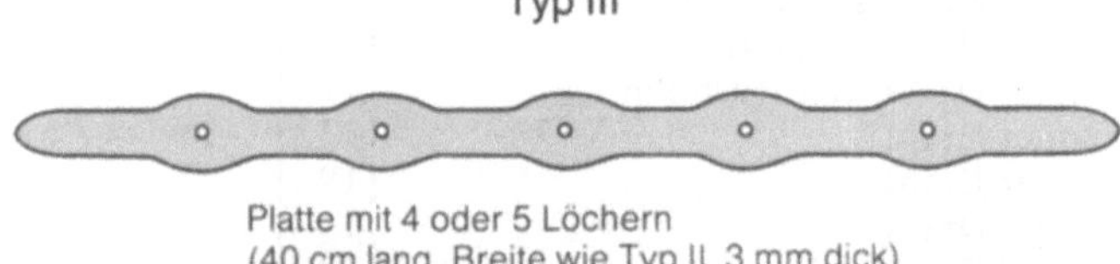

Abb. 15. Die verschiedenen Typen von Rib Struts nach Paris. Typ I in kürzerer Ausführung auch als intramedulläre Platte

wandte (Abb. 15). Die Lage der Implantate war keinesfalls einheitlich. Besonders bei der Trichterbrustoperation wurden sie an der Unterseite des Sternums angelegt und an der Außenseite einer Auflagerippe abgestützt. 1978 schlug Volkmer [203] vor, die struts von außen über die Rippen anzulegen ebenso wie Coman [128] 1979 den strut vor das Sternum legt. Glinz [286] empfahl 1979, den rib strut schräg anzulegen, damit 2 verschiedene Rippenspangen für die Auflage zur Verfügung stehen, Ginsberg [142] legte struts auch längs über das Sternum an (Abb. 16; Tabelle 3).

2.2.4 Kleinfragmentosteosyntheseplatten

Nach der Entwicklung von Osteosynthesematerialien für periphere Osteosynthesen an Hand, Fuß und Kiefer lag es nahe, die Materialien auch am Thorax anzuwenden. Blömer [117] teilte 1976 mit, daß er seit 1974 AO-Drittelrohrlochplatten verwende. Damit sei eine bewegungsstabile Vereinigung frakturierter Rippen ohne Eröffnung des Brustkorbes möglich, durch die operative Stabilisierung des knöchernen Thorax werde die Ateminsuffizienz beseitigt, so daß auf eine Langzeitbeatmung mit allen nachteiligen Folgen verzichtet werden könne; allerdings würden derartige Eingriffe bisher nur in Ausnahmefällen durchgeführt. 1975 gab Sinigaglia [195] ebenfalls Kleinfragmentplatten den Vorzug, ebenso wie Aigner 1975 und Pelizzo 1977. In der Diskussion zu Schöpbachs Vortrag empfahl Bandi [194], die AO-Drittelrohrplatte von der Pleuraseite anläßlich der Thoracotomie von innen anzulegen. Aus einem Krankengut von 100 Thoraxverletzungen mit Serienrippenbrüchen

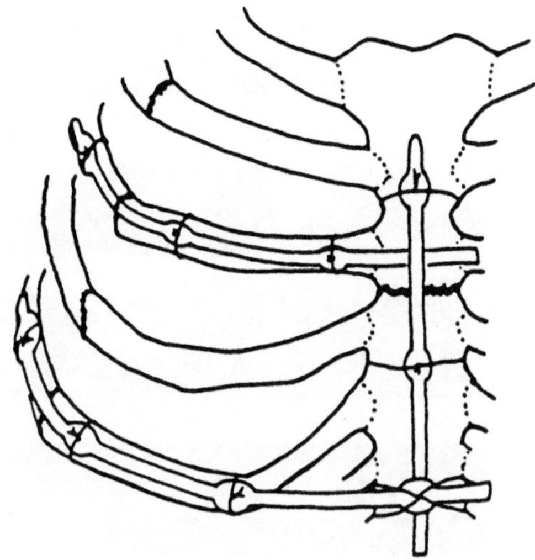

Abb. 16. Stabilisierung von Sternum und Rippen mit mehreren Struts. (Aus: Ginsberg)

Tabelle 3. Rib Struts

Jahr	Autor	Methode	Literatur
1950	Dorner	homologe 9. Rippe bei Trichterbrust	[137]
1950	Dailey	autologe Rippe bei Trichterbrust	[165][a]
1950	Wahren	Tibiaspan bei Trichterbrust	[205]
1958	Adkins	homologe Rippe, Plexiglas-Strut	[105]
1959	Paltia	Metal Strut bei Trichterbrust	[176]
1961	Adkins	Metal Struts	[106]
1962	Jensen	Rib Struts (Stribs)	[148]
1964	Brunner	Metal Struts nach Jensen für Trichterbrust und instabilen Thorax	[120]
1967	Brantigan	Rippenknorpel-Transplantat	[119]
1968	Adkins	Metal Strut bei instabilem Thorax	[107]
1970	Regensburger	1–2 Rib Struts	[185]
1970	Sulamaa	Rib Strut bei Trichterbrust	[196]
1971	Le Roux	Rib Struts	[338]
1975	Paris	Rib Struts	[178]
1977	Paris	Rib Struts und intramedulläre Platte	[179]
1978	Volkmer	Rib Struts	[203]
1979	Coman	Rib Struts	[128]
1979	Glinz	Rib Struts	[286]

[a] Diskussionsbemerkung zu Lester

stellte Poigenfürst [182] die Indikation zur operativen Stabilisierung lediglich bei 6 Verletzten. Seine Beobachtungen teilte er 1978 mit. Es wurden bevorzugt Drittelrohrplatten mit 5 und 6 Löchern und bei Stückbrüchen auch 8-Loch-Platten verwendet (Abb. 17).

Die Schrauben wurden ohne Vorschneiden eingesetzt, 4 von 71 Schrauben hatten sich gelockert, was nach Aigner mit einer mangelnden Vorbiegung erklärt wird. Bevilaqua [114]

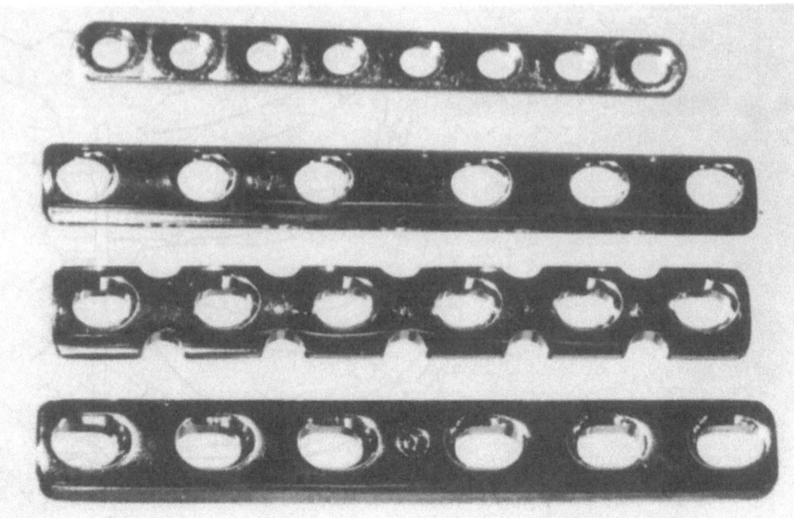

Abb. 17. Kleinfragmentplatten der AO: von oben nach unten Viertelrohrplatte, Drittelrohrplatte, Rekonstruktionsplatte, dynamische Kompressionsplatte (DCP)

und Schmit-Neuerburg [193] verwandten ebenfalls Kleinfragmentplatten bzw. Rohrplatten der AO. Seit 1978 wurden an der Gießener Klinik Rekonstruktionsplatten verwandt, welche sich mit der zugehörigen Biegezange problemlos der Rippenoberfläche anformen lassen [139]. Auch Glinz [286] sieht bei lateralen Frakturen gelegentlich die Möglichkeit einer Thoraxwandstabilisierung mit Kleinfragmentplatten. 1981 empfahl Terbrüggen [198] erneut die Anwendung der AO-Drittelrohrplatten (Tabelle 4).

Tabelle 4. Kleinfragmentplatten

Jahr	Autor	Methode	Literatur
1975	Aigner	Kleinfragmentplatten	[108]
1975	Sinigaglia	Kleinfragmentplatten	[195]
1976	Blömer	AO-Drittelrohrplatten	[117]
1976	Bandi	AO-Drittelrohrplatten von pleural	[194][a]
1977	Pelizzo	Kleinfragmentplatten	[180]
1977	Bevilaqua	Kleinfragmentplatten	[114]
1978	Poigenfürst	AO-Drittelrohrplatten	[182]
1978	Schmit-Neuerburg	Drittelrohrplatten	[193]
1978	Ecke	AO-Rekonstruktionsplatten	[139]
1979	Glinz	Kleinfragmentplatten	[286]
1981	Terbrüggen	AO-Drittelrohrplatten	[298]

[a] Diskussionsbemerkung zu Schüpbach

2.2.5 Spezielle Rippenplatten

Alle Autoren, die mit geschraubten Platten Erfahrungen haben, berichten über gelegentliche Schraubenlockerungen, ja sogar vollständigen Schraubenausriß [108, 160, 182],

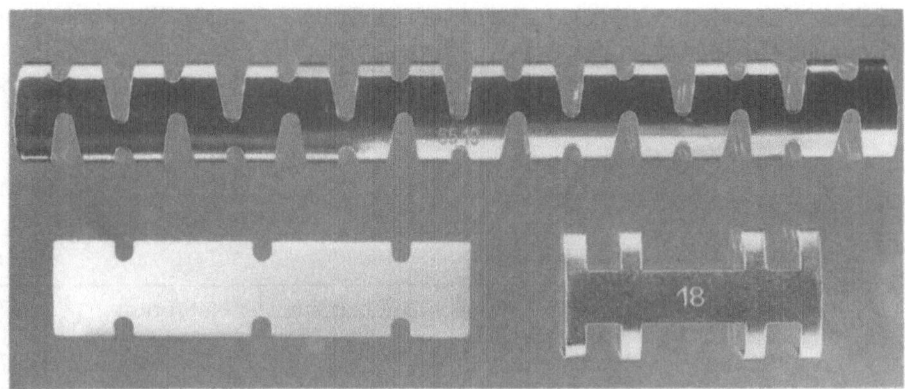

Abb. 18. Einige spezielle Rippenplatten. Oben selbstgreifende Platte nach Labitzke, unten links Rippenplatte nach Vecsei, unten rechts Judet-Rippenplatte

besonders der randständigen Schrauben. Diese Beobachtungen führten zur Entwicklung spezieller Rippenplatten, welche im nächsten Abschnitt zusammengefaßt werden sollen. Keines der herkömmlichen Osteosynthesematerialien hat sich ohne Einschränkungen am Thorax bewährt. Was LeRoux 1964 feststellte, gilt auch im wesentlichen noch heute [337]: „from their number none can be uniformly satisfactory" (Abb. 18).

Läßt man die Hansmannsche Metallplatte von 1917 einmal außer acht, da ihre Anwendung an der Rippe nicht belegt ist, so konstruierte Rehbein 1957 die erste Platte speziell zur Anwendung an der Rippe. Zur Trichterbrustoperation versenkte er den lateralen Anteil der Platte in den Markraum der Rippe, die sich überlappenden freien medialen Anteile wurden übereinander geschlagen und zusammen an dem Sternum mit Drahtschlingen fixiert. Das Verfahren wird in der Literatur immer wieder als intramedulläre Rippenplatte beschrieben, wobei fälschlicherweise der Eindruck erweckt wird, es handele sich um eine vollständig intramedullär liegende Platte, ähnlich wie frühere Elfenbeinstifte oder Markraumbolzen nach Bircher [115]. Judet [151], welcher sich bis dahin mit der Kirschner-Draht-Fixation zufrieden gegeben hatte, stellte 1973 seine Rippenplatten vor, welche aus 0,7 mm dickem Stahl mit vorgebogenen Krallen bestehen und sich leicht der Rippe anformen lassen. Stoianovs Platte von 1974 [197] ist dieser sehr ähnlich. 1978 stellte Thomas [199] Rippenplatten vor, welche mit Drahtcerclagen befestigt wurden und somit ebenfalls auf die Schraubenfixation nicht angewiesen waren. Ein Verrutschen der Cerclagen war durch kleine Einschnitte am Rand unmöglich gemacht worden. Labitzke [158] schlug 1979 eine „selbstgreifende Rippenplatte" vor, welche aus dünnem Federstahl gefertigt war. Anfänglich hatte er empfohlen, einige 2,7 mm-Schrauben sicherheitshalber einzusetzen. 1980 führte ebenfalls Labitze [159] Versuche mit Memory-Legierungen bei gleicher Formgebung der Platten durch, welche bis heute noch keine Serienreife erlangten, obwohl die Idee bestechend erscheint: Die Platte nimmt bei einer bestimmten legierungsbedingten Temperatur eine vorgegebene Form ein, so daß ein Anbiegen der Krallen entfällt. Vecsei [200] stellte 1980 eine eigene Rippenplatte vor, welche der von Thomas ähnlich ist. Als wesentlichen Unterschied weist sie an der Unterseite kleine Dornen auf, welche das Verrutschen auf der glatten Rippenoberfläche verhindern sollen. Die Fixation erfolgte mit mehreren Cerclagen, womit Vecsei nach seinen Angaben primäre Knochenheilungen beim Schaf erzielen konnte. Carpintero [248] berichtete 1980 über seine Ergebnisse mit der frühen Osteosynthese mit Judet-Platten, Otte [174] 1981 über Ergebnisse mit Kirschner-Drähten und Judet-Platten (Tabelle 5).

Tabelle 5. Rippenplatten

Jahr	Autor	Methode	Literatur
1957	Rehbein	einseitig intramedulläre Platte bei Trichterbrust	[187]
1973	Judet	Klammerplatten	[151]
1974	Stoianov	Klammerplatten	[197]
1978	Thomas	Platten mit Drahtcerclagen	[199]
1979	Vecsei	Rippenplatte mit Cerclagen und Dornen	[200]
1979	Labitzke	selbstgreifende Rippenplatte	[158]
1980	Labitzke	Rippenplatte aus Memory-Legierung	[159]
1980	Carpintero	Judet-Platten	[248]
1981	Otte	Judet-Platten und Kirschner-Drähte	[174]

2.2.6 Andere Methoden

Zum Thoracotomieverschluß schlug Blades 1940 [116] eine Rippennaht mit transcostalen Bohrlöchern vor, Klassen 1949 [156] empfahl die aufwendige autologe intramedulläre Spanbolzung. Auf Coleman, 1950, gehen einfache Drahtnähte beim Querbruch und doppelte Drahtnähte beim Schrägbruch der Rippen zurück. Als Alternative bot er auch die intramedulläre Knochenbolzung an [127]. Crutcher [130] gab 1956 den Rush Pin als geeignetes Osteosynthesematerial an. Richter [377] empfahl sogar die Marknagelung des Sternums, wobei an den Nagelenden noch eine Extension angebracht werden könne. Gleichzeitig warnte er vor der Naht des Rippenknorpels wegen der Gefahr einer Chondritis. Overholt 1958 [105] und LeRoux 1964 [337] empfahlen, über einen substernal gelegenen Steinmann-Nagel zu extendieren. Ravitch [184] verwandte bei der Trichterbrust 1965 einen Teflonfilz und Zuhdi 1965 [206] eine Spongiosaschraube am Sternum. Carlisle [122] verwandte Rush Pins, welche von außen senkrecht über die Rippen angelegt und mit Drahtcerclagen fixiert wurden, Richter [188] empfahl 1967, neben einer Aufzählung bisheriger Möglichkeiten, u.a. auch die Platte am Sternum. Wenn schon eine Thoractotomie erfolgt ist, so meint Kessler [153] 1975, kann eine Reihe von Pericostalnähten mit Chromcat oder synthetischem resorbierberen Material eine ausreichende Stabilität gewähren (Abb. 19).

Paris [178] verwandte neben Rib Struts auch eine intramedulläre Platte (1975). Antoszewski [227] erfand im selben Jahr eine Zange mit einer Art Drahtkrampen als Apparat zur Sternum- und Rippennaht. Bei der Diskussion von Moores Vortrag 1975 gab Overholt [170] an, daß er mit einer Acryl-Muffe (Knochenzement) an 250 Rippen gute Erfahrungen gemacht habe. Schüpbach [194] hielt 1976 eine intramedulläre Platte wieder für das geeignete Material, wogegen Albrecht [109] 1977 eine Drahtnaht entwarf, welche er als Zuggurtungsosteosynthese der Rippe bezeichnete. Beim Schaf konnte er damit angeblich eine stabile Osteosynthese erreichen. Die in der ersten Arbeit abgebildeten Rippenpräparate wiesen allerdings eine starke Callusreaktion in der Umgebung der Osteosynthese und Fraktur auf. Klammer [155] variierte die Zuggurtungstechnik 1976 für die besonderen anatomischen Verhältnisse am Sternum (Abb. 20).

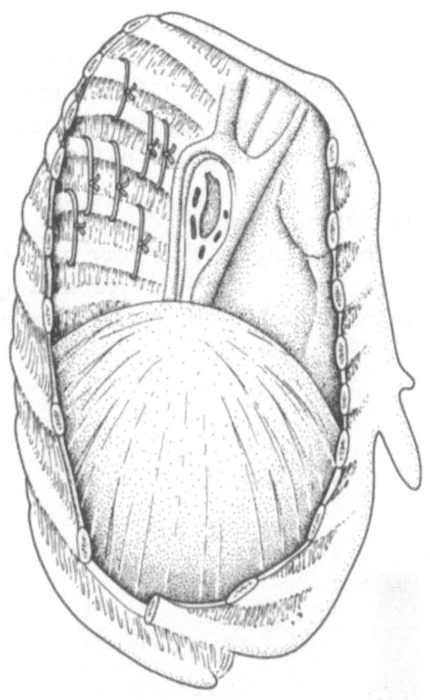

Abb. 19. Pericostalnähte nach Kessler

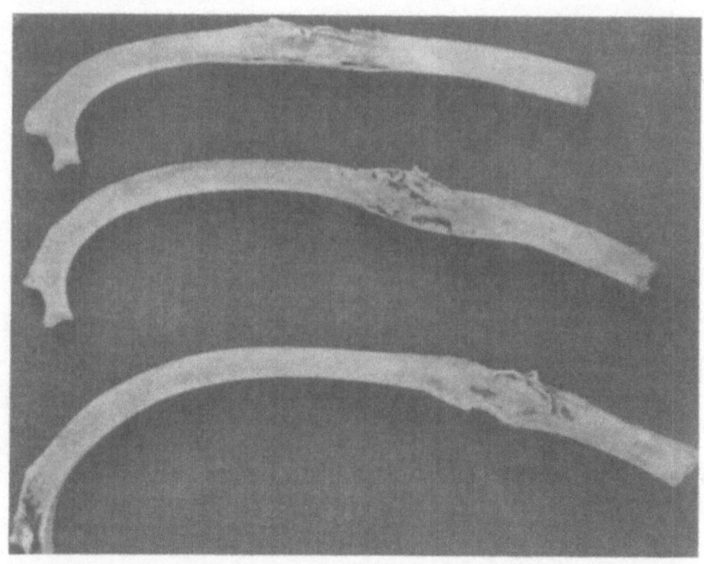

Abb. 20. Präparate von mit „Zuggurtung“ versorgten Schafrippen aus Albrecht [109] mit ausgeprägter Auftreibung und Spongiosierung unter den Drahtnähten

Nach 1977 finden wir dann nur noch Wiederholungen der beschriebenen Verfahren. Meszaros [169] betonte die Wichtigkeit der Stabilisierung und verwandte Pericostalnähte, welche Kessler [154] 1978 nochmals präsentierte. Albrecht [110] wiederholte die Empfehlung der Zuggurtung mit gekreuzten Drahtnähten 1979 und gab detailierte Angaben zur technischen Durchführung (Abb. 21; Tabelle 6).

2.3 Problemstellung

Die Überprüfung der Ergebnisse nach Thoraxtraumen mit Instabilität der Thoraxwand hat gezeigt, daß die seit 1956 geübte Respiratortheorie keine wesentliche Verbesserung der Ergebnisse brachte [70, 99, 348]. In den vergangenen Jahren hatten sich eine Vielzahl von

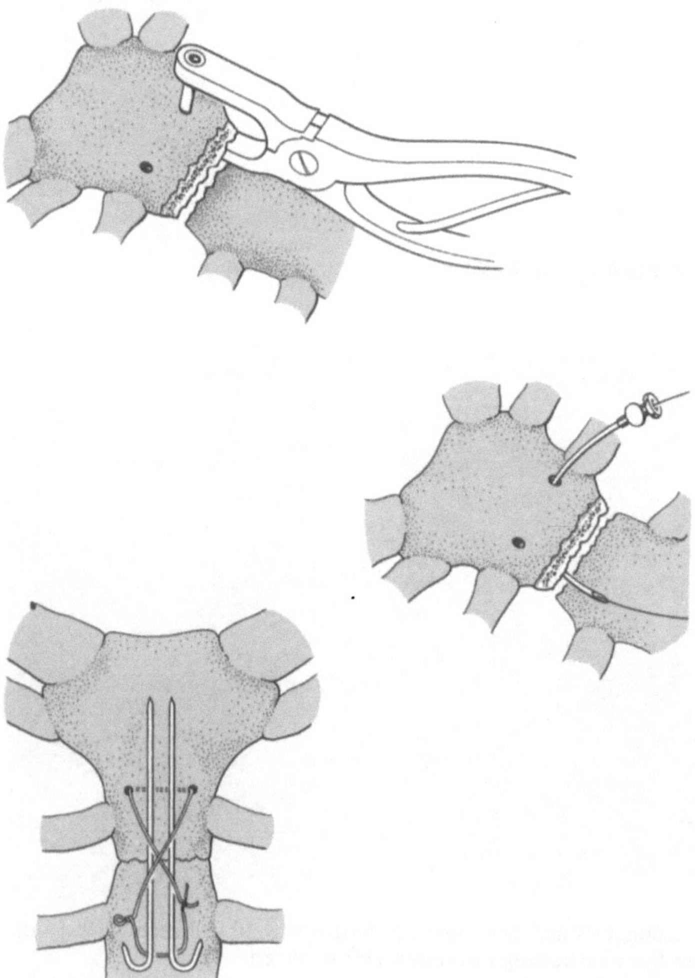

Abb. 21. Technik der Zuggurtung am Sternum. (Nach Klammer [155])

Tabelle 6. Andere Methoden

Jahr	Autor	Methode	Literatur
1940	Blades	Rippennaht mit Seide	[116]
1949	Klassen	autologe intramedulläre Spanbolzung	[156]
1950	Coleman	Drahtnähte, intramedulläre Spanbolzung	[127]
1956	Crutcher	Rush Pin	[130]
1958	Overholt	Steinmann-Nagel	[105][a]
1962	Richter	Marknagelung des Sternums	[377]
1964	Le Roux	Steinmann-Nagel substernal bei Trichterbrust	[337]
1965	Ravitch	Teflon-Filz	[184]
1965	Zuhdi	Leinbach-Schraube	[206]
1966	Carlisle	Rush Pin	[122]
1967	Richter	Sternum-Drahtnaht, Marknagelung und Platte	[188]
1975	Kessler	Pericostalnähte von innen	[153]
1975	Paris	intramedulläre Platte	[178]
1975	Antoszewski	Apparat zur Sternum- und Rippennaht	[227]
1975	Overholt	Acryl-Muffe	[170][b]
1976	Schüpbach	intramedulläre Platte	[194]
1977	Albrecht	Zuggurtung (Drahtnaht)	[109]
1977	Meszaros	Pericostalnähte	[169]
1978	Kessler	Pericostalnähte	[154]
1979	Albrecht	Zuggurtung	[110]

[a] Diskussionsbemerkung zu Adkins; [b] Diskussionsbemerkung zu Moore

Autoren deshalb wieder mit der operativen Thoraxwandstabilisierung beschäftigt. Die zur Zeit gebrauchten Implantate sind so vielgestaltig, daß ihre mechanischen Eigenschaften sehr unterschiedlich eingeschätzt werden müssen. Seit Fick [210] die mechanischen Verhältnisse am Brustkorb Ende des vorigen Jahrhunderts bearbeitete, vermissen wir neuere genaue Angaben über die mechanischen Eigenschaften des Brustkorbes und seiner Teile. Im Gegensatz zu allen anderen Osteosynthesen des Skeletts ist eine vorübergehende Immobilisierung nach Osteosynthese nicht möglich. Welche Kräfte durch das Osteosynthesematerial getragen werden müssen, ist bis dahin nie untersucht worden. Die bisherigen Beobachtungen über Implantatlockerungen weisen auf die besonderen mechanischen Probleme hin, welche mit einer Abschätzung der Materialien nicht gelöst werden können. Eine kleine Anzahl von prospektiv randomisierten Studien hat versucht, jeweils 2 oder 3 Behandlungsmethoden voneinander abzugrenzen [78, 123]. Bei der geringen Fallzahl und der fast gesetzmäßigen Kombination mit dem stark wechselnden Verletzungsmuster des Polytraumas kann daraus über die Eignung des Operationsverfahrens kein Schluß gezogen werden. Erst wenn adäquate Osteosyntheseverfahren auf der Basis der Kenntnis biomechanischer Daten zur Verfügung stehen, kann eine Aussage über die Wertigkeit der Thoraxwandstabilisierung gemacht werden. Ein Großteil der Operationsverfahren ist nicht geeignet, die physiologischen Kräfte aufzunehmen und verringert damit die Instabilität auf ein geringeres Maß, ohne die ursprünglichen Verhältnisse wiederherzustellen. In einer vergleichend angelegten Untersuchung sollen die geeigneten Materialien gefunden oder entwickelt werden. Erst dann können die Fragen der klinischen Anwendbarkeit erörtert werden. Als Ziel der vorliegenden Arbeit wurden deshalb folgende Themenkreise angesehen:

1. Feststellung der mechanischen Eigenschaften menschlicher Rippen.
2. Prüfung der dynamischen Kräfte am Ort der Rippenfraktur beim Lebenden.
3. Vergleich vorhandener und Entwicklung neuer Osteosyntheseverfahren zur Thoraxwandstabilisierung.
4. Tierexperimentelle Überprüfung, morphologischer und zeitlicher Ablauf der Frakturheilung.
5. Klinische Konsequenzen.

3 Material und Methoden

3.1 Prüfmaschine

Die biomechanischen Versuche wurden im Kunststoffprüflabor der Fachhochschule München durchgeführt. Die elektronische Universalprüfmaschine Zwick Typ 1461 verfügt über einen x-y-t-Schreiber, durch den die Kraftverlängerungsdiagramme direkt aufgezeichnet werden können. Der Maßstab des Schreibers und die Daten des Prüfkörpers werden auf dem Meßprotokoll festgehalten. Maximalwerte können über eine digitale Anzeige zusätzlich abgelesen werden. Die Messung der Verformung erfolgt durch die Aufzeichnung des Weges der Belastungseinrichtung mit dem entsprechenden Maßstabsfaktor. Der Verformungsanteil von Maschine und Belastungseinrichtung ist wegen der geringen Kräfte bei den durchgeführten Versuchen zu vernachlässigen. Die Belastungsgeschwindigkeit betrug bei Rippen und Montagen einheitlich 50 mm/min. Zur Prüfung der Osteosynthesematerialien allein wurde die für technische Werkstoffe übliche Belastungsgeschwindigkeit von 10 mm/min gewählt.

3.2 Belastungseinrichtungen

Um trotz der unterschiedlichen Gestalt und Abmessung des vorgesehenen biologischen Materials reproduzierbare und vergleichbare Ergebnisse zu erzielen, sollten alle Versuche mit einer zweckmäßig gestalteten Auflagervorrichtung unter einheitlichen Bedingungen durchgeführt werden. Dabei sollten die bekannten mechanischen Vorgänge beim direkten und indirekten Trauma maschinell simuliert werden (Abb. 22).

3.2.1 Belastungseinrichtung für Druckbeanspruchung

Zur Simulation des indirekten Traumas wurden zwei zylinderförmige Aluminiumhalterungen angefertigt, welche mit einer tiefen v-förmigen Kerbe versehen waren, so daß die Rippe ohne zusätzliche Fixation in der Meßeinrichtung gehalten wurde. Das größte Biegemoment ermittelt sich im Abstand a von der Längsachse nach der Formel

$$M_{b\,max} = F \cdot a \qquad (F \quad \text{Bruchlast})$$

Die Fraktur tritt am Scheitelpunkt der Krümmung bei Zunahme des Abstandes a an nicht genau vorhersehbarer Lokalisation zumeist asymmetrisch auf, so daß längere Montagen nicht mehr angebracht werden können. Ein weiterer Nachteil dieser Einrichtung ist die während des Versuchs sich verändernde Variable a, womit eine rechnerische Auswertung erheblich erschwert und ein Vergleich der Einzelversuche unmöglich gemacht wird (Abb. 23).

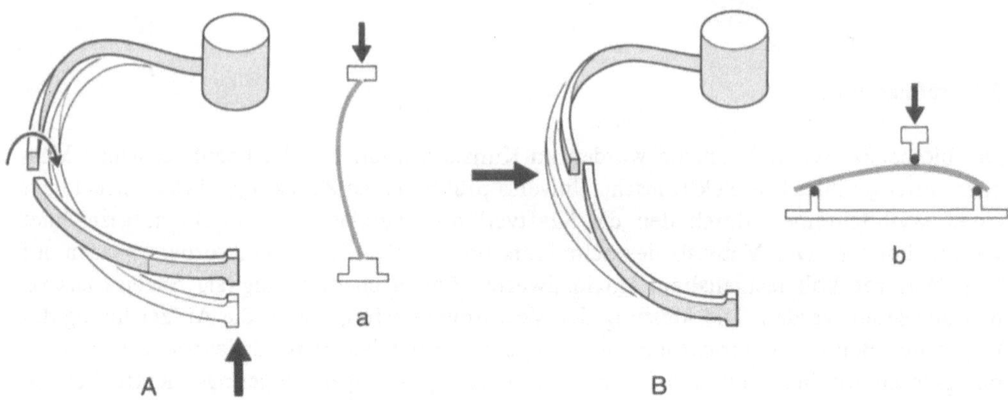

Abb. 22a, b. *Links:* indirektes Trauma. *A:* frontale Krafteinwirkung. Verkürzung des sagittalen und Vergrößerung des frontalen Durchmessers. Wegen der vorn abwärts geneigten Rippenspange zusätzliche Torsionseinwirkung. Relativ geringe Gefahr der Lungenperforation, da die Frakturenden nach außen abweichen. **a** dem direkten Trauma entsprechende Versuchsanordnung in Druckbiegung. Die Torsion wird hierbei nicht nachgeahmt. *Rechts:* indirektes Trauma. *B:* von seitlich einwirkende Kraft führt zur Verkleinerung des frontal-horizontalen Durchmessers. Erhöhte Gefahr perforierender Lungenverletzungen. **b** entsprechende Versuchsanordnung in Dreipunktbiegung, Prüfstempel von der konvexen Seite

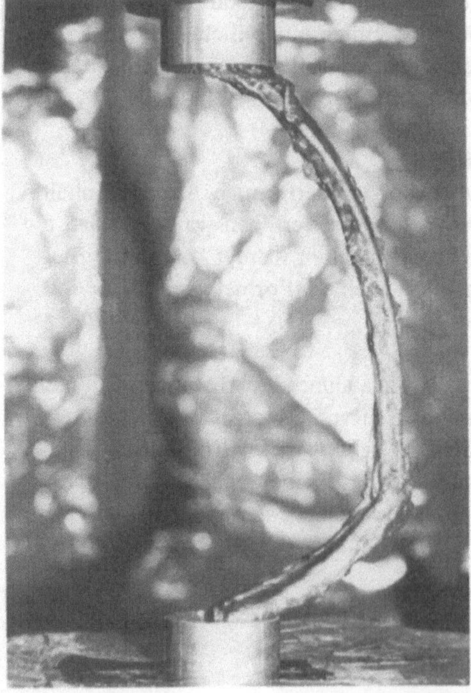

Abb. 23. Versuchsanordnung für Druckbiegung

3.2.2 Belastungseinrichtung für Dreipunktbiegung

Auf einer Gleitschiene verstellbar ist die Auflagerrolle für den Prüfkörper mit einem Radius von ca. 10 mm, welche in der Mitte einen leichten Knick zur selbständigen Zentrierung aufweist. Die Kraftapplikation erfolgt über einen 25 mm breiten, am Ende abgerundeten Stempel in der Mitte zwischen den Auflagepunkten.

Daraus resultiert ein Biegemomentverlauf, welcher von der Mitte nach außen linear abnimmt. Die größte Biegebeanspruchung in der Mitte beträgt

$$M_{b\,max} = \frac{F \cdot L_A}{4}$$ (F Bruchlast) (L_A Auflagerabstand)

Der Auflagerabstand ist zwischen 120, 160 und 200 mm einstellbar. Es wurde ein einheitlicher Auflagerabstand von 120 mm gewählt, um den mittleren, gering gebogenen Anteil der Rippen verwenden zu können. In dieser Versuchseinrichtung wurde die Rippenfraktur erzeugt und die Bruchlast der Montage ermittelt (Abb. 24).

3.2.3 Belastungseinrichtung für Vierpunktbiegung

Für die dynamischen Versuche war es wünschenswert, die gesamten Montageeinrichtung in allen Punkten gleichmäßig zu belasten. Die Vierpunktbiegung, entsprechend DIN 53293 zur Prüfung von Kernverbundwerkstoffen, bietet diese Möglichkeit. Die Auflage des Prüfkörpers ist mit der Anordnung für die Dreipunktbiegung identisch, der Auflagerabstand ist ebenfalls zwischen 120, 160 und 200 mm einstellbar. Über einen gelenkig aufgehängten Zweipunktstempel wird die Kraft auf den Prüfkörper übertragen. Die Breite des Stempels entspricht der Hälfte des gesamten Auflagerabstands. Dadurch entsteht unter dem Prüfstempel ein gleichmäßiges Biegemoment nach der Formel

$$M_{b\,max} = \frac{F \cdot L_A}{8}$$

Diese Versuchseinrichtung wurde für die Dauerschwingversuche angewandt (Abb. 24).

3.2.4 Belastungseinrichtung für Implantate

Sämtliche verwandten Osteosynthese-Materialien wurden in einer handelsüblichen Prüfeinrichtung mit verstellbaren Stahlbacken bei einem Auflagerabstand von 50 mm und einer Belastunsgeschwindigkeit von 10 mm/min gebogen. Um einen direkten Vergleich mit den übrigen Versuchen zu ermöglichen, wurden die Werte auf 120 mm umgerechnet. Dazu kam ausschließlich die Dreipunktbiegung zur Anwendung.

3.3 Implantate

Für die Versuche wurden metallische Implantate der Arbeitsgemeinschaft für Osteosynthesefragen (= AO) verwandt, welche aus dem laufenden Kliniksbedarf entnommen wurden. Dies sind insbesondere Kleinfragmentplatten, Kirschner- und Cerclagendrähte, sowie Kleinfragment-Corticalis- und Spongiosaschrauben. Die Prototypen wurden nach eigenen Angaben aus dem vom jeweiligen Hersteller verwandten Implantatstahl gefertigt. Bei allen nicht von der Firma Synthes (AO) stammenden Materialien ist die Herstellerfirma angegeben. Alle Platten-Schraubenverbindungen wurden mit AO 3,5 mm Kleinfragment-Corticalisschrauben

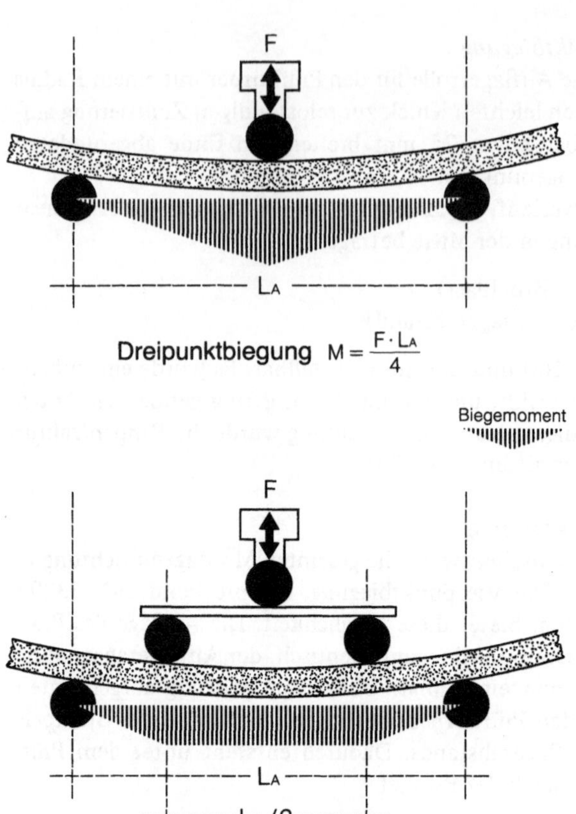

Abb. 24. Belastungsform- und Biegemomentverlauf. *Oben:* Bei Dreipunktbiegung wirkt unter dem Prüfstempel das größte Biegemoment. *Unten:* Bei Vierpunktbiegung linearer Verlauf des Biegemoments unter den beiden Prüfstempeln. Bei gleicher Kraftapplikation ist das maximale Biegemoment nur halb so groß

durchgeführt. Das resorbierbare Polymer Polyglactin wurde von der Firma Ethicon, Hamburg, zur Verfügung gestellt.

3.4 Rippenmaterial

117 Rippen wurden bei pathologischen und gerichtsmedizinischen Sektionen gewonnen. Die 13 Spender erreichten ein Lebensalter zwischen 20 und 79 Jahren (20, 28, 29, 30, 40, 46, 56, 61, 64, 72, 73, 76, 79 Jahre). Weder die Anamnese noch der Sektionsbefund ergaben einen Hinweis auf roborierende Erkrankungen oder andere, das Skelettsystem betreffende Veränderungen wie z.B. verheilte Rippenfrakturen. Bei der Präparation wurde Periost, Pleura und Intercostalmuskulatur belassen. Die Untersuchung des unfixierten Materials erfolgte nicht länger als 48 h post mortem bei Zimmertemperatur. Beim Dauer-

schwingversuch wurde über eine kontinuierliche Dauertropf-Einrichtung die Rippe mit Ringerlösung befeuchtet.

3.5 Vorversuche

3.5.1 Bruchversuche der getrockneten Rippe

Die Eignung der Versuchseinrichtung wurde mit drei unfixierten, macerierten und dann getrockneten Rippen überprüft. Das Bruchverhalten kann mit dem der frischen Rippe nicht verglichen werden: Im Kraftverformungsdiagramm beobachtet man einen weitgehenden Verlust an Elastizität. Der eigentliche Bruch tritt plötzlich und mit Zersplitterung des Prüfkörpers auf.

3.5.2 Biegeversuch von konkav und konvex

Drei Rippen wurden quer halbiert und die Hälften in Dreipunktbiegung von der konkaven wie von der konvexen Seite her frakturiert. Die Kraftverformungsdiagramme sind nahezu identisch, die ermittelten Bruchlasten und Federkonstanten ebenso. Wenn der Stempel auf der konvexen Seite aufgesetzt wird, muß die Rippe zusätzlich gehalten werden, weil die Möglichkeit besteht, daß sie sich in der Belastungseinrichtung verdreht. Im Sinne einer besseren Reproduzierbarkeit wurde deshalb einheitlich der Biegeversuch von der konkaven Seite her ausgeführt.

3.5.3 Entstehung einer Rippenserienfraktur

Eine fast vollständige Thoraxwandhälfte wurde in die Prüfmaschine eingelegt. Der Prüfstempel setzte lediglich auf einer einzelnen Rippe auf. Diese wurde mit einem anfänglich typischen Kraftverformungsdiagramm frakturiert. Bei weiterer Fortsetzung des Versuchs kam es bei doppelter Last zur Frakturierung der Nachbarrippen auf indirekte Weise. Der kaskadenförmige Kurvenverlauf erklärt das Zustandekommen einer Rippenserienfraktur bei plötzlicher hoher Krafteinwirkung (Abb. 25).

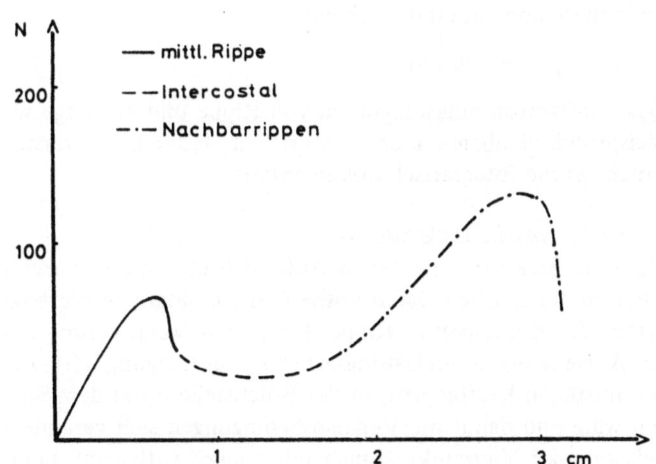

Abb. 25. Kraftverformungsdiagramm bei Rippenserienfraktur

3.6 Hauptversuche

3.6.1 Untersuchung der Osteosynthesematerialien

Zur Ermittlung von Steifigkeit und Verformung der Osteosynthematerialien in nicht montiertem Zustand wurden die Platten, Drähte, Schrauben und Einzelteile mehrteiliger Montagen in der genormten Biegeeinrichtung mit 50 mm Auflagerabstand untersucht. Das maximale Biegemoment errechnet sich nach der Formel

$$M_{b\,max} = F \cdot 12{,}5 \text{ mm}$$

Die Bruchlast der Implantate allein ist aus der Belastung ermittelt, bei der die plastische Verformung beginnt, das ist das Abknicken der Kraftverformungskurve nach ihrem anfänglichen linearen Verlauf. Die Umrechnung dieser Belastung auf den Auflagerabstand L_A = 120 mm erfolgt nach dem Abstandsverhältnis

$$F_{max\,120} = F_{max\,50} \cdot \frac{50}{120}$$

oder

$$F_{max\,120} = F_{max\,50} \cdot 0{,}42$$

Materialien unter 50 mm Gesamtlänge wurden mit einem Auflagerabstand von 40 mm gemessen. Die Umrechnung erfolgte analog:

$$F_{max\,120} = F_{max\,40} \cdot \frac{40}{120} = F_{max\,40} \cdot 0{,}33$$

3.6.2 Statische Festigkeitsuntersuchung

Um den Bruch der Rippen einheitlich in der Mitte zwischen den Auflagern zu erzielen, wurde zum Brechen der Rippen die Belastungsrichtung Dreipunktbiegung mit einem Auflagerabstand L_A = 120 mm verwandt. Um die dabei aufgenommenen Diagramme unmittelbar mit den Osteosynthesen vergleichen zu können, wurden die gebrochenen und anschließend stabilisierten Rippen unter den identischen Bedingungen geprüft. Das maximale Biegemoment ergibt sich aus

$$M_{b\,max} = F \cdot 30 \text{ mm}$$

Das Kraftverformungsdiagramm von Rippe und Montage wurde zweifarbig auf demselben Meßprotokoll übereinander geschrieben. Jeder Einzelversuch, insbesondere der Montagebruch, wurde fotografisch dokumentiert.

3.6.3 Dynamische Untersuchungen

Statische Biegeversuche geben Aufschluß über die unterschiedlichen mechanischen Eigenschaften der frischen Osteosynthese, die biologische Wertigkeit ist aber abhängig vom Verhalten der Kombination Rippe–Implantat–Verankerung unter physiologischer Belastung. Bei Anwendung der Belastungsart Dreipunktbiegung hätte die Gefahr bestanden, daß durch den mittleren Kraftangriff an der Bruchstelle unter dem Stempel die Rippe eingedellt worden wäre und damit die Versuchsbedingungen sich verändert hätten. Es wurde deshalb die Belastungsart Vierpunktbiegung mit einem Auflagerabstand L_A = 160 mm gewählt. Ein weiterer Vorteil dieser Belastungsart besteht darin, daß die gesamte Montage im Bereich des konstanten Biegemoments liegt, was weitgehend auch der physiologischen Belastung entspricht. Dafür ergibt sich das maximale Biegemoment

$$M_{b\,max} = F \cdot 20\ \text{mm}.$$

Der Dauerschwingversuch wurde mit 30 000 Lastspielen bei einer Belastungsamplitude von 0–30 N kraftgesteuert durchgeführt. Der Durchbiegungsweg entsprach dabei ca. 1 mm, die Frequenz betrug 0,5 Hz.

Trat eine Lockerung des Implantats mit einem erweiterten Durchbiegungsweg auf, stellte die Prüfmaschine automatisch ab und registrierte die Anzahl der erreichten Belastungscyclen. Der Versuch erfolgte unter ständiger Befeuchtung bei Zimmertemperatur.

Aus Gründen des technischen Ablaufs mußten die Versuchsbedingungen für die dynamischen Untersuchungen zu einem Zeitpunkt festgelegt werden, wo die gesammelten Daten der Untersuchung noch nicht vorlagen. Zur Abschätzung der im Dauerversuch anzuwendenden Kraft wurde angenommen, daß in den knorpeligen und gelenkigen Anteilen der Rippen keine Bewegung stattfindet und somit die knöcherne Rippenspange die gesamte Verformung der Atemexkursion aufnehmen muß. Das Biegemoment beträgt nach 3.7.10 für den Dauerversuch $\frac{30 \cdot 160}{8}$ N mm = 600 N mm. Errechnet man den Mittelwert des Biegemoments im Bruchversuch aller Rippen $M_b = \frac{177{,}7 \cdot 120}{4}$ N mm = 5325 N mm, so entspricht das in den dynamischen Versuchen angewandte Biegemoment ca. 1/9 des Biegemoments beim Bruch. Das Biegemoment bei Spontanatmung liegt in der Größenordnung von 30 N mm, somit 1/20 der Biegebelastung des Dauerversuchs.

Bezüglich der Anzahl von Belastungscyclen mußte ein Kompromiß geschlossen werden. Bei einer Atemfrequenz von 12/min werden innerhalb von 3 Wochen, welche man gemeinhin bis zur Stabilisierung der Rippe annimmt, 362 880 Atemzüge ausgeführt. Die zur Verfügung stehende Werkstoffprüfmaschine erlaubte eine maximale Frequenz von 0,5 Hz. Das würde bedeuten, daß ein einzelner Dauerschwingversuch 201,6 h oder 8,4 Tage dauern würde. Schon der natürliche Zerfall des Untersuchungsmaterials hätte diese Versuchsdauer nicht erlaubt. Die gewählten 30 000 Belastungscyclen wurden nach knapp 16 h erreicht. Die Versuchsbedingungen waren also

30 000 Belastungscyclen = 1/12 der Heilungsdauer,

bei einem Biegemoment von 600 Nmm = dem 20fachen Biegemoment

bei Spontanatmung = 1/9 des mittleren maximalen Biegemoments bei Bruch (Abb. 26).

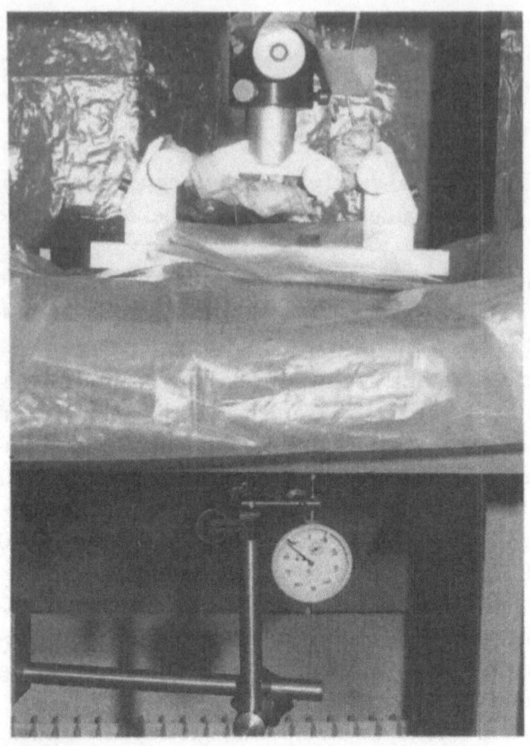

Abb. 26. Dauerschwingversuch. Die Rippe ist in Zellstoffpapier eingehüllt und wird mit Dauertropf befeuchtet. In der unteren Bildhälfte mechanische Kontrolle der Auslenkung. Belastungseinrichtung für Vierpunktbelastung

3.7 Formelzeichen und gewählte Einheiten

Formelzeichen	Einheit	
A	mm^2	Querschnittsfläche
b	mm	Rippenbreite
c	$\frac{N}{mm}$	Federkonstante
c_R		Federkonstante der ungebrochenen Rippe
c_I		Federkonstante des Osteosynthesematerials allein
c_M		Federkonstante der gebrochenen mit Osteosynthesematerial stabilisierten Rippe
E	$\frac{N}{mm}$	Elastizitätsmodul
E_R		Elastizitätsmodul der ungebrochenen Rippe
E_I		Elastizitätsmodul des Implantats allein
E_M		Elastizitätsmodul der gebrochenen, mit Osteosynthesematerial stabilisierten Rippe
f	mm	Durchbiegung, Verformung

F	N	Bruchlast
F_R		Bruchlast der Rippe
F_I		Bruchlast des Implantats
F_M		Bruchlast der gebrochenen und stabilisierten Rippe
h	mm	Rippendicke
I	mm^4	Flächenträgheitsmoment
L_A	mm	Auflagerabstand
M_b	N mm	Biegemoment
σ	$\frac{N}{mm^2}$	Bruchspannung
σ_R		Bruchspannung der Rippe
σ_I		Bruchspannung des Implantats
σ_M		Bruchspannung der gebrochenen, stabilisierten Rippe
W_b	mm^3	Biegewiderstandsmoment

Erläuterung der Begriffe und Gleichungen

3.7.1 Querschnittsfläche

Zur rechnerischen Ermittlung von Elastizitätsmodul, Bruchspannung und Flächenträgheitsmoment muß die Querschnittsfläche vorausgesetzt werden. Dabei wurde jeweils der Querschnitt in der Mitte der Belastungseinrichtung unter dem Prüfstempel angegeben. Bei rechteckigen Implantaten errechnet sich diese aus Höhe · Breite unter Vernachlässigung einer in der Nähe der Plattenmitte liegenden Schraubenbohrung und ebenfalls unter Vernachlässigung einer Krümmung des Osteosynthesematerials. Der Querschnitt der Rippen ist unregelmäßig und kann deshalb einer Berechnung nicht exakt zugrunde gelegt werden. Vereinfachend wird deshalb ein elliptischer Querschnitt mit den Achsen b und h angenommen. Da es sich nicht um einen homogenen Körper handelt, bleiben Einflüsse des Querschnittsaufbaus ebenfalls unberücksichtigt. Bei den Montagen wurde die Querschnittsfläche des Osteosynthesematerials vernachlässigt und die Berechnung auf den Querschnitt der Rippe allein bezogen. Bezüglich der Interpretation der Ergebnisse wird sich die Argumentation lediglich auf Meßwerte beschränken, welche die Querschnittsfläche nicht beinhalten. Für einen rechteckigen Körper gilt Querschnittsfläche

$$A = b \cdot h$$

Für einen runden oder elliptischen Körper gilt

$$A = \pi \cdot \frac{b}{2} \cdot \frac{h}{2} = b \cdot h \cdot 0{,}79 \qquad \text{(rund: } b = h\text{)}$$

3.7.2 Breite des Prüfkörpers

Implantate: Bei unregelmäßig geformten Implantaten, z.B. mit Schraubenlöchern und Einschnitten wird die Breite in der Mitte der Montageeinrichtung angegeben, welche beim

Versuch über der Fraktur zu liegen kommt. Die Messung wurde auf 0,1 mm genau mit der Schieblehre durchgeführt. Bei Rippen entsprach die gemessene Stelle einer Markierung, an welcher in der Werkstoffprüfmaschine die Fraktur erfolgen sollte.

3.7.3 Federkonstante

Die Federkonstante gibt Auskunft über die Steifigkeit des fertigen Bauteils und wird direkt aus dem Kraftverformungsdiagramm ermittelt. Sie stellt die Kraftänderung bezogen auf die dadurch hervorgerufene Verformungsänderung im linearen, also elastischen Kraftverformungsbereich dar. Wenn kein eindeutiger Linearbereich abgebildet war, wurde die Kraft bestimmt, die zu einer Verformung von 5 mm führte (Sekante der Kurve durch f = 5 mm)

$$c = \frac{\triangle F}{\triangle f}$$

Die Prüfung der Osteosynthesematerialien wurde bei einem Auflagerabstand von 50 mm vorgenommen. Um einen direkten Vergleich mit den übrigen Versuchswerten zu ermöglichen, erfolgte die Umrechnung auf 120 mm nach der Formel

$$c_{I\,(120)} = c_{I\,(50)} \cdot \left(\frac{50}{120}\right)^3$$

3.7.4 Elastizitätsmodul

Der Elastizitätsmodul ist eine Materialkonstante und stellt die auf den Querschnitt von 1 mm^2 bezogene Steifigkeit dar. Sie ist zahlenmäßig umso höher, je steifer das Material ist, trotzdem hat sich die Empfahlung von Pohl [217], den E-Modul durch den Reziprokwert Dehnungsgröße $\alpha = \frac{1}{E}$ zu ersetzen, nicht durchgesetzt. Von einem Elastizitätsmodul kann bei unseren Versuchen deshalb nicht gesprochen werden, weil kein homogenes Material geprüft wurde. In den folgenden Ausführungen verwenden wir deshalb den Begriff „äquivalente Steifigkeit", welcher bei Montagen einen Mischwert aus Osteosynthesematerial, Verankerung und Rippe gibt. Für elastische und runde Körper gilt

$$E = \frac{\triangle F}{\triangle f} \cdot \frac{L_A^3}{48 \cdot I}$$

$$L_A = 120 \text{ mm}, I = \pi \cdot h^3 \cdot \frac{b}{64}$$

damit

$$E = 733 \cdot 10^3 \cdot \frac{F}{f} \cdot \frac{1}{h^3 \cdot b} \cdot \frac{1}{mm^2}$$

oder entsprechend für rechteckige Körper

$$E = 432 \cdot 10^3 \cdot \frac{F}{f} \cdot \frac{1}{h^3 \cdot b} \cdot \frac{1}{mm^2}$$

3.7.5 Bruchlast

Im Biegeversuch wurde die Bruchlast mit einer Genauigkeit von 1 N ermittelt. Die Werte wurden mit der geeichten Werkstoffprüfmaschine auf 2 Arten gewonnen:

1. durch digitale Anzeige der Maximallast bei Versagen des Prüfkörpers und
2. durch simultane Aufzeichnung des Kraftverformungsdiagramms.

Rippe und Montage wurden bis zum vollständigen Versagen (Bruch) belastet. Dies war bei den Implantaten nicht immer möglich, so daß bei den technischen Materialien der Wert ermittelt wurde, an welchem die elastische in die plastische Verformung überging (Abknicken des Kraftverformungsdiagramms, Übergang vom linearen in den gekrümmten Bereich). F_B und F_{max} werden in den Tabellen also vereinfachend mit F angegeben.

3.7.6 Verformung

Die Verformung kann unter Berücksichtigung des Abbildungsmaßstabs direkt aus dem Kraftverformungsdiagramm abgeleitet werden. Bei der starken Streuung der Einzelwerte erscheint die Auflistung der Verformung bei einer konstanten Kraft von z.B. 100 N nicht sinnvoll. Für die Durchbiegung f gilt die Formel

$$f = \frac{F \cdot L_A{}^3}{E \cdot I}$$

3.7.7 Dicke des Prüfkörpers

Die Dicke des Prüfkörpers wurde entsprechend der Breite gemessen und dokumentiert.

3.7.8 Flächenträgheitsmoment

Das Flächenträgheitsmoment oder statische Moment einer Fläche wird ermittelt aus dem Produkt einer Fläche und dem Abstand ihres Schwerpunktes von der Bezugsachse. Für den elliptischen Körper ist die Formel

$$I = \pi \cdot h^3 \cdot \frac{b}{64}$$

3.7.9 Auflagerabstand

Dieser betrug bei den Biegeversuchen von Rippen mit und ohne Montage einheitlich 120 mm, im Dauerschwingversuch 160 mm. Die Materialprüfung der Implantate wurde bei 50 mm bzw. bei kurzen Platten auch bei 40 mm durchgeführt und die ermittelten Werte auf 120 mm umgerechnet.

3.7.10 Biegemoment

Das Biegemoment ist das Produkt aus Last und Auflagerabstand diviert durch 4. Formel:

$$M_b = F \cdot \frac{L_A}{4}$$

3.7.11 Bruchspannung

Die Bruchspannung errechnet sich als Quotient aus Biegemoment und Biegewiderstandsmoment. Formel für elliptische Körper:

$$\sigma_B = \frac{M_b}{W_b} = \frac{F_B \cdot \frac{L_A}{4}}{\pi \cdot h2 \cdot \frac{b}{32}} = 305{,}5 \cdot \frac{F_B}{h^2 \cdot b}$$

Für rechteckige Körper:

$$\sigma_B = 180 \cdot \frac{F_B}{h^2} \cdot b$$

Die Bruchspannung ist zwar in den Tabellen angeführt, wird aber zur Beurteilung der biomechanischen Versuche nicht mit herangezogen. (S. unter Querschnittsfläche!)

3.7.12 Biegewiderstandsmoment

Das Biegewiderstandsmoment ist der Quotient aus Flächenträgheitsmoment: Randabstand und wird für den elliptischen Querschnitt der Rippe nach der Formel

$$W_b = \pi \cdot h^2 \cdot \frac{b}{32}$$

berechnet.

3.8 Statistik

Von den biomechanischen Untersuchungen der Rippen, Implantate und Montagen wurden sämtliche Meß- und Rechenwerte in Zusammenarbeit mit dem Institut für Medizinische Dokumentation und Statistik der Universität Gießen auf Datenträger gespeichert. Lag keine Normverteilung vor, so wurden alle Berechnungen mit logarithmierten Werten wiederholt. Bei der Auswertung konnte die 4.–8. Rippe wegen ihrer besonderen Bedeutung getrennt vom gesamten Stichprobenumfang betrachtet werden. Von allen Datengruppen wurden das geometrische Mittel (Median) und arithmetische Mittel (Mittelwert $\bar{x}$), die Perzentilen, Varianz, Standardabweichung, Standardfehler und Variationskoeffizient bestimmt. Zusammenhänge wurden anhand von Kontigenztafeln und dem Regressionstest von Yates ermittelt. Das statistische Datenmaterial ist so umfangreich, daß es nur in erheblich verringertem Umfang wiedergegeben werden kann.

3.9 In-vivo-Messungen mit Dehnungsmeßstreifen

Aufgrund der komplizierten räumlichen Geometrie und des komplexen Bewegungsablaufs bei Spontanatmung erschien es von erheblichem Interesse, in welchen Größenordnungen Kräfte an der einzlnen durchtrennten Rippe auftreten, da zumindest diese durch eine Osteosynthese aufgefangen werden müssen (Abb. 27). Die Gelegenheit zu in-vivo-Messung am Menschen ergab sich durch die in jüngster Zeit wieder häufiger durchgeführten Rippenresektionen zum Zwecke der Transplantation eines längsstrukturierten cortico-spongiösen Rippenspanes bei Defektüberbrückung an langen Röhrenknochen (Ecke).

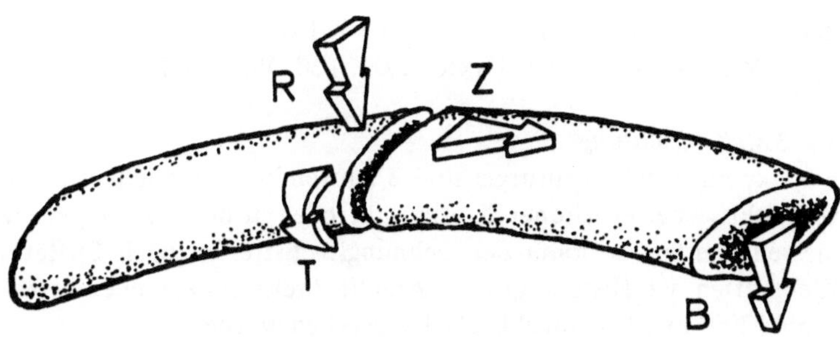

Abb. 27. Kräfte und Momente an der durchtrennten Rippe. *R* Rückstellkraft; *Z* Zugkraft; *T* Torsion (Drehmoment); *B* Biegemoment

Die Messung erfolgte bei 6 Patienten beiderlei Geschlechts im Alter von 17–50 Jahren einmal in Spontanatmung und dann bei manueller Beatmung und Relaxation und bei maschineller Beatmung. In Seitenlagerung wurde die 5., 6. oder 7. Rippe ca. 3 cm lateral von der Knorpelknochengrenze mit der oscillierenden Säge durchtrennt, nachdem lediglich eine sparsame Deperiostierung von ca. 4 cm erfolgt war, um die anhängende Intercostalmuskulatur weitgehend zu schonen. Ein ca. 1,5 mm dickes Scheibchen wurde zusätzlich entfernt, um eine Reibung der Osteotomieflächen sicher auszuschalten. Bei Inspiration kam es nun zu einer Dislokation des lateralen Rippenanteils nach ventral, welche auch bei Exspiration nicht wieder vollständig zurückging. Lediglich bei Inspiration war eine Reposition mit sanftem Druck möglich, da exspiratorisch die Osteotomieflächen vorübergehend Kontakt bekommen. Bei der Oberflächenrauhigkeit war dann zur Überwindung der Reibung eine größere Kraft nötig.

Diese als Rückstellkraft bezeichnete Größe wurde mit einer Federwaage ausgemessen und betrug 1,5–4,5, im Schnitt 3,5 N. Nach Anpassung der Meßplatte an die individuelle Rippenkrümmung, wobei der Mittelteil mit den Dehnungsmeßstreifen sorgfältig geschont werden mußte, wurde die Platte mit 3,5 mm Kleinfragmentschrauben fixiert. Es erfolgte nun die Messung von Biegemomenten, axialen Zug- und Druckkräften, sowie Torsionsmomenten um die Längsachse der Rippe, jeweils bezogen auf die äußere Oberfläche der Rippe, wo auch das Osteosynthesematerial angebracht werden sollte. Nach voller Relaxation und manueller, anschließend maschineller Beatmung wurden dieselben Kurven wieder aufgezeichnet, so daß ein direkter Vergleich möglich war. Die Beatmungsgrößen wurden während aller Versuche möglichst einheitlich gehalten und registriert.

3.9.1 Dehnungsmeßstreifen (DMS)

Ende der 30er Jahre wurde der Dehnungsmeßstreifen von Simmons und Ruge unabhängig voneinander entwickelt (Vaughan [223]). Das Prinzip ist einfach: ein dünner Draht erfährt eine Dehnung bei Belastung, wobei sich sein elektrischer Widerstand verändert. Anfänglich wurden Dehnungsmeßstreifen aus mäanderförmig gelegten dünnen Drähten angewandt, heute dominiert der Foliendehnungsmeßstreifen, welcher durch Ätzung einer Kunststofffolie wie eine gedruckte Schaltung hergestellt wird. Für die verschiedenen Anwendungsbereiche gibt es eine Vielzahl von Formvarianten. Wir verwandten Dehnungsmeßstreifen der Firma Kyova, Typ KST – 2 – E3 K-Faktor 125, 120 Ohm für Biegung und Zug sowie Typ TML – FCT2 – 11 K-Faktor 2,09, 120 Ohm für Torsion.

3.9.2 Meßeinrichtung

Für experimentelle Chirurgie sind 2 Anwendungsmöglichkeiten üblich: Sollen Spannungsverhältnisse bei erhaltener Kontinuität oder in der Nähe einer stabilen Osteosynthese gemessen werden, so kann der Dehnungsmeßstreifen nach Entfettung mit entsprechenden Klebstoffen wie Histoacryl oder Araldit direkt am Knochen befestigt werden, wie dies von Diehl [209] und Brennwald [208] angegeben wurde.

Für unsere Zwecke erschient die sogenannte Transducermessung geeigneter, wo der Dehnungsmeßstreifen auf einem Körper mit bekannten mechanischen Eigenschaften aufgeklebt ist und zusammen mit dem Träger auf dem Prüfobjekt befestigt wird. In Zusammenarbeit mit der Firma Hugo-Sachs-Elektronik, Freiburg, wurde eine Meßeinrichtung entwickelt, welche aus 3 Teilen bestand (Abb. 28):

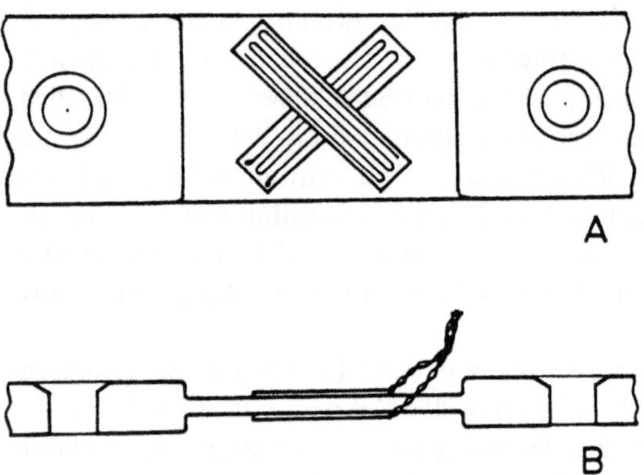

Abb. 28. Schematische Anordnung der Dehnungsmeßstreifen auf dem Transducer. *A* Torsion; *B* Biegung und Zug

1. Rippenkraftaufnehmer. Der mittlere Anteil einer Kleinfragment-DC-Platte wurde durch ein 1 cm langes Federstahlplättchen ersetzt, auf welchem die Dehnungsmeßstreifen in einer Anordnung aufgeklebt wurden, welche die Ableitung von Zugkräften, Biegemomenten und Torsionsdrehmomenten ermöglichten. Eine gegenseitige Beeinflussung der einzelnen Qualitäten war durch die Anordnung der Dehnungsmeßstreifen weitgehend ausgeschlossen.

Wie aus der Tabelle über die Empfindlichkeit des Gebers hervorgeht, ist die Störempfindlichkeit bei den verschiedenen Messungen unterschiedlich. Biegung und Torsion werden durch Zugkräfte nur sehr gering gestört. Eine nennenswerte Beeinflussung liegt allerdings bei der Messung der Zugkraft durch die Biegung vor, so daß diese Werte lediglich zur Feststellung der Größenordnung nicht aber als exakte Messung gewertet werden können (Tabelle 7).

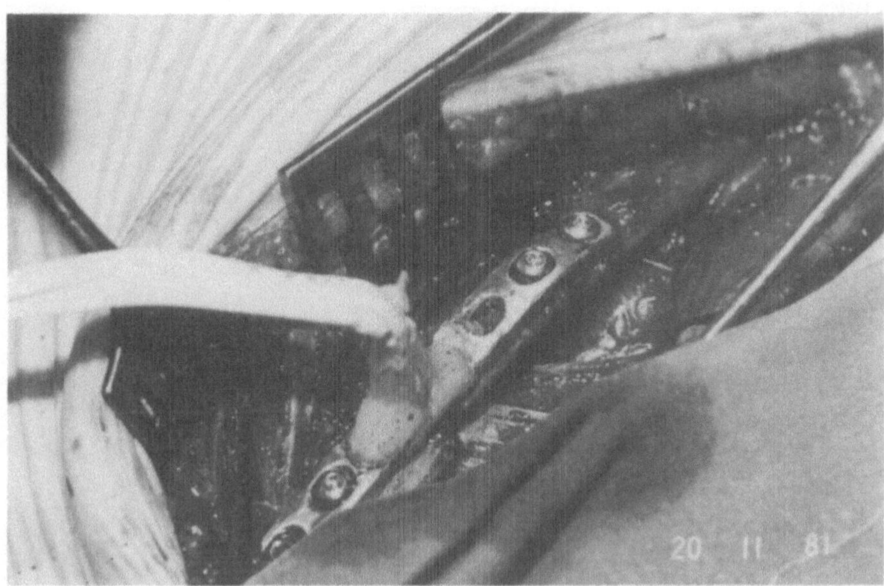

Abb. 29. Meßaufnehmer in situ

Tabelle 7. Empfindlichkeit und Fehlerempfindlichkeit der DMS-Messung

Messung	Empfindlichkeit	Fehlerempfindlichkeit (Polarität der Störung)		
		Biegung	Torsion	Zug
Zugkraft	0,4 $\frac{mV}{VN}$	0,1 $\frac{mV}{VNcm}$ (– Zug)	0,03 $\frac{mV}{VNcm}$ (± Zug)	–
Biegung	1,8 $\frac{mV}{VNcm}$	–	0,01 $\frac{mV}{VNcm}$	0
Torsion	0,07 $\frac{mV}{VNcm}$	0,00004 $\frac{mV}{VNcm}$	–	0

2. *Anschlußadapterkästchen.* Dieses Gerät war geeignet, um den Meßaufnehmer an vorhandene Meßbrücken anzuschließen. Die Brückenspannung von 2,5 V wurde durch Leuchtdioden angezeigt. Die Kalibrierung der Meßeinrichtung bei jedem Versuch war mit verschiedenen Potentiometern möglich.

3. Zwei Meßverstärker der Firma Hellige vom Typ Servomed 104. Da die Größenordnungen der zu messenden Kräfte nicht bekannt waren, mußten orientierende Vorversuche Aufschluß über die Eignung der Meßeinrichtung geben. Die Genauigkeit der Meßeinrichtung wurde durch wiederholte mechanische Eichung kontrolliert (Abb. 30).

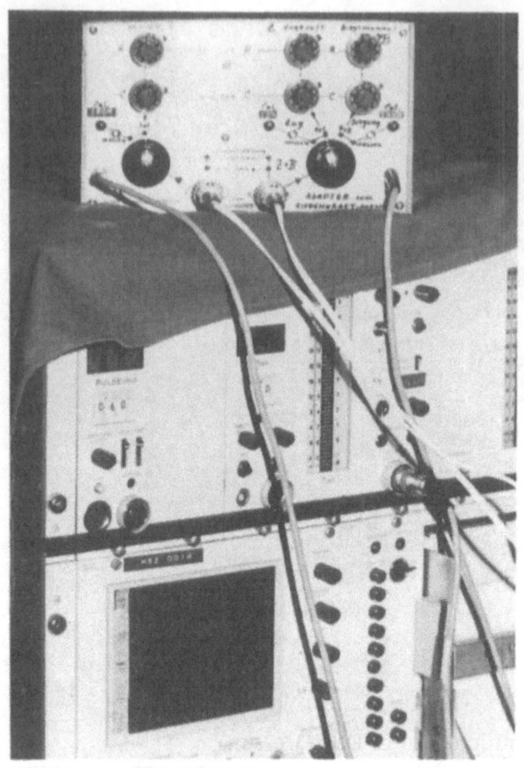

Abb. 30. Meßeinrichtung zur DMS-Messung der in-vivo-Werte an der durchtrennten Rippe. Elektronischer Anschlußadapter und zwei Meßverstärker

3.10 Tierversuch

Die Atemmechanik eines vierbeinigen Säugetiers mit einem hängenden, längsovalen Thorax ist nicht ohne Einschränkung auf den Menschen zu übertragen. Vecsei [201] hat deshalb versucht, an einem mechanischen Lungenmodell den Vorteil der Stabilisierung nachzuweisen. Terbrüggen [198] und Vecsei [200] erzeugten experimentell einen instabilen Thorax am Schaf und wiesen nach, daß die Instabilität lungenphysiologische Veränderungen hervorruft, welche durch die Stabilisierung rückgängig gemacht werden können. Adkins [107] erzeugte beim Hund beidseits eine laterale Instabilität. Im Gegensatz zum Schaf besitzt der Hund ein offenes Medistinum. Wenn einseitig ein Pneumothorax entsteht und nicht adäquat therapiert wird, scheitert der Versuch vorzeitig. Andererseits kann allein durch das Erreichen des Versuchszieles nach einem „Alles oder Nichts-Prinzip" eine Aussage gemacht werden. Folgende Fragestellungen waren zu klären:

1. Sind die im biomechanischen Teil gewonnenen Ergebnisse auf die Klinik übertragbar? Sind die neu entwickelten Rippenplatten einerseits ausreichend stabil, um eine primäre Knochenbruchheilung zu ermöglichen und andererseits elastisch genug, um sich nicht aus der Verankerung zu lockern, auch wenn keine besonderen Vorsichtsmaßnahmen befolgt werden. Ist die Stabilisierung für die physiologische Belastung des Brustkorbs ausreichend?

2. Ist die Krallenfixation am Knorpel möglich? Entstehen unter dem Druck der Metallkrallen Knorpelnekrosen oder gar eine Nekrose des gesamten umklammerten Knorpelabschnittes? Ist die Umklammerung des elastischen Rippenanteils so sicher, daß die osteochondrale Fraktur ausheilen kann?
3. Wie verhält sich die Rippe unter der Osteosynthese? Beobachtet man eine Reduktion der Corticalis mit Auflockerung bzw. Spongiosierung (Streßprotection)? Wie ist der zeitliche Ablauf der Knochenbruchheilung, wann ist die knöcherne Konsolidierung eingetreten und kann das Osteosynthesematerial gefahrlos entfernt werden?
4. Wie verhält sich die unstabilisierte Rippe? Kann aus dem Tierversuch abgeleitet werden, ob jede der Pfeilerrippen 4–8 stabilisiert werden muß?

In Intubationsnarkose wurden an einem 27 kg schweren, 3 Jahre alten weiblichen Dalmatiner-Bastard auf der rechten Seite die Rippen 5, 6 und 7 ca. 5 mm neben der Knorpelknochengrenze im knöchernen Anteil mit der oscillierenden Säge durchtrennt. Die Fixation der Mecron 4-Platte wurde auf der Knorpelseite ausschließlich mit Krallen und auf der Knochenseite ausschließlich mit jeweils drei 3,5 mm Kleinfragment-Corticalisschrauben

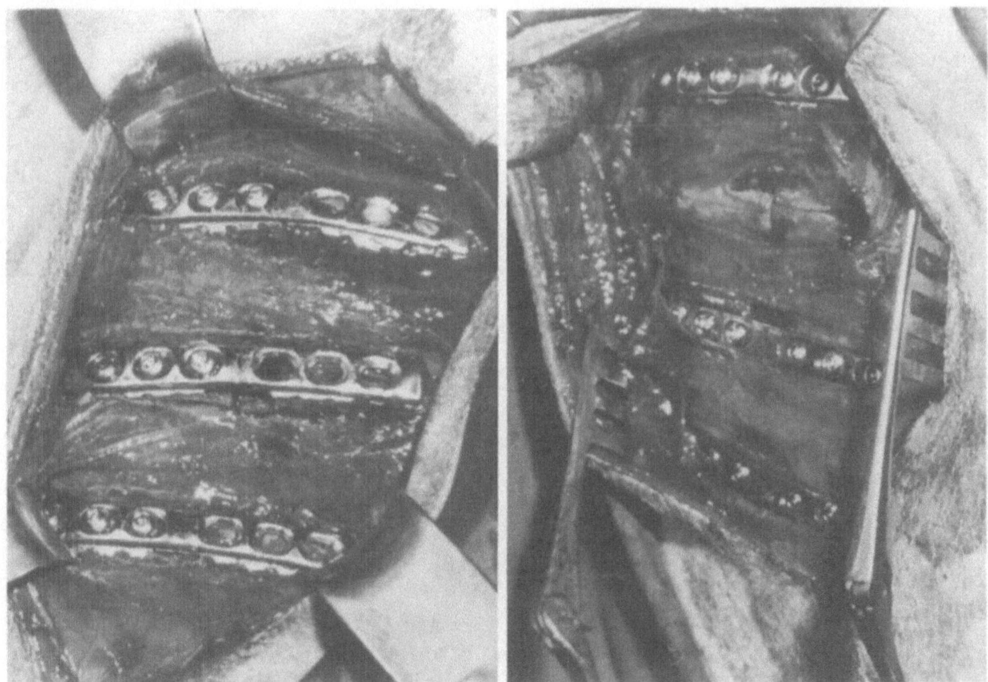

Abb. 31. Operationssitus beim Hund, rechte Seite, 6., 7. und 8. Rippe. Mecron-4 Platten nach sternal mit Krallenfixation am Knorpel, Schraubenfixation am knöchernen Rippenanteil. Die Krallen dieser Plattenhälfte sind abgezwickt. Asymmetrische Fixation

Abb. 32. Operationssitus beim Hund, linke Seite. 6.–9. Rippe im knöchernen Anteil osteotomiert. Man erkennt die unversorgte 7. Rippe. Mecron-4 Platte mit vollständig abgezwickten Krallen an der 6., Mecron-3 Platten an der 8. und 9. Rippe. Ausschließliche Schraubenfixation durchgeführt, in der Schraubenhälfte waren die Krallen vorher abgeschnitten worden. Auf der linken Seite wurde die 6., 7. und 9. Rippe lateral durchtrennt. Eine Deperiostierung führten wir lediglich im Bereich der Osteotomie in einer Breite von ca. 1,5 cm durch, wobei das innere Periost mit der Pleura parietalis abgeschoben wurde, damit beim Sägeschnitt die Pleura nicht verletzt werden konnte. Die 6. Rippe wurde mit einer Mecron 4-Platte ausschließlich mit Schraubenverankerung nach Entfernung der Krallen versorgt, die 7. Rippe wurde unversorgt gelassen. Die 8. und 9. Rippe wurde jeweils mit einer Mecron 3-Platte stabilisiert. Die Pleura wurde bei einer Großzahl der Schraubenbohrungen perforiert. Auf der postoperativen Aufnahme konnte ein Pneumothorax ausgeschlossen werden. Nach Narkoseausleitung wurden beide Lungen seitengleich und spontan beatmet. Bei der weiteren Beobachtung unauffälliges Verhalten des Tieres, primäre Wundheilung. Die polychrome Fluorescenzmarkierung [219, 220] wurde während der ersten 30 Tage mit 20 mg/kg Körpergewicht Tetracyclin i.m. [211, 212, 221, 222] am 10., 20. und 30. Tag sowie vom 40. bis 50. Tag mit Xylenorange in der Dosis 10 g/l Trinkwasser, welches ad libitum verabreicht wurde [218] durchgeführt. Ab dem 50. Tage Calcein grün, 1 g je Liter Trinkwasser ad libitum. Nach 64 Tagen wurde der Versuch beendet (Abb. 31--33).

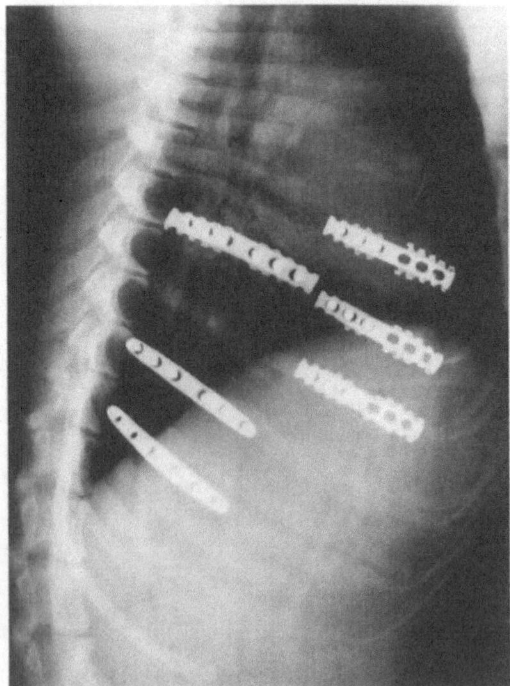

Abb. 33. Postoperative seitliche Thoraxaufnahme (Ausschnitt). In der rechten Bildhälfte ventrale, in der linken Bildhälfte laterale Plattenreihe

4 Biomechanik der Rippenfrakturen

Fick [210] vertrat 1911 die Meinung, daß die 1. Rippe die kräftigste sei und die ersten 4 Rippen dann an Federkraft abnähmen, weil sie nach querer Durchtrennung des Sternums bei einer bestimmten Belastung verschieden tief einsinken. In der weiteren Literatur finden sich keine Hinweise auf die mechanischen Eigenschaften der Rippen und die dynamischen Kräfte an der Rippenfraktur. Die Kenntnis dieser Werte erachten wir als Voraussetzung zur Entwicklung von Osteosynthesematerialien.

4.1 Bruchverhalten der Rippen

4.1.1 Grundauszählung des Untersuchungsmaterials

Untersucht wurden 117 Rippen, 31 (26,5%) von weiblichen und 86 (73,5%) von männlichen Leichen. Die 13 Spender erreichten ein Lebensalter von 20, 28, 29, 30, 40, 46, 56, 61, 64, 72, 73, 76 und 79 Jahren. 59 Proben stammten von der rechten (50,4%) und 58 von der linken (49,6%) Seite. Auf die Untersuchung der 1.–3. und 12. Rippe wurde verzichtet, da diese eine Änderung der Belastungseinrichtung erforderlich gemacht hätten, womit ein direkter Vergleich nicht möglich wäre. Die Aufteilung nach Rippennummern ist aus Abb. 34 ersichtlich.

4.1.2 Maße

An der Bruchstelle schwankte das Breitenmaß zwischen 9,4 und 18 mm um einen Mittelwert von 13,27 ± 2,053. Die Dicke der Rippe (Höhe) bewegte sich zwischen 3,8 und 11,1 mm, der Mittelwert betrug 6,67 ± 1,375 mm.

Der auf die Ellipse vereinfachte Querschnitt schwankte zwischen 30,8 und 116,0 mm^2, der Mittelwert 72,36 ± 17,56 mm^2.

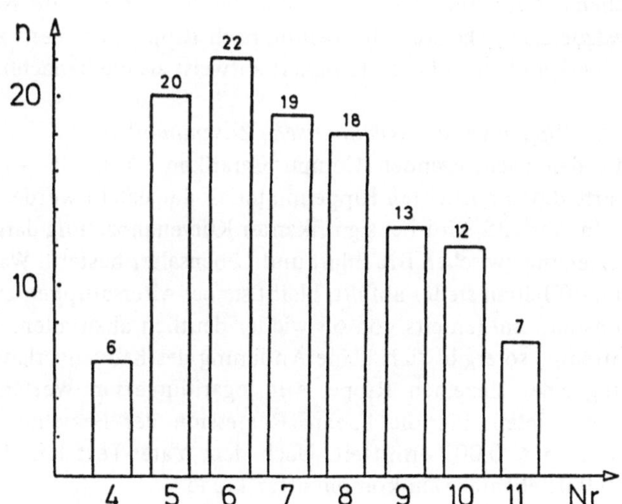

Abb. 34. Verteilung der Rippennummern

4.1.3 Bruchlast

Die Bruchlast bedeckte einen Bereich zwischen 37–508 N bei einem Mittelwert von 117,5 ± 95,54 N. Auf die direkt ermittelte Bruchlast soll deshalb näher eingegangen werden weil diese bei einheitlichen Versuchsbedingungen über feste Zahlenverhältnisse mit Bruchspannung und Biegemoment zusammenhängt. Für die Bruchlast besteht ein nicht linearer Trend mit signifikanter Kurvenanpassung, welcher sowohl für sämtliche Rippen als auch für die 4.–8. Rippe deutlich ist. Zwischen dem 40. und 60. Lebensjahr erfährt die Bruchlast der Rippe die geringsten Veränderungen. Im jugendlichen Alter erreicht sie ihre größte Höhe, um nach 65 wieder deutlich abzusinken. Bezieht man die Bruchlast auf die Rippennummer, so kann man feststellen, daß die 7. Rippe ein Maximum an Belastbarkeit ermöglicht, und die Werte für den benachbarten gleichmäßig absinken. Es läßt sich davon ableiten, daß die 7. und ihre benachbarten Rippen eine gewisse Pfeilerfunktion für die Thoraxwandstabilität erfüllen.

4.1.4 Biegemoment

Das maximale Biegemoment hängt von dem Auflageabstand und der Beanspruchungsart ab. Somit besteht bei einheitlicher Versuchsanordnung eine feste Zahlenverbindung zur Bruchlast. Das Biegemoment betrug im Mittel 5,328 ± 2,863 5 N m und wurde in einer Schwankungsbreite von 1,110 bis 15,240 N m festgestellt.

4.1.5 Bruchspannung

Unter der vereinfachenden Annahme, daß die Querschnittfläche der Rippe einer Ellipse entspricht, wurde die Bruchspannung im Mittel mit 83,6 ± 23,63 $\frac{N}{mm^2}$ ermittelt. Die Werte bewegten sich zwischen 12,5 und 174,7 $\frac{N}{mm^2}$.

4.1.6 Federkonstante

Aus der Steilheit des Kraftverformungsdiagramms konnte die Federkonstante direkt ermittelt werden. Sie betrug im Mittel 41,81 ± 27,96 $\frac{N}{mm}$ und bedeckte einen Bereich zwischen 5,1 und 160 $\frac{N}{mm}$. Auch bei der Federkonstante ist eine Abnahme mit dem Alter festzustellen. Die Aufschlüsselung nach Rippennummern zeigt, daß die 7. Rippe eine deutlich erkennbare höhere Steifigkeit aufweist als die benachbarten (Abb. 35).

4.1.7 Rippenwerte – Rechnerische Zusammenhänge

Mit den nachfolgenden Computergrafiken (Abb. 35–41) sollen einige Beziehungen der Werte des untersuchten Rippenmaterials dargestellt werden.

In Abb. 35 wird bei signifikanter Kurvenanpassung dargestellt, daß eine mehr als lineare Beziehung zwischen Bruchlast und Lebensalter besteht. Während die Bruchlast zwischen 20 und 40 Jahren steiler abfällt, bleibt sie bei Altersgruppen zwischen 40 und 60 Jahren relativ konstant, um jenseits von 65 wieder deutlich abzufallen. Betrachtet man die 4.–8. Rippe getrennt, so ergibt sich keine Änderung des Kurvenverlaufs, ebenso bei isolierter Betrachtung einer einzelnen Rippe. Mit logarithmierten Werten wird ebenfalls derselbe Trend nachgewiesen. Für die lineare Regression der Beziehung zwischen Alter und Bruchlast wurde $p < 0{,}001$ ermittelt. Nach dem Yates-Test besteht für den Fehler erster Art von $p = 0{,}01$ ebenfalls ein kombinierter Trend.

Der Kurvenverlauf der Beziehung zwischen Alter und Federkonstante der Rippen entspricht ebenfalls einem mehr als linearen Trend bei signifikanter Kurvenanpassung. Für die

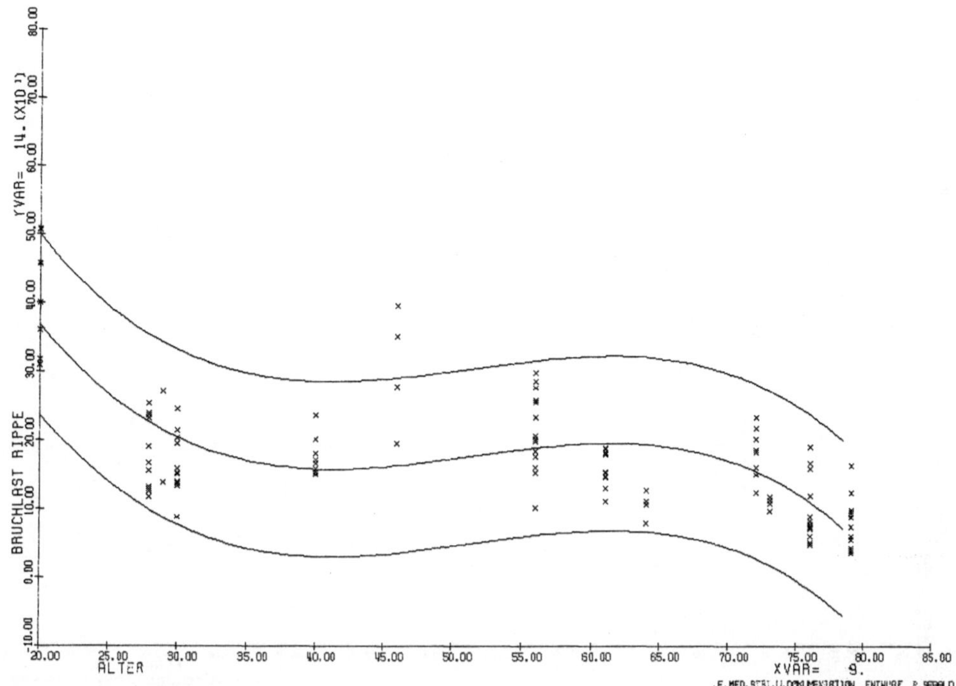

Abb. 35. Alterabhängigkeit der Rippenbruchlast. Die ausgedruckte Einheit für Bruchlast ist $n \cdot 10^1$, Alter in Jahren

lineare Regression gilt T = 6,027 und $p < 0{,}001$. Aufgrund der Ähnlichkeit mit Abbildung 35 wird ein Zusammenhang mit der Bruchlast vermutet. Federkonstante in N/mm, Alter in Jahren (Abb. 36).

Im untersuchten Rippenkollektiv bei 13 Spendern und 117 Proben wurde ein Kurvenverlauf ermittelt, welcher wieder stark an die beiden vorhergehenden erinnert. Es besteht auch ein Zusammenhang zwischen der Rippenhöhe und Bruchlast, welche sich im Quadrat der Höhe ändert. Daß sich tatsächlich die äußeren Maße eines Knochens im Laufe der Jahre verändern, erscheint bemerkenswert.

Die Breite, welche zu der Bruchlast lediglich eine lineare Beziehung hat, verändert sich im Laufe des Alters nicht im selben Trend wie die Rippenhöhe. Sie fällt zwar nach 50 kontinuierlich ab, erreicht aber im mittleren Lebensalter etwas höhere Werte und ist beim jüngeren Erwachsenen eher etwas niedriger. Signifikante Kurvenanpassung. F-Wert für quadratische Beziehung 11,5, $p < 0{,}01$.

Bei der Bedeutung, welche den sogenannten Pfeilerrippen 4–8 zugemessen wird, war es auch von Interesse, ob im untersuchten Kollektiv auch bezüglich der mechanischen Eigenschaften hier eine Abgrenzung möglich ist.

Die höchsten Werte für Bruchlast werden von der 7. Rippe erzielt. Nach oben und unten tritt ein gleichmäßiger Abfall der mechanischen Belastbarkeit auf. Daraus geht hervor, daß unter den Pfeilerrippen der 7. Rippe eine besondere Beachtung geschenkt werden muß. Signifikante Kurvenanpassung. Kontigenztafeln und Regressionstest der Altersgruppen

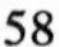

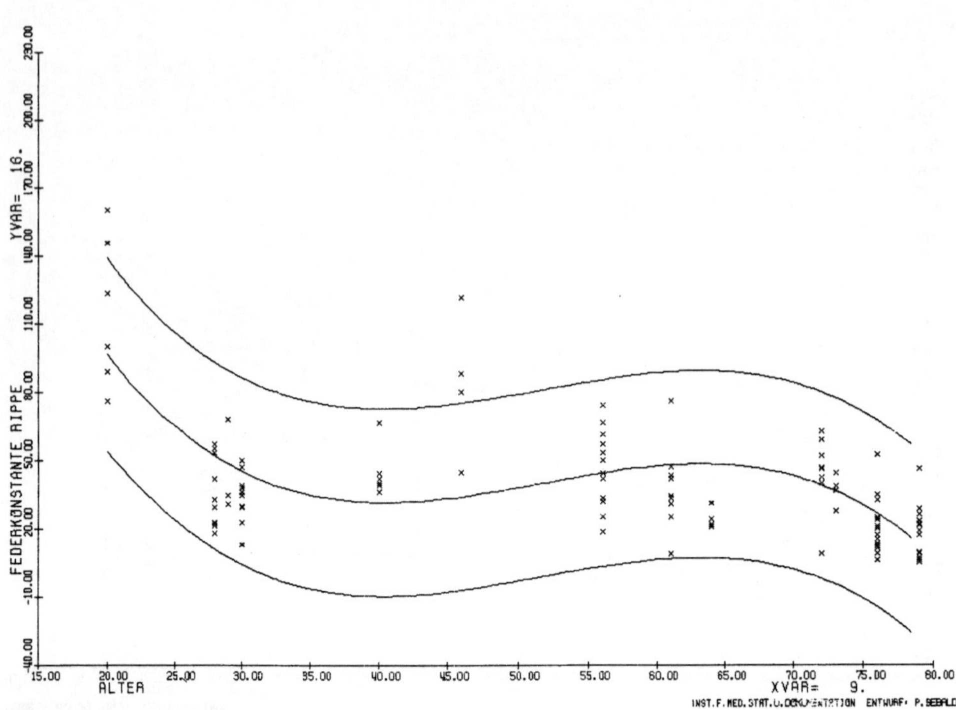

Abb. 36. Altersabhängigkeit der Federkonstante

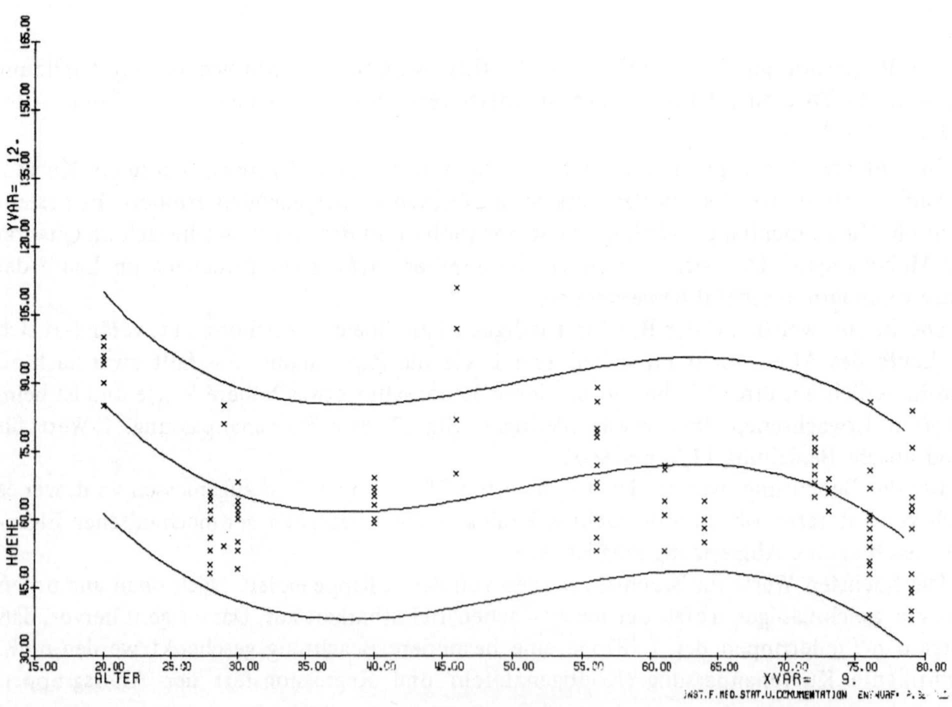

Abb. 37. (Legende s. S. 59)

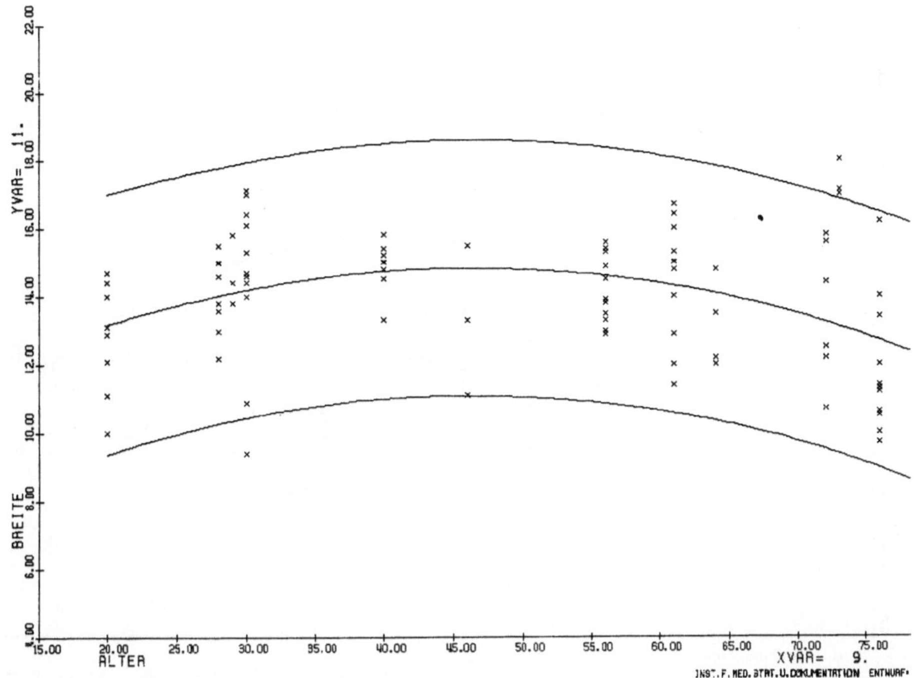

Abb. 38. Beziehung zwischen Breite und Alter der Rippen. Rippenbreite in mm, Alter in Jahren

unter 39, von 39 bis 64 und von 65 bis 80 weisen für den Fehler erster Art von p = 0,001 einen linearen Trend nach. Einheit der Bruchlast $N \cdot 10^1$.

Auch bezüglich der elastischen Eigenschaften ragt die 7. Rippe aus dem übrigen Kollektiv heraus. Ihr zur Seite stehen die 6. und 8. Rippe, nach oben und unten tritt ein weiterer Verlust der Steifigkeit auf. Für die entsprechende Kontigenztafel mit 3 Gruppen von Federkonstanten p = 0,1, für den Zusammenhang über eine lineare Regression wurde nach dem Yates-Test p = 0,0008 ermittelt. Federkonstante in N/mm.

Es ergibt sich eine signifikante Kurvenanpassung mit linearem Trend, welcher der Kurve $Y = 4{,}5 \cdot X^{0{,}94}$ entspricht. Dieser Zusammenhang entsteht offensichtlich über „Materialkonstanten" des Knochens und gilt in dieser Weise nicht für Montagen oder Implantate. Hier ist durchaus eine niedrige Federkonstante mit einer hohen Bruchlast oder umgekehrt zu vereinbaren.

◄

Abb. 37. Zusammenhang zwischen Rippendicke (Höhe) und Altersgruppen. Höhe in mm · 10^{-1}, Alter in Jahren

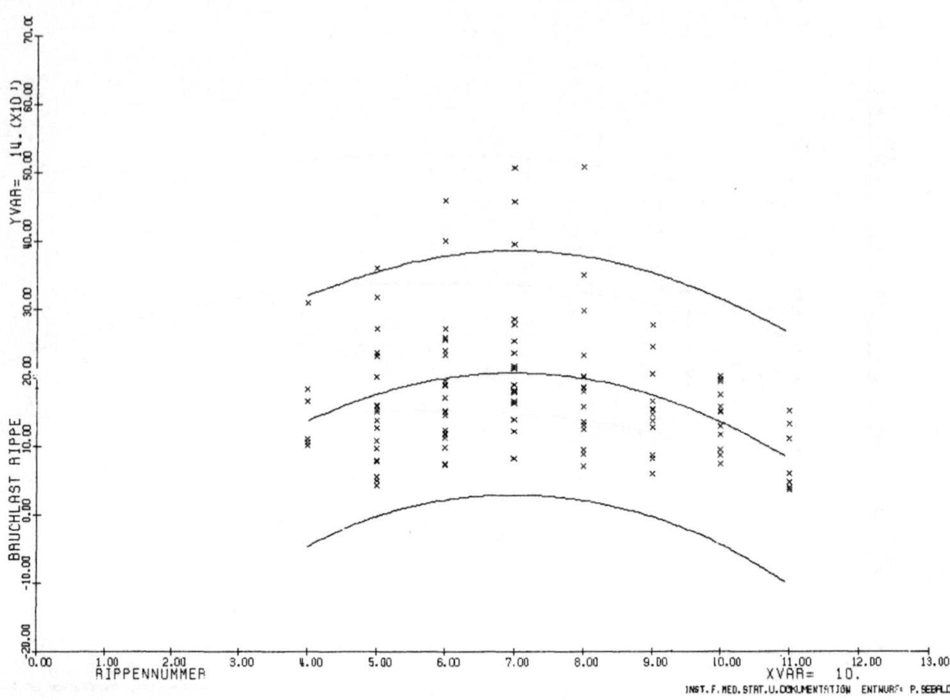

Abb. 39. Beziehung zwischen der Rippenbruchlast und Rippennummer

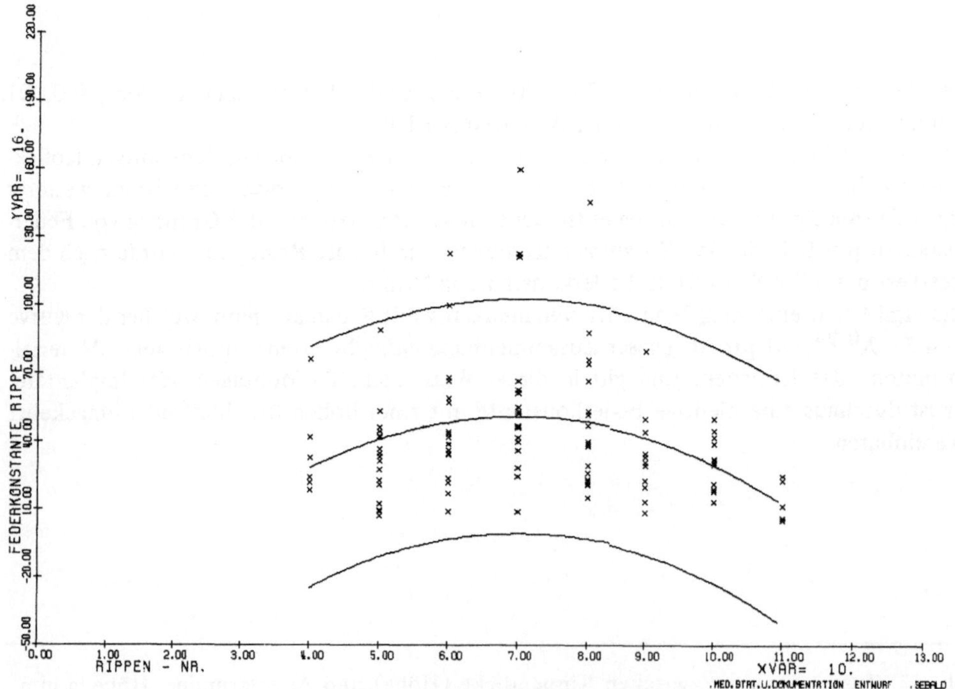

Abb. 40. Beziehung der Federkonstante zur Rippennummer

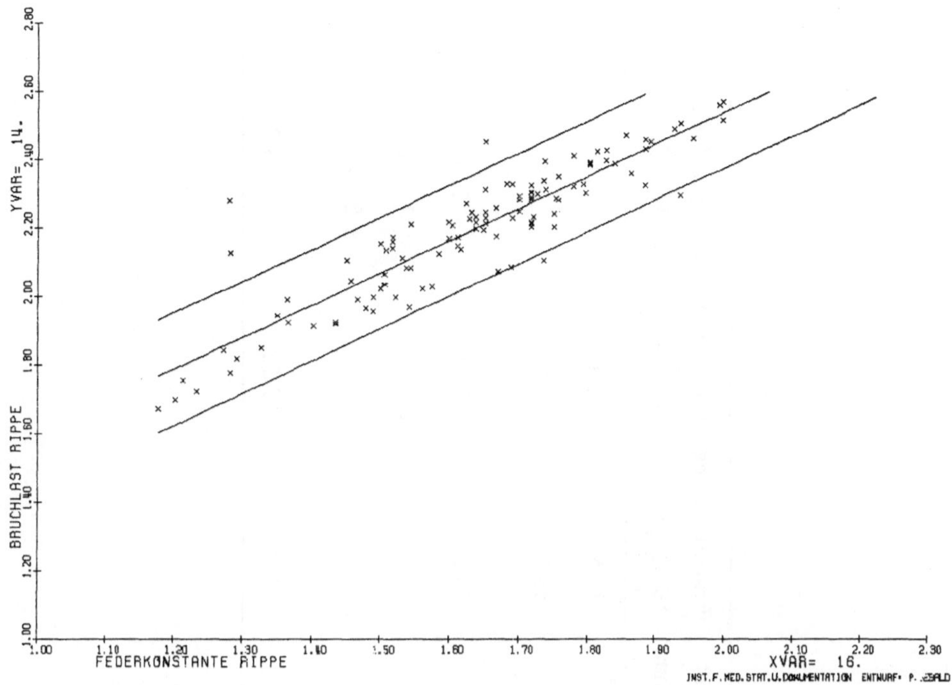

Abb. 41. Zusammenhang zwischen Rippenbruchlast und Federkonstante der Rippe. Logarithmierte Werte

4.1.8 Äquivalente Steifigkeit anstatt Elastizitätsmodul

Brennwald und Perren hatten 1974 den Elastizitätsmodul des corticalen Knochens [208] mit 1 700–1 900 ermittelt. In heute gültigen SI-Einheiten entspricht dies 16 677–18 639 $\frac{N}{mm^2}$. Knese (zit. nach Küsswetter [215]) ermittelte 1956 an Ulna, Radius, Tibia und Femur Werte zwischen 410 und 997 $\frac{N}{mm^2}$, entsprechend 4 022–9 781 $\frac{N}{mm^2}$. Knauss wies 1981 [214] bei Untersuchungen am coxalen Femurende darauf hin, daß von einem Elastizitätsmodul im eigentlichen Sinne nicht gesprochen werden kann. Wie auch Brennwald und Perren festgestellt hatten, bezieht sich der ermittelte Wert auf den gesamten Knochen. Da sich der Elastizitätsmodul auf eine Flächeneinheit bezieht, muß aber sichergestellt sein, daß jeder Bereich der entsprechenden Probe die gleichen Eigenschaften aufweist. Es wäre also wünschenswert, bei allen biomechanischen Untersuchungen mit inhomogenem Material diesen Begriff zu meiden und umschreibend von einer äquivalenten Steifigkeit zu sprechen. Für das untersuchte Rippenkollektiv schwankte dieser Wert zwischen 1 259 und 15 770 $\frac{N}{mm^2}$, der Mittelwert betrug 9944 ± 2101 $\frac{N}{mm^2}$ (Tabelle 8).

4.2 Ergebnisse der in-vivo-Messungen mit Dehnungsmeßstreifen (DMS)

An 6 Patienten, bei welchen eine Rippentransplantation vorgenommen wurde, konnten die dynamischen Kräfte an der durchtrennten Rippe gemessen werden. Diese waren 17, 18, 20, 21, 28 und 50 Jahre alt. Dreimal wurde die 7. Rippe, zweimal die 6. und einmal die 5. Rippe

Tabelle 8. Werte der 117 Rippen

	Breite b(mm)	Höhe h(mm)	Querschnitt[a] a(mm^2)	Bruchlast F_R (N)	Biegemoment $M_{B\,max}$ (Nmm)	Bruchspannung σ_R ($\frac{N}{mm^2}$)	Federkonstante c_R ($\frac{N}{mm}$)	spez. Steifigkeit[b] E_R ($\frac{N}{mm^2}$)
min.	9.4	3.8	30.8	37	1110	12.5	5.1	1259
$\bar{x}$	13.72	6.67	72.36	177.5	5328	83.6	41.81	6944
Standard-abweichung	2.05	1.37	17.56	95.54	2863.5	23.63	27.96	2101
max.	18.0	11.1	116.0	508	15240	174.7	160	15770
Varianz	4.22	1.89	308.2	9128	–	558.5	781.9	$0.44 \cdot 10^7$
Standard-fehler	0.19	1.27	1.62	8.83	–	2.185	2.58	194.2

[a] auf elliptischen Querschnitt bezogen
[b] siehe 3.7.3

entfernt. Vier Patienten waren männlichen, zwei weiblichen Geschlechts. Die rechte und linke Seite waren gleich häufig betroffen. Obwohl bei der kleinen Serie noch keine statistisch gesicherten Aussagen gemacht werden können, so sind doch die ermittelten Größenordnungen von gewisser Bedeutung.

Das Biegemoment an der Rippenfraktur liegt größenordnungsmäßig an der Spitze vor der Torsion. Die auftretenden Zugkräfte sind auffallend gering. Da eine Überlagerung mit der Biegung mit einer Fehlermöglichkeit von 25% durch die Methode bedingt möglich ist (s. 3.9.2) sind die in Wirklichkeit auftretenden Zugkräfte eher noch geringer. Die angegebenen Werte beziehen sich auf die gesamte Amplitude von Zug und Druck, da ein Nullpunkt bei der Messung durch eine gewisse Vorspannung selten einzustellen war.

4.2.1 Biegemoment

Eine hohe Schwankungsbreite mit Grenzwerten zwischen 20 und 62 Nmm wies das Biegemoment auf. Die Streuung war unter Beatmung, Spitzendruck 17, Plateau 15, PEEP 5 mbar geringer. Zwischen Spontanatmung und maschineller Beatmung konnten keine signifikanten Unterschiede festgestellt werden. Allerdings änderte sich der Kurvenverlauf entsprechend den verschiedenen Druckverhältnissen. Im Mittel betrug das Biegemoment 39,3 ± 15,3 N mm.

4.2.2 Torsionsmoment

Auch bei der Torsion konnten zwischen Spontanatmung und maschineller Beatmung nur geringfügige Unterschiede festgestellt werden. Bei einem Minimalwert von 10,7 und Maximalwert von 30,6 wurde der Mittelwert 17,9 ± 8,5 N mm ermittelt.

4.2.3 Zug

Für Zug wurden die Werte in einem Bereich von 5,6–7,8 N ermittelt. Der Mittelwert betrug 6,5 ± 0,93 N.

4.2.4 Hochfrequenzventilation

Mit zunehmender Atemfrequenz bei Hochfrequenzventilation verringern sich sämtliche Meßwerte: Bei Atemfrequenz von 550/min kann nur noch der 10. Teil des Ausgangswertes registriert werden. Bei 550 Atemzügen pro Minute wird eine pulssynchrone Frequenzmodulation aufgezeichnet. Das bedeutet, daß auch bei Atemstillstand keine mechanische Ruhe an den Rippenfrakturen vorliegen kann, da die Herzaktion allein mechanisch wirksam ist (s. Abb. 49) (Tabelle 9).

Tabelle 9. $\bar{x}$ und Standardabweichungen der Werte für Biegung, Torsion und Zug, n = 6

	Beatmung 17/14/5 mbar	Alle Werte Spontanatmung manuell beatmet maschinell beatmet
Biegung Nmm	32,1 ± 11,2	39,3 ± 15,3
Torsion Nmm	21,4 ± 10,6	17,9 ± 8,5
Zug N	6,8 ± 0,9	6,5 ± 0,9

Abbildungen 42 bis 47: Aufzeichnung von Biegung, Zug und Torsion mit DMS in vivo. Gelegentlich ist die Eichzacke des entsprechenden Meßbereichs mit dargestellt. Die Beschriftung, beispielsweise 100 mm Hg, bezieht sich auf den angewandten Meßbereich. Patientin 28 Jahre, 6. Rippe rechts.

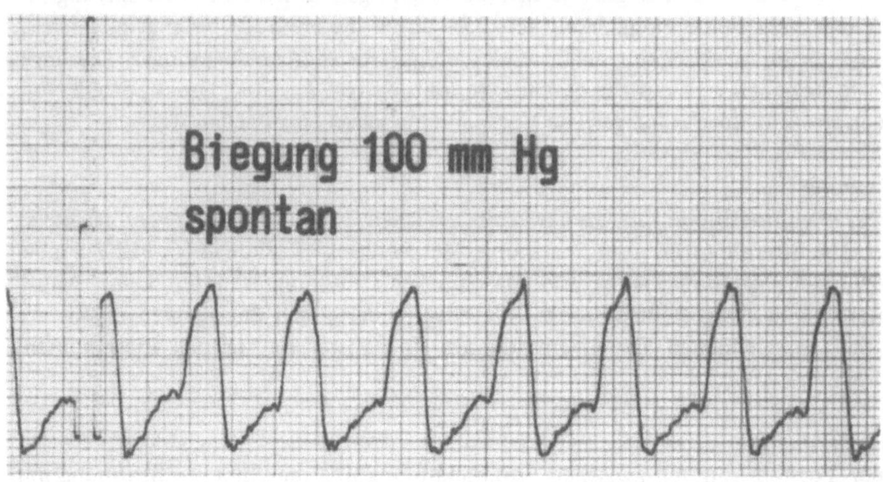

Abb. 42. Biegung bei Spontanatmung 37,7 N mm

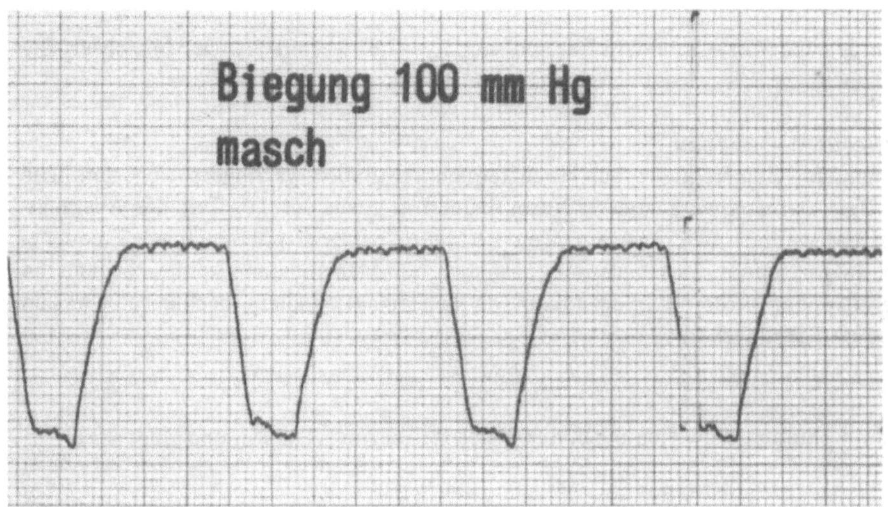

Abb. 43. Biegung relaxiert bei maschineller Beatmung 42,4 N mm

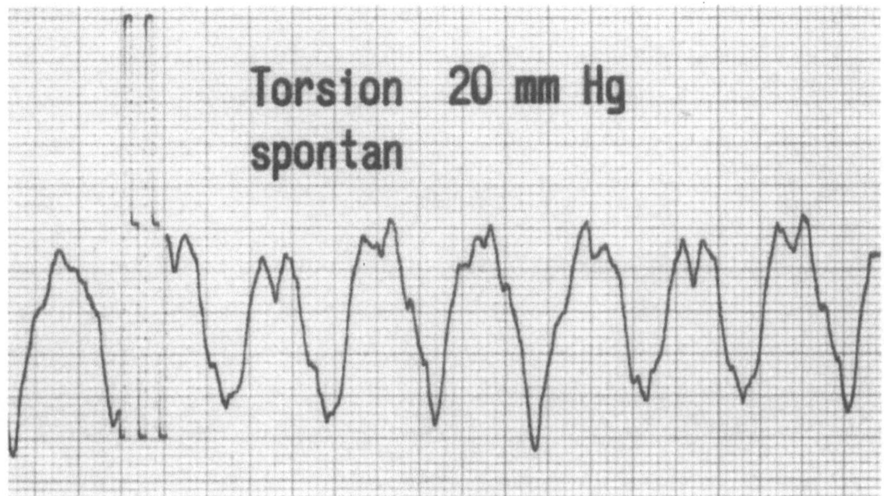

Abb. 44. Torsion bei Spontanatmung 13,5 N mm

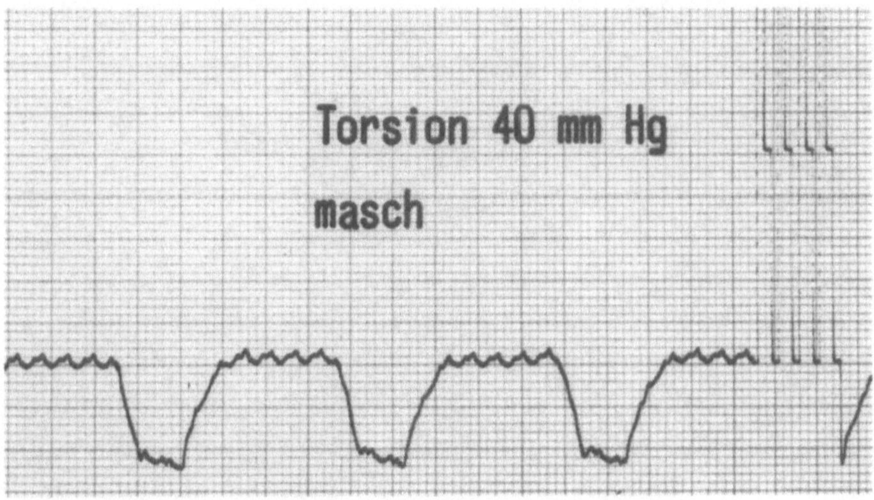

Abb. 45. Torsion bei maschineller Beatmung 13,7 N mm

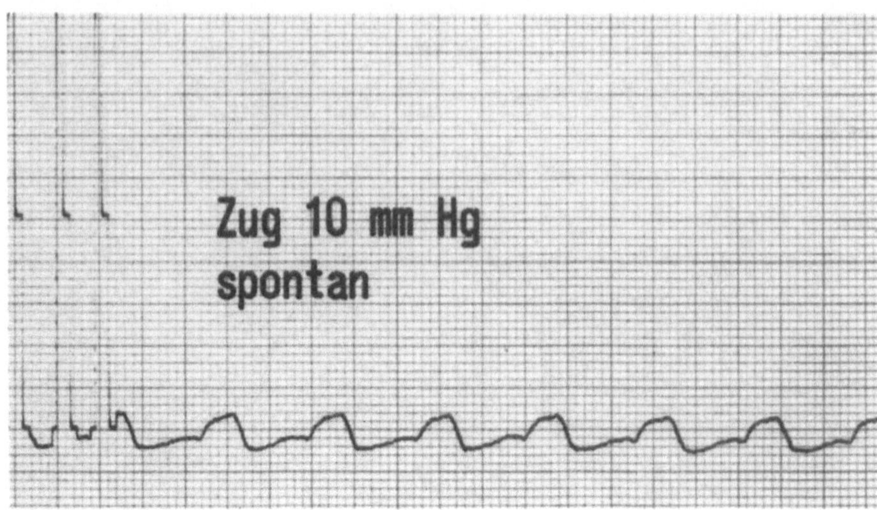

Abb. 46. Zugkräfte bei Spontanatmung 5,6 N

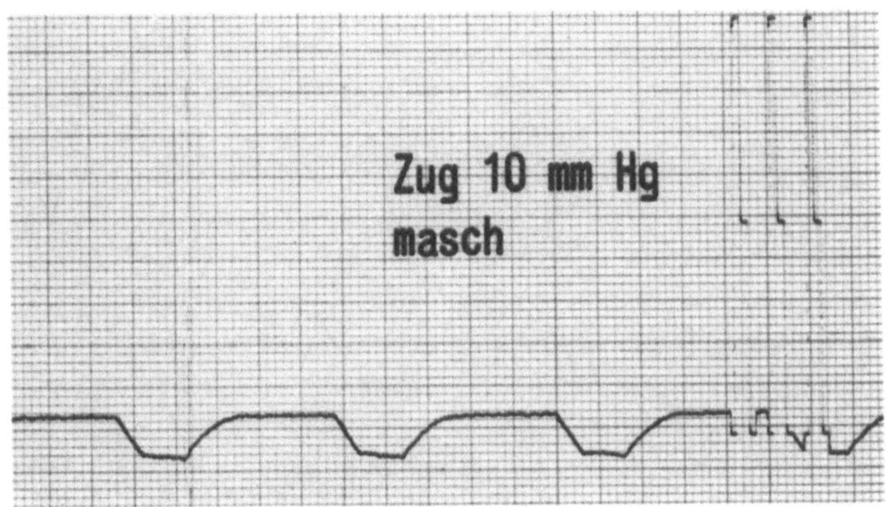

Abb. 47. Zugkräfte bei maschineller Beatmung 6,4 N

Abbildung 48 und 49: 20jähriger männlicher Patient, 7. Rippe rechts.

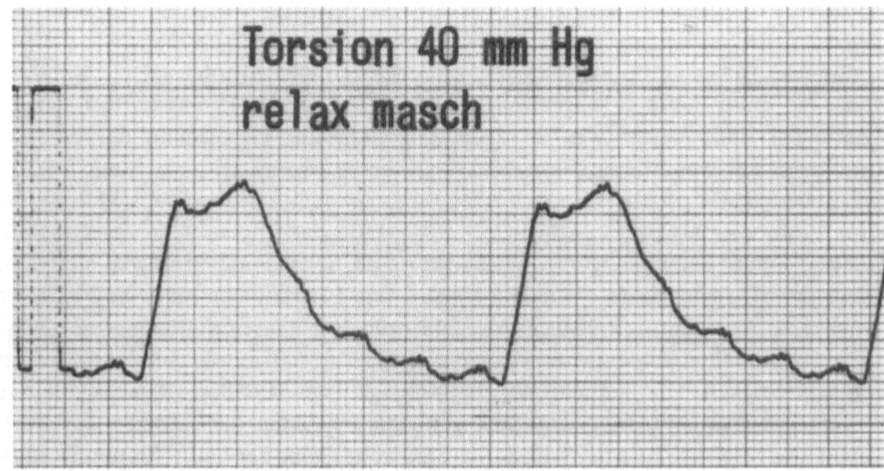

Abb. 48. Torsion 34,6 N mm bei einer Atemfrequenz von 12/min

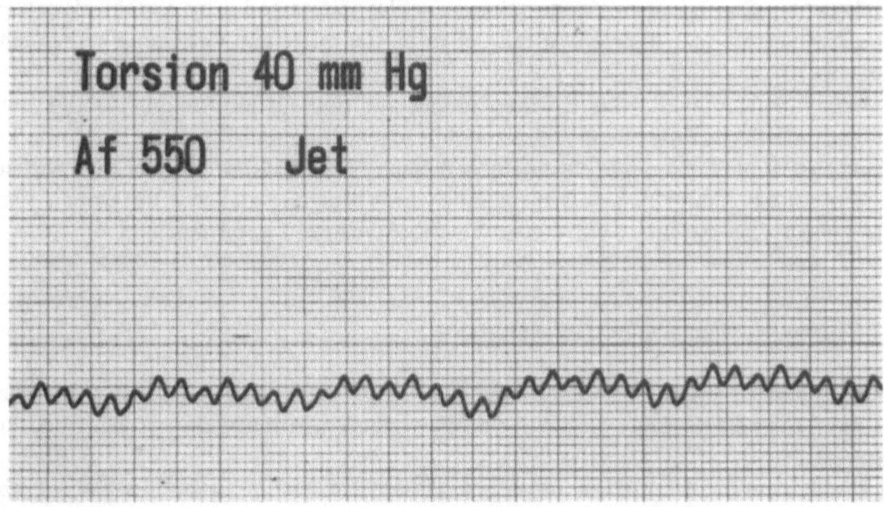

Abb. 49. Unter Hochfrequenzventilation Atemfrequenz 550/min, Pulssynchrone Frequenzmodulation, Drehmomentamplitude von 3,1 N mm ·

5 Implantate

Es gibt eine ganze Reihe von Legierungen, welche den Anforderungen der verschiedenen Länder an Implantatsstähle genügen. Die physikalischen Eigenschaften der jeweiligen Legierungen sind ebenso wie ihr Legierungsverhältnis Gegenstand der entsprechenden Norm oder Zulassungsbedingung und somit keine eigene Untersuchung wert. Für AO-Implantate, gleich welcher Form und Größe, wird ein einheitliches Material verwandt, dessen E-Modul 200 000 $\frac{N}{mm^2}$ beträgt [216]. Hätte das Implantat in der Gesamtlänge des Auflagers einen gleichmäßigen Querschnitt ohne Schraubenbohrungen oder Vorbiegung (Rohrplatten), dann müßte bei jedem Versuch ein Elastizitätsmodul von 200 000 ermittelt werden, jede Abweichung müßte als Meßfehler der Versuchseinrichtung gewertet werden.

Für die Stabilisierung einer frakturierten Rippe interessiert am Implantat in erster Linie die Biegesteifigkeit. Die Zugfestigkeit der Montageplatte wird deshalb nicht voll in Anspruch genommen, weil schon bei wesentlich geringeren Kräften die Grenzen der Verankerung erreicht sind. Der nach Art des E-Modul ermittelte Wert der äquivalenten Steifigkeit wird in Dreipunktbiegung durch verschiedene Faktoren beeinflußt, welche die Stabilität der gesamten Montagevorrichtung entscheidend beeinflussen. Diese sind z.B. Lochabstand von der Plattenmitte, Lochdurchmesser und Vorbiegung. Wenn man nun den Begriff unserer äquivalenten Steifigkeit mit dem bekannten Elastizitätsmodul ins Verhältnis setzen würde, so wäre dies ein Maß für den Anteil der in Plattenmitte zur Verfügung stehenden Steifigkeit.

Während Steifigkeit und Bruchspannung auf den Quadratmillimeter der ermittelten Querschnittsfläche unter dem Prüfstempel bezogen sind, sind Bruchlast und Federkonstante direkt ermittelte Werte, wie sie im Biegeversuch aufgezeichnet wurden und wie sie bei der Osteosynthese unter Biegebeanspruchung zur Verfügung stehen. Die großen Platten der allgemeinen Osteosynthese wurden zu Vergleichszwecken mituntersucht.

5.1 Platten der allgemeinen Osteosynthese

Entsprechend ihren Maßen ist die breite DC-Platte die kräftigste Osteosyntheseplatte. Auf 120 mm toleriert sie 1 646 N, bevor eine plastische Verformung eintritt. Die Federkonstante beträgt 320 $\frac{N}{mm}$.

Die dynamische Kompressionsplatte („Tibiaplatte") ist nur knapp halb so weit belastbar (924 N). Die Federkonstante ist auf 1/3 herabgesunken (105,8 $\frac{N}{mm}$).

Steht man vor der Entscheidung, entweder einer DC-Platte oder Halbrohrplatte zu verwenden, so sollte man in Betracht ziehen, daß die Halbrohrplatte bei Biegung nur 1/3, nämlich 336 N aushält. Dabei ist die Federkonstante nur noch 57 N, also ungefähr die Hälfte der DC-Platte.

5.2 Kleinfragmentosteosyntheseplatten

Die Osteosynthesematerialien aus dem Kleinfragment-Instrumentarium der AO (s. Abb. 16) wurden für die peripheren Osteosynthesen an Unterarm, Hand und Fuß entworfen, teilweise auch für die Kieferchirurgie.

Die dynamische Kompressionsplatte für 3,5 mm-Schrauben erlaubt eine höhere Biegebelastung als die Halbrohrplatte und hat diese deshalb auch aus manchen Indikationsbereichen verdrängt. Ihre Bruchlast liegt bei 492 N, die Federkonstante bei 73,8 $\frac{N}{mm}$.

Die Rekonstruktionsplatte ist vorgesehen für stark gekrümmte Knochenoberflächen und läßt sich aufgrund ihrer Ausformung mit einer speziellen Zange besonders gut in 2 Ebenen biegen. Diese gute Formbarkeit wird erreicht durch ein angedeutetes Sichelprofil und Einkerbungen zwischen den Schraubenlöchern. Obwohl die Rekonstruktionsplatte damit einen insgesamt recht soliden Eindruck erweckt, toleriert sie nur eine Bruchlast von 117 N, das ist ca. 1/4 der Kleinfragment-DC-Platte und erreicht auch nur 1/3 der Federkonstante, nämlich 23,2 $\frac{N}{mm}$.

Die Drittelrohrplatte besteht, wie alle Rohrplatten der AO, aus 1 mm starkem Material. Wie der Name andeutet, stellt das Profil den dritten Teil eines Rohres dar. Die Krümmung in querer Richtung verhilft der Platte zu einer relativ hohen Steifigkeit im Verhältnis zur Materialstärke. 67 N betrug die gemessene Bruchlast und war damit gut halb so groß, wie die der Rekonstruktionsplatte. Die Federkonstante von 10,4 $\frac{N}{mm}$ liegt knapp unter der Hälfte der Rekonstruktionsplatte.

Viertelrohrplatten erweisen sich bezüglich der Biegebelastung als überraschend schwach, da sie lediglich 17 N, also ca. 1/4 der Drittelrohrplatte und ungefähr die Hälfte eines 1,6 mm starken Kirschner-Drahtes tolerieren. Auch die Federeigenschaften betragen mit 1,5 $\frac{N}{mm}$ nur noch den 7. Teil der Drittelrohrplatte und liegen ebenfalls deutlich unter dem Wert für den Kirschner-Draht.

Von den Implantaten der Kleinfragmentosteosynthese kommt die Rekonstruktionsplatte den ermittelten Werten der Rippen mit einer Bruchlast von 177,5 N und einer Federkonstante von 41,81 $\frac{N}{mm}$ am nächsten. Einflüsse der Verankerung und eine Zuggurtungswirkung der Platte sind bei diesem Vergleich noch nicht berücksichtigt.

5.3 Spezielle Rippenplatten

Die handelsüblichen Implantate für die Rippenosteosynthese weichen in ihren mechanischen Eigenschaften ganz erheblich voneinander ab. Sie wurden aufgrund einer oft umfangreichen klinischen Erfahrung entwickelt und basieren auf einer grundlegenden Hypothese, welche sich in Materialstärke, Form und Art der Verankerung des Implantats wiederspiegelt. Der biomechanische Nachweis ihrer Tauglichkeit für die angegebene Indikation steht noch aus. Aus den klinischen Ergebnissen, welche erst in geringer Zahl vorliegen, kann das jeweilige Implantat noch nicht beurteilt werden.

5.3.1 Judet-Platte

Die Rippenplatte von Judet ist aus einem 0,6 mm starken Blech gestanzt und wird in verschiedenen Breiten von 12 bis 24 mm angeboten. Sie ist mit 8 oder 12 Krallen („Agrafes") erhältlich. Die Platten sind bereits vorgebogen, die unteren Krallen sind stärker abgewinkelt

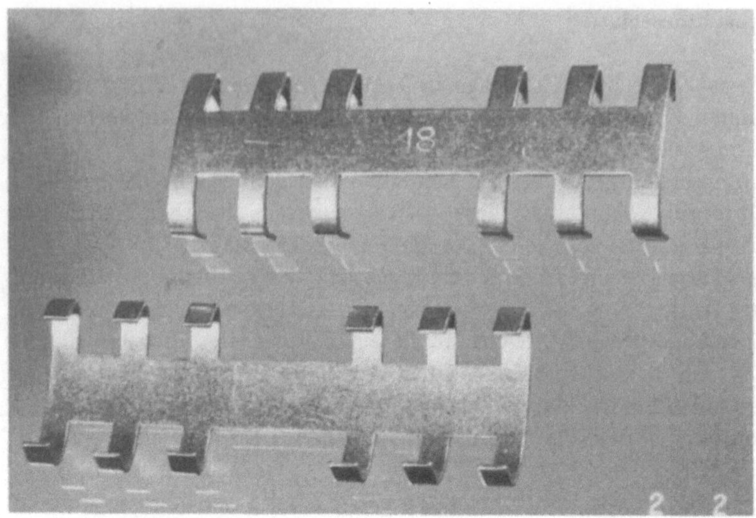

Abb. 50. Rippenplatte nach Judet

und sollen verhindern, daß die Intercostalnerven eingeklemmt werden. Zur Platte gehört eine spezielle Biegezange, mit welcher die Klammern geschlossen werden. Der Mittelteil der Platte hat keine Bohrungen und ist mit 7,8 mm breiter als die Viertelrohrplatte. Wegen der geringen Materialstärke ist die Bruchlast aber nur 8 N, also die Hälfte der Viertelrohrplatte und die Federkonstante mit 0,8 $\frac{N}{mm}$ ebenso niedrig. Beide Werte liegen also deutlich unter denen des Kirschner-Drahtes. Der Vorteil der Judet-Rippenplatte ist also in der Rotationssicherung und problemlosen Verarbeitung zu suchen (Abb. 50).

5.3.2 Vecsei-Platte

Die Rippenplatte von Vecsei ist mehr auf Stabilität ausgelegt. Sie ist in 3 verschiedenen Längen erhältlich und hat ähnlich der Grundform der Rekonstruktionsplatte seitliche Einschnitte, welche 2, 3 oder 4 Drahtumschlingungen aufnehmen können. Wesentlicher Unterschied zu der von Thomas vorgeschlagenen Rippenplatte [199] sind die an der Unterseite angebrachten spitzen Dornen, welche ein Verrutschen der Platte beim Anlegen verhindern sollen. Die Biege- und Schränkfähigkeit des Implantats ist sehr gut. 63 N werden als Bruchlast bei einer Federkonstante von 5,5 $\frac{N}{mm}$ ermittelt (Abb. 51).

5.3.3 Labitzke-Platte

Das mit Abstand schwächste, dabei aber längste Implantat ist die sogenannte selbstgreifende Rippenplatte nach Labitzke, welche aus 0,4 mm starkem Stahlblech gefertigt wird. Mit einer ermittelten Bruchlast von 4,2 N und einer Federkonstante von 0,1 $\frac{N}{mm}$ sind ihre Biegeeigenschaften nur noch mit dem 1,2 mm dünnen, weichen Cerclagedraht vergleichbar. Der Effekt dieses Implantats ist in erster Linie in seiner seitlichen Schienung zu suchen. Da bereits bei geringster Belastung eine Verformung auftritt, kommen die elastischen Eigenschaften erst gar nicht zum Tragen. Ein nennenswerter Zuggurtungseffekt kann ebensowenig festgestellt werden, da die „selbstgreifenden" Krallen keine stabile Verankerung erlauben.

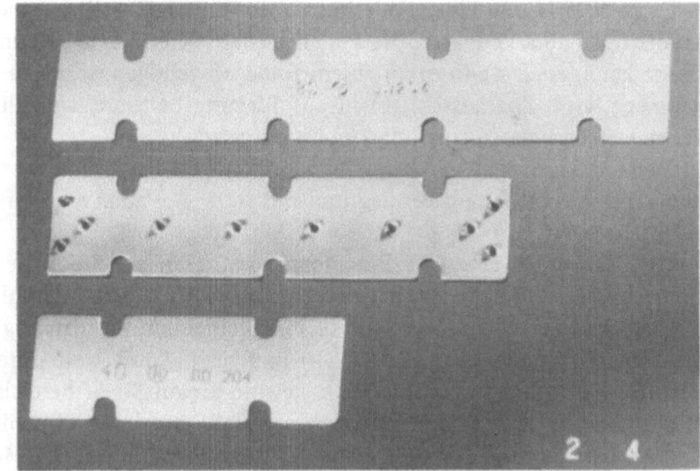

Abb. 51. Rippenplatte nach Vecsei in verschiedener Länge. *Mittlere Platte:* Plattenunterseite mit Dornen

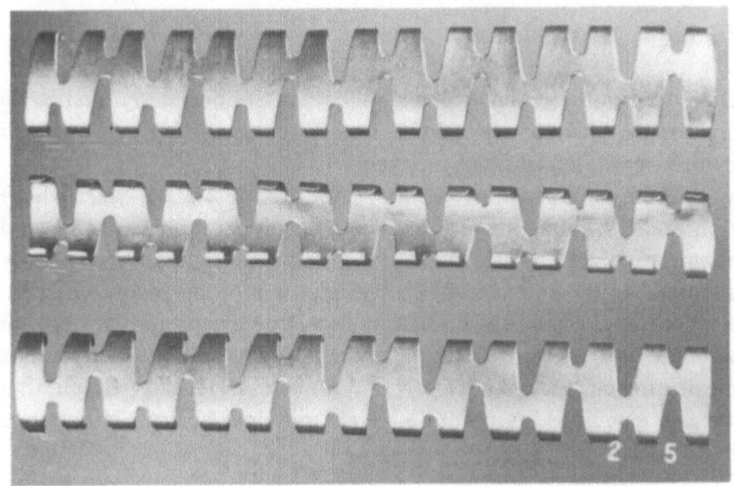

Abb. 52. Rippenplatte nach Labitzke in verschiedenen Breiten

Zusammen mit einigen Schrauben, wie vom Beschreiber dieses Implantats vorübergehend empfohlen wurde, könnte der Zuggurtungseffekt vergrößert werden (Abb. 52).

5.4 Materialien für plattenlose Osteosynthese

Der Kirschner-Draht (1,6 mm) wurde schon mehrfach zum Vergleich herangezogen, weil mit ihm die größte Anzahl von Thoraxwandstabilisierungen berichtet wurde. Mit einer Bruchlast von 33,5 N und einer Federkonstante von 1,9 $\frac{N}{mm}$ liegt seine Bruchlast neunmal höher als die der Labitzke-Platte, die Federkonstante beträgt das Neunzehnfache. Der Kirschner-Draht kann, auch wenn er an einem Ende umgebogen ist, keine Zugkraft und Torsion aufnehmen, wird also ausschließlich auf Biegung belastet, weshalb er oft mit einer zusätzlichen Cerclage als Zuggurtung kombiniert wird.

Der Cerclagendraht ist aus einer sehr weichen Legierung, weshalb er mit 1,2 mm Dicke nur 4,6 N aufzunehmen vermag und mit 0,05 $\frac{N}{mm}$ auch eine verschwindend geringe Federeigenschaft hat.

Die Einzelteile eines für Fingerosteosynthesen angebotenen Mini-Fixateurs der Firma Gebr. Jaquet sind überraschenderweise aus relativ weichem Stahl gefertigt. Die 2 mm dicke kleine Schanzsche Schraube kann bis zur bleibenden Verformung mit 36 N belastet werden, die Federkonstante beträgt 0,3 $\frac{N}{mm}$ und liegt damit weit unter derjenigen der 2,5 mm Kleinfragmentspongiosaschraube im gewindefreien Schaftbereich. Der runde Querstab des Mini-Fixateurs mit 3 mm Durchmesser stellt mit einer Bruchlast von 220 N und einer Federkonstante von 1,8 $\frac{N}{mm}$ nicht den schwächsten Teil der Montage dar. Die Kleinfragmentspongiosaschraube der AO hat im Schaftbereich einen Durchmesser von 2,5 mm und entspricht bei einer Bruchlast von 65,5 N und Federkonstante von 7,4 $\frac{N}{mm}$ ungefähr der Drittelrohrplatte.

5.5 Eigene Entwicklungen

Die Osteosynthese von Rippen stellt einen Sonderfall dar und ist nicht mit Osteosynthesen am übrigen Skelett vergleichbar. Eine Entlastung oder nur eingeschränkte Belastung wie an den Extremitäten ist nicht möglich.

Wie die Untersuchungen mit Dehnungsmeßstreifen gezeigt haben, ist auch bei Relaxation und Beatmung keine Verringung der dynamischen Kräfte an den Rippenfrakturen zu erwarten. Einerseits ist somit eine relativ stark dimensionierte Osteosyntheseeinrichtung anzustreben, deren Nachteil aber wieder eine hohe Eigensteifigkeit ist, andererseits soll sie elastisch sein: Kann das Implantat den Federeigenschaften der Rippenspange nicht folgen, so muß es sich zwangsläufig aus seiner Verankerung reißen. Aufgrund der Kenntnisse der mechanischen Eigenschaften von Rippen erstrebten wir ein Implantat zu entwickeln, welches eine hohe Stabilität im Verein mit einer hohen Elastizität aufweisen sollte.

5.5.1 Resorbierbare Rippenplatte aus Polyglactin 910

Im April 1981 bot uns die Firma Ethicon, Hamburg, einen resorbierbaren Kunststoff an, welcher ein Co-Polymerisat aus Glycolid und Lactid darstellte. Seit vielen Jahren befindet sich diese Substanz als Nahtmaterial Vicryl im klinischen Einsatz. In ungefärbtem Zustand ist das Polymerisat ockergelb und erinnert in der Konsistenz an Plexiglas. Die Ausformung ist in jeder beliebigen Form technisch in zwei verschiedenen Verfahren möglich. Einmal kann der Grundstoff mit einem Treibmittel versehen werden, womit die Form unter Druck ausgefüllt wird. Dabei entsteht ein Aufbau aus einer harten Randschicht und einer porösen Innenschicht, welche stark an den Knochenaufbau erinnert. Die zweite Möglichkeit ist, das Treibmittel wegzulassen und das Material zu gießen, womit es glasklar aushärtet. Die Herstellung von Schrauben ist somit ebenfalls kein Problem. In geschäumtem Zustand (Abb.

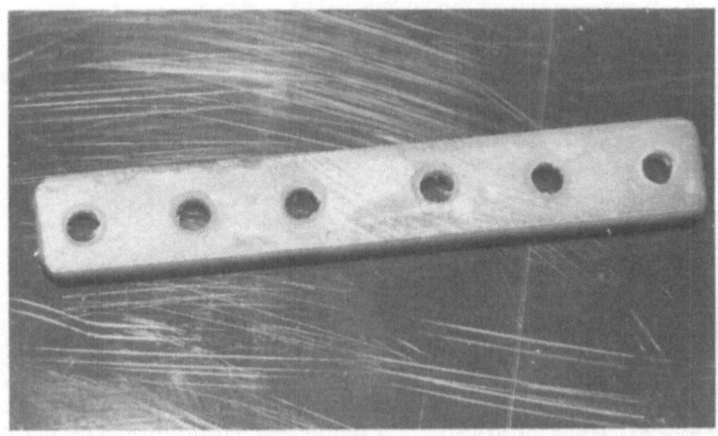

Abb. 53. Versuchstyp einer resorbierbaren Rippenplatte

53) hatte die Probe eine Bruchlast von 131,9 N bei einer Federkonstante von 7,2 $\frac{N}{mm}$. Die klare gegossene Platte tolerierte eine Bruchlast von 150,8 N bei einer etwas geringeren Federkonstante von 5,6 $\frac{N}{mm}$ was auf den ersten Eindruck erstaunt. Die geringeren Federeigenschaften der gegossenen Platte liegen an der homogenen inneren Struktur, welche bei einer gewissen Viscosität des Materials zu der verringerten Federkonstante führt. Beim geschäumten Material entsteht eine innere Stützstruktur, ähnlich der Spongiosa und führt somit durch kleine Gaseinschlüsse zu einer Art Verstrebung. Die rein mechanischen Eigenschaften ließen die Hoffnung aufkommen, den Traum von der Osteosyntheseplatte, welche nicht mehr entfernt werden muß, zu verwirklichen. Was aber die biologische Verwendbarkeit betrifft, so mußte leider bald festgestellt werden, daß diese Hoffnung vorerst nicht zu erfüllen ist: 5 x 5 mm starke geschäumte und gegossene Vicrylstäbe wurden bei Ratten am Rücken subcutan implantiert und mit einem anderen resorbierbaren Polymerisat verglichen. Nach 6 Wochen töteten wir die ersten drei Tiere in der Absicht, die mechanischen Eigenschaften des Materials zu messen. Dabei fanden sich nur noch krümelig-breiige atheromatöse Massen. Ein weiteres Problem des Materials ist die Thermolabilität. Obwohl der Schmelzpunkt bei ca. 190°C liegt, beobachtete man bei 40° bereits erhebliche Fließeigenschaften. Erste Versuche mit Schrauben verliefen ebenfalls enttäuschend, weil eine Verwindung der Schraube dazu führt, daß das Gewinde verklemmt und die Schraube bereits beim Eindrehen abgedreht wird.

5.5.2 Grundform. HUG-Prototyp

Nach diesem Ausflug in die Utopie wurde nun nach einer entsprechenden Grundform gesucht, welche den Erfordernissen gerecht werden könnte. Bei der Verankerung sollten mehrere Möglichkeiten offengelassen werden. Entsprechend den Prinzipien des Leichtbaus, besonders der Luftfahrttechnik, wurde versucht, Belastungsspitzen dadurch zu vermeiden, daß eine möglichst gleichmäßige Lastverteilung auf das Implantat erfolgte. Aus fertigungstechnischen Gründen erschien es am einfachsten, dies durch eine Grundform zu erreichen, welche die nach außen abnehmende Steifigkeit nicht über die Dicke, sondern über die Grundform der Platte erreicht. Eine Plattendicke von 2 mm sollte nicht wesentlich unter-

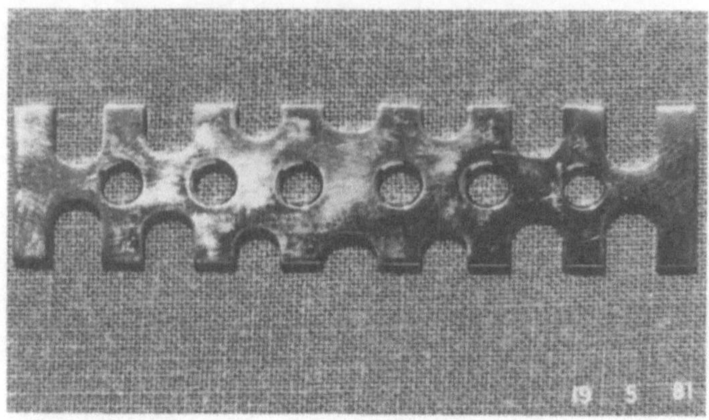

Abb. 54. HUG Prototyp zur Prüfung der Grundform mit schrittweiser Querschnittsverminderung durch verschieden tiefe Einschnitte

schritten werden, da die typischen Kleinfragmentcorticalisschrauben ein Gewinde tragen, welches nicht ganz bis zum Kopf reicht. Bei 1 mm starken Platten tritt dann dieser dicke Schraubenteil ohne Gewinde in die vordere Corticalis ein, womit die Osteosynthese nur noch von der halben Anzahl an Corticalispunkten getragen wird. Von der Firma Hug wurde der erste Prototyp angefertigt, an welchem das Prinzip am leichtesten zu erkennen ist: Die tragenden Stege zwischen Lochbohrungen und seitlichen Einschnitten sind so angelegt, daß nach außen hin eine kontinuierliche Querschnittsabnahme gewährleistet ist. Im Biegeversuch konnte man eine gleichmäßige, mehr runde Durchbiegung beobachten, kein Abknicken unter dem Belastungsstempel, was ein Beweis für die gleichmäßige Lastaufnahme bei der Belastungsart der Dreipunktbiegung ist. Da die Stärke der Platte noch bei 1 mm lag, wurde nur eine Bruchlast von 66 N und eine Federkonstante von 4,9 $\frac{N}{mm}$ ermittelt (Abb. 54).

5.5.3 Mecron-Rippenplatte, Typ 1

Inzwischen hatte sich die Idee einer kombinierten Schrauben-Krallen-Verankerung herauskristallisiert. Das Problem bestand nun darin, einerseits eine entsprechende Plattendicke, andererseits noch gut formbare Krallen zu haben. Das kann nur mit einer relativ aufwendigen Herstellung erreicht werden, in dem die Materialstärke an den Krallen geringer ist. Bezüglich der Dicke und Größe experimentierten wir mit dem Typ 1 (Abb. 55), welcher einmal plan und dann mit Vorbiegung vorlag. Die Länge betrug nur 53 mm, die Krallendicke 1 mm, der Mittelteil der Platte war 2 mm dick. In der Hand wirkte die kleine Platte sehr steif. Beim Biegeversuch bestand zwischen der geringen queren Vorbiegung und der planen Platte ein nur geringfügiger Unterschied. Die ebene Platte erreichte eine Bruchlast von 197 N bei einer Federkonstante von 19,7 $\frac{N}{mm}$. Auf 1,2 mm abgeschliffen betrug die Bruchlast noch 84 N und die Federkonstante 5,5 $\frac{N}{mm}$. Aufgrund der Untersuchungen an Montagen erwies sich dieser Typ als zu kurz.

5.5.4 Mecron-Rippenplatte, Typ 2

Ähnlich geformt, wie Typ 1 aber 70 mm lang und 1,5 mm dick war der Typ 2. Die Krallen

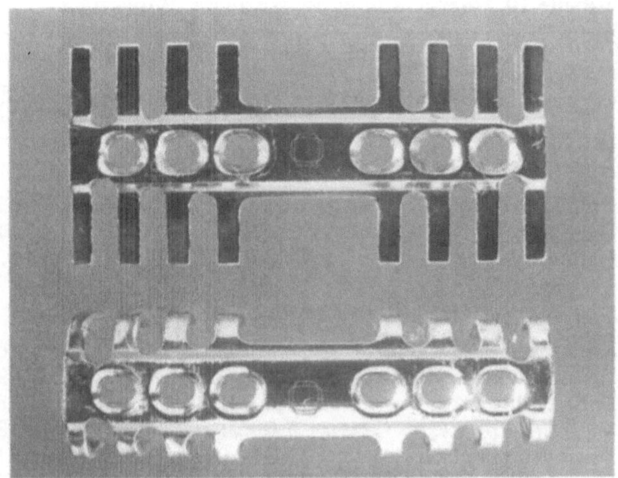

Abb. 55. Mecron Typ 1, oben Grundform, unten Gebrauchsform

waren mit 0,5 mm Stärke gut anzuformen. Die Bruchlast wurde mit 120 N, die Federkonstante mit 13,1 $\frac{N}{mm}$ ermittelt, womit wir uns den angestrebten Werten näherten.

5.5.5 Mecron-Rippenplatte, Typ 3

Typ 3 und 4 stellten die letzte Stufe der Implantatentwicklung dar, da der Typ 2 sich immer noch als zu schwach erwiesen hatte. Die Kombinationsplatte mit Krallen und Schrauben ist schwierig herzustellen und muß somit auch kostenaufwendig sein. Ein zweites krallenloses Modell sollte nach den Erkenntnissen und Vorversuchen geformt werden und immer dann zum Einsatz kommen, wenn schraubfähiges Rippenmaterial vorliegt. Aufgrund der identischen Lochabstände sollte beim Ausreißen des Gewindes ein Umsteigen auf die kombinierte Platte möglich sein. Es wurde ein 9,8 mm schmaler und ein 11,5 mm breiter

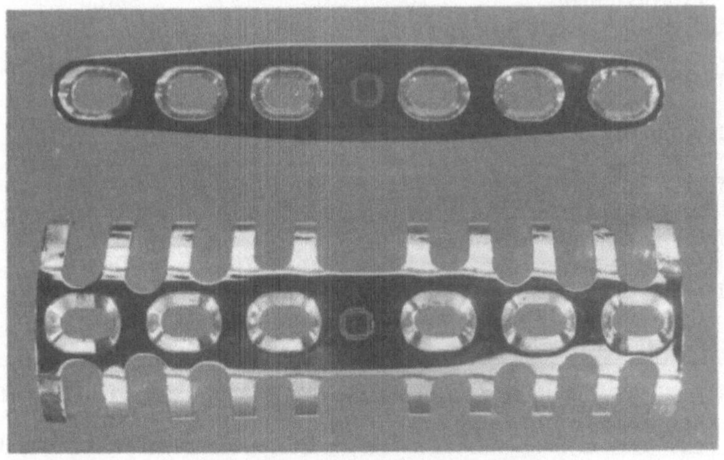

Abb. 56. *Oben:* Mecron 3, Platte zur ausschließlichen Schraubenverankerung. *Unten:* Mecron 4, Kombinationsplatte zur Schrauben- oder Krallenverankerung, definitives Modell

Tabelle 10. Übersicht über die Werte der Implantate

	b mm	h mm	Bruchlast F_B (N)	Bruchspannung[a] σ (N/mm²)	Federkonstante c (N/mm)	Steifigkeit[b] E (N/mm²)
Allgemeine Osteosynthese						
DC-Platte breit	15,9	4,75	1646,4	826,2	320	81125,2
DC-Platte	12	3,7	924	1011,9	105,8	75194
Halbohrplatte	11,8	1,0	336	5125,4	57,6	256271
Kleinfragment Osteosynthese und Rippenplatten						
Kleinfragment DC-Platte	10	3,2	492	864,9	73,8	97281
Rekonstruktionsplatte	5,7	2,3	117	698,5	23,2	144494
Drittelrohrplatte	9,4	1,0	67	1283,1	10,4	477889
Viertelrohrplatte	7,0	1,0	17	437,2	1,5	92558
Judet-Rippenplatte	7,8	0,6	8	512,9	0,8	205009
Vecsei-Rippenplatte	14,0	1,0	63	810,1	5,5	169690
Labitzke-Rippenplatte	4,8	0,4	4,2	984,5	0,1	140605
Kirschner-Draht	1,6	1,6	33,5	2489,6	1,9	212509
Cerclagendraht	1,2	1,2	4,6	813,3	0,05	207
Mini-Fixateur externe Schraube	2,0	2,0	36,0	1374,8	0,3	12369
Mini-Fixateur externe Stab	3,0	3,0	220,5	2494,9	1,8	16198
Kleinfragmentspongiosaschraube	2,5	2,5	65,5	1282,6	7,4	138859
Resorbierbare Platte „Vicryl" geschäumt	10	5	131,9	95,0	7,2	2488
Resorbierbare Platte „Vicryl" gegossen	10	5	150,8	108,6	5,6	1935
Hug Rippenplatte – Prototyp	9,8	1,0	66,0	1212,4	4,9	215969
Mecron 1a Rippenplatte – Prototyp plan	10,0	2,0	197	886,6	19,7	106365
Mecron 1b Rippenplatte – Prototyp mit Vorbiegung	10,0	2,0	204	918,1	17,4	93946
Mecron 1c Rippenplatte – Prototyp dünn	10,0	1,2	84	1050,2	5,5	120295
Mecron 2 Rippenplatte – Prototyp	10,0	1,5	120	960,1	13,1	167656
Mecron 3 Rippenplatte – Prototyp schmal	9,8	2,0	118	541,9	16,5	90905
Mecron 3 Rippenplatte – Prototyp breit	11,5	2,0	205	802,3	21,3	100003
Mecron 4 Rippenplatte – Prototyp	11,5	2,0	208	814,0	32,9	154465
Rib Strut (Ulrich)	7,5	2,0	242	1452,2	18,5	133181

[a] In der Berechnung ist der vereinfachte rechtecktige Querschnitt eingegangen, bei zylindrischen Körpern die Kreisfläche unter dem Prüfstempel

[b] Die starken Schwankungen dieser Werte entstehen durch den ungleichmäßigen Querschnitt der Materialien und sind deshalb nicht mit dem Elastizitätsmodul zu vergleichen. Vergleiche Abschnitt 5

Typ (Abb. 56) untersucht. Die schmale Platte erreichte eine Bruchlast von 118 N bei einer Federkonstante von 16,5 $\frac{N}{mm}$, die breite 205 N und eine Federkonstante von 21,3 $\frac{N}{mm}$.

5.5.6 Mecron 4, Kombinationsplatte

Dieser Typ entsprach in der Materialprüfung dem breiten Prototyp 3 mit einer Bruchlast von 208 N und Federkonstante von 32,9 $\frac{N}{mm}$. Die Krallendicke nimmt von 0,8–0,5 mm ab.

5.6 Rib Struts

Aus den zahlreichen handelsüblichen Struts wurde das Modell der Firma Ulrich, Ulm, ausgewählt und der Materialprüfung mit einem Biegeversuch unterzogen. Die ermittelten Werte für Bruchlast von 242 N und Federkonstante von 18,5 $\frac{N}{mm}$ sind nicht weit von denjenigen der einzelnen ungebrochenen Rippe entfernt. Damit erscheint das Implantat allein nicht ausreichend, eine vordere Thoraxwandinstabilität zu beheben (Tabelle 10).

6 Montagen

Nachdem nun die Eigenschaften einer großen Anzahl von Rippen bekannt sind und die in Frage kommenden Implantate untersucht wurden, stellt sich die Frage, welche Eigenschaften die jeweilige Kombination besitzt. Da die Rippenwerte einer breiten Schwankung unterworfen sind, welche wiederum Einflüsse auf die Verankerung haben, erschien es nicht zulässig, die Versuche an einem entsprechenden Kunststoffmodell durchzuführen, was den Vorteil gehabt hätte, daß eine Variable unveränderlich festgelegt worden wäre. Es erscheint auch interessant, der Frage nachzugehen, inwieweit eine Montage evtl. für eine besonders schwache oder besonders starke Rippe geeignet ist. Die geprüften Montagen sind in Tabelle 11 aufgeführt.

Nach Frakturierung der Rippe wurde dieselbe mit montierter Osteosyntheseeinrichtung erneut bis zum Versagen belastet. Aus den Werten von Bruchlast und Federkonstante der Montage wurden außer den indirekt ermittelten Parametern Quotienten ermittelt, welche sowohl zur Beurteilung des Einzelversuchs als auch ganzer Versuchsgruppen mit herangezogen werden konnten.

Der Quotient aus Bruchlast des Implantats: Bruchlast der Rippe stellt das Verhältnis zwischen technischem und biologischem Material dar. Wird ein Wert von über 1 ermittelt, bedeutet dies ein Überwiegen des Implantates. Der Quotient aus Federkonstante des Implantats: Federkonstante der Rippe zeigt bei Werten über 1, daß die Montageeinrichtung eine höhere Steifigkeit aufweist als die Aufnahmerippe. Aus dem Bruchlastwert der Montage dividiert durch die Bruchlast des Implantates können Rückschlüsse auf die Verankerung gezogen werden. So kann z.B. die Belastungsfähigkeit einer steifen Metallplatte evtl. nicht ausgenützt werden, weil die Schrauben vorher ausreißen. Bei schwachen Platten kann dieser Wert durchaus über 1 liegen. Ähnlich verhält es sich mit dem entsprechenden Quotienten Federkonstante der Montage: Federkonstante des Implantates. Auch die Steifigkeit der Kombination kann Ausdruck der Verankerung sein. So konnte beim Biegeversuch gelegentlich beobachtet werden, daß nach einem anfänglich weniger steilen Verlauf des Kraft-Wegdiagramms die Federkonstante auf einem eng umschriebenen Kurvenabschnitt oder gar an einem bestimmten Punkt zunimmt und bis zum Bruch anhält. Dieser Vorgang ist dadurch zu erklären, daß bei zunehmender Biegung die Platte auch auf Zug beansprucht wird, worauf plattennahe Gewinde an die frakturseitige Corticalis angepreßt werden und dort Widerstand finden. Dieser Knick im Kurvenverlauf konnte dann auch nur bei geschraubten Platten beobachtet werden.

Am meisten interessiert der Quotient aus Bruchlast der Montage zur Bruchlast der Rippe, welcher in den nachfolgenden Übersichtstabellen als „Tragfähigkeit" wiedergegeben wurde. An ihm kann abgelesen werden, in welcher Höhe sich die Belastbarkeit der versorgten Rippe geändert hat. Ein Wert von 0,75 gibt an, daß die Montage nur 75% des Ausgangswertes der Rippe erreichen konnte.

Bei biologischen Daten liegt im allgemeinen keine Normalverteilung vor. Es ist deshalb aus statistischer Sicht empfehlenswert, eine log-Normalverteilung vorauszusetzen und die

Tabelle 11. Übersicht über die geprüften Montagen

Platten der AO	1.1	Kleinfragment-DCP mit 6 Schrauben
	1.2	Kleinfragment-DCP mit 4 Schrauben
	1.3	Rekonstruktionsplatten mit 6 Schrauben
	1.4	Rekonstruktionsplatten mit 4 Schrauben
	1.5	Drittelrohrplatten mit 6 Schrauben
	1.6	Drittelrohrplatten mit 4 Schrauben
	1.7	Viertelrohrplatten mit 8 Schrauben
	1.8	Viertelrohrplatten mit 6 Schrauben
Rippenplatten	2.1	Judet-Platte mit 8 Krallen
	2.2	Judet-Platte mit 12 Krallen
	2.3	Vecsei-Platte mit 2 Cerclagen
	2.4	Vecsei-Platte mit 4 Cerclagen
	2.5	Labitzke-Platte
Drahtmontagen	3.1	Kirschner-Draht mit 8er Zuggurtung
	3.2	2 Kirschner-Drähte mit 8er Zuggurtung
	3.3	Doppeldrahtnaht parallel
	3.4	U-Drahtnaht
	3.5	Doppeldrahtnaht verquirlt
	3.6	Drahtnaht „Kirchmayr“
Fixateur externe	4.1	Minifixateur mit Doppelbacken
	4.2	Minifixateur mit Klemmbacken
	4.3	Minifixateur in Doppelkonstruktion
Verschraubung	5.1	Kleinfragment-Spongiosaschrauben
Versuchsmodelle	6.1	Kombination Judet- und Rekonstruktionsplatte
	7.1	Grundmodell HUG
	7.2	Mecron 1 mit Schraubenfixation
	7.3	Mecron 1 mit Krallenfixation
	7.4	Mecron 1 Krallen- und Schraubenfixation
	8.1	Resorbierbare Platte mit 6 Schrauben
	8.2	Intramedulläre resorbierbare Platte
	9.1	Mecron 2 mit Schraubenfixation
	9.2	Mecron 2 mit Krallenfixation
	9.3	Mecron 2 Krallen- und Schraubenfixation
	10.1	Mecron 3 Schraubplatte
	10.2	Mecron 4 mit Schraubenfixation
	10.3	Mecron 4 mit Krallenfixation
	10.4	Mecron 4 Krallen- und Schraubenfixation

Lageparameter als geometrisches Mittel anzugeben. Die Vergleichstabellen der einzelnen Abschnitte wurden nach logarithmierten Werten zusammengestellt. Eine Zuordnung der Montagen zu den Rippen erfolgte rein zufällig, war jedoch beschränkt durch das am jeweiligen Versuchstag zur Verfügung stehende Rippenmaterial.

An dieser Stelle muß außerdem eine Bemerkung gemacht werden, weshalb die Bruchlast, und nicht wie bei anderen biomechanischen Untersuchungen die Maximallast angegeben und zur Argumentation gebraucht wird. Erstens und wichtigstes Argument war, daß eine Osteosynthese gesucht wurde, welche eine Reanimationsmaßnahme mit externer Herzmassage nicht von vornherein vereiteln sollte, wo zumeist auch beim unverletzten Thorax Rippenbrüche erzeugt, also die Rippen über ihre Bruchlast hinaus belastet wurden. Da die Auslegung der menschlichen Rippen Spontanfrakturen bei physiologischen Belastungen zuläßt, liegt die maximale Belastung offensichtlich nicht weit entfernt von der Bruchlast (Tabelle 11).

Die angegebenen Werte von Rippe und Implantat beziehen sich auf die einheitliche Länge von 120 mm, wogegen die Montage als fertiges Bauteil gesehen werden muß, welches im mittleren Anteil, zumeist über eine Länge von 50–70 mm durch die Montage verstärkt wurde. Für die biologische Wertigkeit entscheidend ist das Zusammenspiel der einzelnen Komponenten.

6.1 Kleinfragmentplatten

6.1.1 Kleinfragment-DC-Platte mit 6 Schrauben

Schon beim Anformen der DC-Platte beobachtete man eine hohe Steifigkeit des Implantats. Eine Schränkung mit einfachen Zangen ohne Zuhilfenahme von Hebeln ist kaum möglich. Bei der Dreipunktbiegung verformt sich dann auch die Rippe außerhalb der Montageschiene, erreicht eine hohe Bruchlast, teils über den Werten der Ausgangsrippe und bricht schließlich am randständigen Schraubenloch. Die Federkonstante und Bruchlast der Montage erreicht, ja überschreitet teilweise die Werte der Rippe. Es handelt sich aber um eine typische überdimensionierte Montage, wobei die Bruchlast des Implantates 5 x und die Federkonstante 3 x höher liegt als die der Rippe. Die Verankerung ist nicht in der Lage, den Eigenschaften der Platte zu folgen. Die Verbindung versagt bei ca. 1/4 der Belastbarkeit des Osteosynthesematerials. Im Dauerschwingversuch kommt es zu einer erheblichen Lockerung der randständigen beiden Schrauben durch Belastungsspitzen am Ende der steifen Schiene (Tabelle 12; Abb. 57–60).

Zu den nachfolgenden Tabellen 12 bis 43: In diesen Tabellen sind die Meßwerte der einzelnen Untersuchungsreihen zusammengefaßt, sodaß mit einem Blick eine Übersicht über das gebrauchte Rippenmaterial, die Qualität der Montage und die Eigenschaften des Implantats gewonnen werden kann. Die Quotienten I/R = Implantat zu Rippe, M/I = Montage zu Implantat und M/R = Montage zu Rippe sind aufgeführt, um die Verhältnisse aufzuzeigen. Diese Quotienten sind nicht aus den Summenwerten der linken Tabellenseite, sondern aus den Einzelwerten gruppenweise errechnet und differieren damit gering von den Quotienten aus den Summenwerten. Der Quotient I/R erlaubt Rückschlüsse auf die Dimensionierung des Implantats im Verhältnis zur gebrauchten Rippe, M/I über die Güte der Verankerung, M/R setzt bei der Bruchlast die Tragfähigkeit und bei der Federkonstante die elastischen Eigenschaften ins Verhältnis.

Tabelle 12. (n = 4)

DCP 6 S	Rippen	Montagen	Implantat	I/R Dimension	M/I Verankerung	M/R
Bruchlast (N)	103,5	93,7	492	4,96	0,23	0,96 Tragfähigkeit
Federkonst. (N/mm)	25,4	19,0	73,8	3,0	0,28	0,75 Steifigkeit

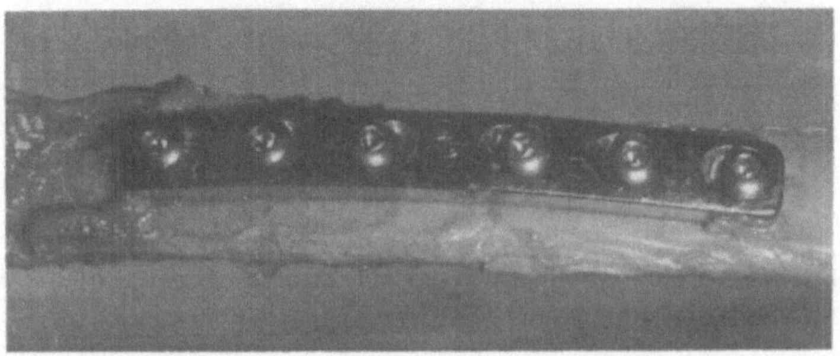

Abb. 57. Fertig montierte Kleinfragment-DC-Platte

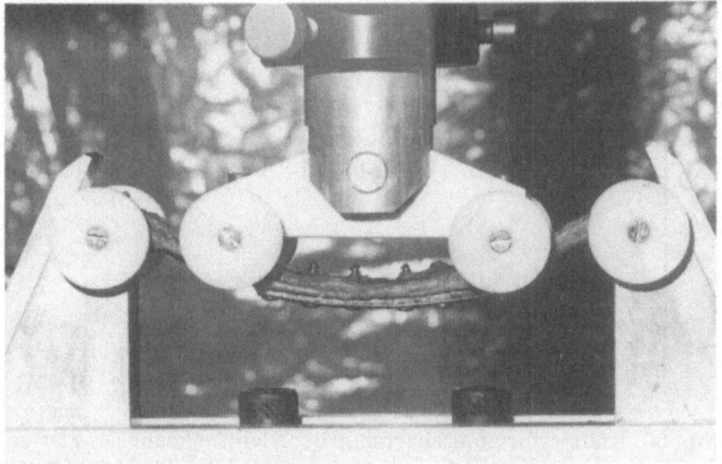

Abb. 58. Montage mit Kleinfragment-DC-Platte in Vierpunktbiegung beim Dauerschwingversuch. Die gesamte Montage befindet sich zwischen den beiden Prüfstempeln und wird somit gleichmäßig belastet.

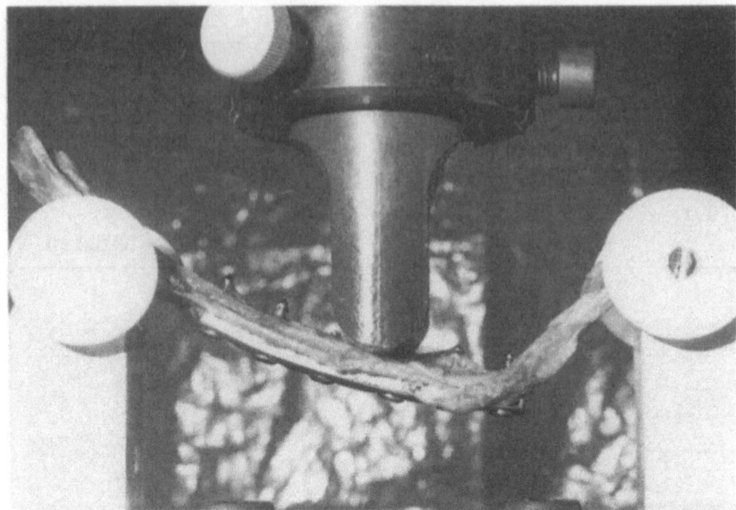

Abb. 59. Abschließender Bruchversuch, keinerlei Verbiegung im Bereich der Osteosynthese, Fraktur am randständigen Schraubenloch

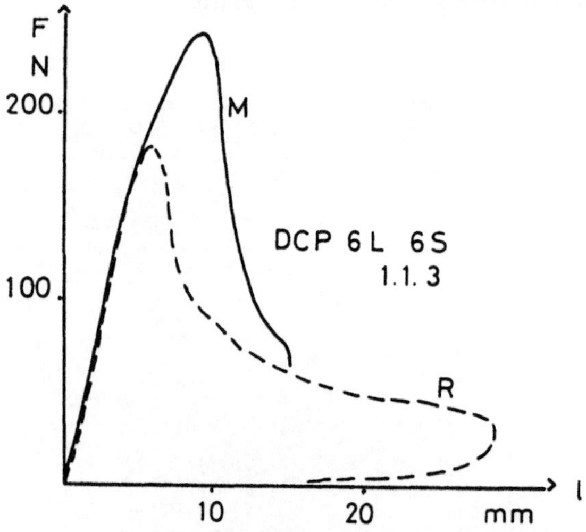

Abb. 60. Kraftverformungsdiagramm der Kleinfragment-DC-Platte. R = Rippe; M = Montage. Identischer Kurvenanstieg (Federkonstante). Von der Montage wird eine höhere Bruchlast (Scheitelpunkt der Kurve) erreicht

6.1.2 Kleinfragment-DC-Platte mit 4 Schrauben

Die Behinderung der elastischen Eigenschaften der Rippenspange könnte durch eine Verkürzung der Osteosyntheseinrichtung verringert werden. Inwiefern der Verlust an Verankerungspunkten zur Auswirkung kommt, sollte in der nächsten Versuchsgruppe festgestellt werden. Bruchlast und Federkonstante der Rippen sind mit der vorhergehenden Gruppe

Tabelle 13. (n = 3)

DCP 4 S	Rippen	Montagen	Implantat	I/R Dimension	M/I Verankerung	M/R
Bruchlast (N)	111,6	71	492	4,55	0,11	0,64 Tragfähigkeit
Federkonst. (N/mm)	27,3	15,3	73,8	2,79	0,21	0,54 Steifigkeit

nahezu identisch, was auch in den Faktoren zur Dimension zum Ausdruck kommt. Die Tragfähigkeit sinkt deutlich ab, die Steifigkeit in etwas geringerem Umfang auch. Der Verlust an Fixationspunkten läßt auch den Faktor Montage: Implantat bezüglich der Bruchlast auf die Hälfte absinken (Tabelle 13).

Die Kleinfragment-DC-Platte ist in jeder Hinsicht überdimensioniert und für die Rippenosteosynthese ungeeignet. Die Fixation mit 6 Schrauben übertrifft die kurze Platte mit vier Verankerungspunkten.

6.1.3 Rekonstruktionsplatten mit 6 Schrauben

In dieser Serie von 7 Montagen sind die Mittelwerte der untersuchten Rippen nahezu identisch mit dem Gesamtkollektiv. Das Implantat allein ist bezüglich Bruchlast und Federkonstante geringer dimensioniert als die Rippen, trotzdem ist die Steifigkeit und Tragfähigkeit der Montage identisch bzw. etwas höher als die des Implantats. Die Erklärung liegt in der gleichmäßigen Belastung der Verankerungspunkte, da die Montageschiene der Elastizität der Rippe schon wesentlich besser folgen kann, als bei einer steifen Osteosyntheseplatte. Bei der DC-Platte z.B. trifft ein Belastungsmaximum erst die außenstehende Schraube und wenn diese gelockert ist die nächste. Ähnlich einem Reißverschluß ohne Schlitten kommt es zur sukzessiven Lockerung der einzelnen Verankerungspunkte. Bei der „isoelastischen" Montage dagegen, wird die Belastung auf alle Punkte gleichmäßig verteilt. Im Dauerschwingversuch konnte bei der Rekonstruktionsplatte keine eigentliche Schraubenlockerung festgestellt werden. Im Vergleich zu den mittleren Schrauben war ein Nachdrehen von ca. 1/4 Umdrehung an den äußeren Schrauben möglich. Um es hier vorweg zu nehmen: die Rekonstruktionsplatte mit 6 Schrauben zeigte von allen handelsüblichen Kleinfragmentplatten die günstigsten Ergebnisse. Bis zur Entwicklung neuer Implantate befand sich diese Platte in Gießen im klinischen Einsatz (Tabelle 14; Abb. 61).

Tabelle 14. (n = 7)

REK 6 S	Rippen	Montagen	Implantat	I/R Dimension	M/I Verankerung	M/R
Bruchlast (N)	175,9	130,3	117	0,66	1,11	0,74 Tragfähigkeit
Federkonst. (N/mm)	43,7	23,4	23,2	0,53	1,01	0,54 Steifigkeit

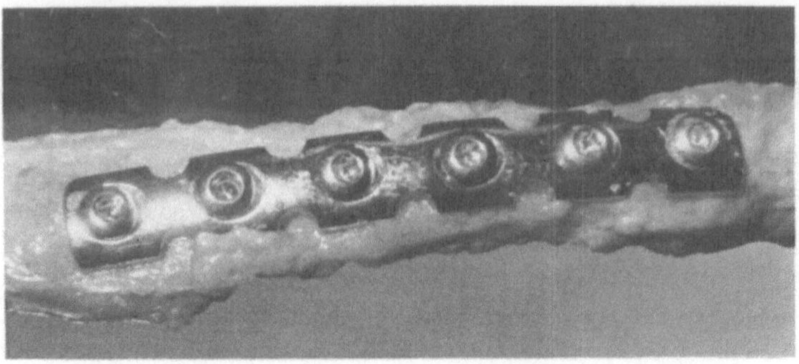

Abb. 61. Montage mit Rekonstruktionsplatte

6.1.4 Rekonstruktionsplatten mit 4 Schrauben

Befestigt man die Rekonstruktionsplatte mit nur 4 Schrauben, so kann man bei fast identischem Rippenmaterial keine auffällige Verringerung der Tragfähigkeit und Steifigkeit der Montage feststellen, ganz im Gegensatz zur kräftigen DC-Platte. Auch hier liegt der Grund in der besseren Lastverteilung auf die Verankerungspunkte (Tabelle 15).

Rekonstruktionsplatten stellen von allen Kleinfragmentplatten die beste Osteosynthesemöglichkeit dar. Sie sind den Eigenschaften der Rippen weitgehend angepaßt. Wegen ihrer adaptierten Federeigenschaften ist selbst die Fixation mit vier Schrauben zumeist noch ausreichend. Zur Überbrückung von Mehrfragmentbrüchen über eine längere Distanz sind Rekonstruktionsplatten die Mittel der Wahl.

Tabelle 15. (n = 5)

REK 4 S	Rippen	Montagen	Implantat	I/R Dimension	M/I Verankerung	M/R
Bruchlast (N)	156,6	117,9	117	0,81	1,06	0,74 Tragfähigkeit
Federkonst. (N/mm)	39,9	18,9	23,2	0,64	0,84	0,49 Steifigkeit

6.1.5 Drittelrohrplatten mit 6 Schrauben

Aufgrund der zufälligen Auswahl des Rippenmaterials ist in dieser Versuchsreihe die Bruchlast und Federkonstante der Rippen relativ gering, so daß sich die geringen Werte des Implantates nicht so stark auswirken. Die Drittelrohrplatte läßt sich trotz ihrer Hohlbiegung gut der Rippenoberfläche anformen, wobei die Verbiegung neben den Schraubenlöchern auftritt. Die Hohlbiegung der Platte hat einen kleineren Radius als die äußere Rippenoberfläche. Das bedingt, daß die Kanten der Platte mit hohem Druck auf die Rippen gepreßt werden und eine zusätzliche Schienung verursachen. Liegt dann die Platte noch etwas hohl, kann der gewindelose Teil der Schraube noch oberhalb der Rippe stehen. Die absoluten Werte der erreichten Bruchlast und Federkonstante sind nur noch halb so hoch wie

Tabelle 16. (n = 4)

1/3 R 6 S	Rippen	Montagen	Implantat	I/R Dimension	M/I Verankerung	M/R
Bruchlast (N)	82,6	63,1	67	0,89	0,96	0,79 Tragfähigkeit
Federkonst. (N/mm)	17,4	9,54	10,4	0,62	1,04	0,57 Steifigkeit

bei der Rekonstruktionsplatte. Wegen des schwachen Rippenmaterials werden aber trotzdem noch 79% der Ausgangsbruchlast getragen und 57% der Federkonstante der Rippe erreicht. Bei Betrachtung der Einzelversuchswerte (s. Tabellenanhang) kann man beobachten, daß die Drittelrohrplatte bei extrem schwachen Rippen mit einer Bruchlast von z.B. 43 N 98% der Tragfähigkeit und 100% der Federkonstante erreicht. Im Dauerschwingversuch wurde keine Lockerung der randständigen Schrauben festgestellt. Über die Mißerfolge mit dieser Platte, besonders bei alten Menschen (Labitzke [160]), wird später zu diskutieren sein (Tabelle 16).

6.1.6 Drittelrohrplatte mit 4 Schrauben

Die Rippenwerte liegen in der Größenordnung der vorhergehenden Versuchsreihe. Mit 4 Schrauben befestigt, erreicht die Drittelrohrplatte nur minimal geringere Bruchlastwerte in der Montage. Die Federkonstante sinkt ebenfalls nur gering ab. Bezüglich der Verankerung werden jedoch deutlich geringere Werte nachgewiesen, ebenso wie die Tragfähigkeit 20% und die Steifigkeit 24% hinter den Werten der mit 6 Schrauben montierten Platte nachhinkt. Was für die Montage mit 6 Schrauben gilt, kann bei den Einzelversuchen dieser Gruppe ebenso festgestellt werden: je schwächer die Rippe ist, um so eher ist die Drittelrohrplatte in der Lage, die ursprünglichen Werte der Rippe wieder zu erreichen, solange das Gewinde nicht überdreht ist (Tabelle 17).

Tabelle 17. (n = 3)

1/3 R 4 S	Rippen	Montagen	Implantat	I/R Dimension	M/I Verankerung	M/R
Bruchlast (N)	93,9	63,9	67	0,74	0,84	0,59 Tragfähigkeit
Federkonst. (N/mm)	19,9	6,4	10,4	0,54	0,62	0,33 Steifigkeit

6.1.7 Viertelrohrplatten

Die Rippen dieser Gruppe sind am untersten Rand der Skala angesiedelt. Bei dem schwachen Implantat überrascht nicht, daß die Montage ebenfalls nur geringe Werte für Bruchlast und Federkonstante erreicht. Selbst für schwache Rippen ist das Implantat deutlich unter-

Tabelle 18. (n = 2)

1/4 R	Rippen	Montagen	Implantat	I/R Dimension	M/I Verankerung	M/R
Bruchlast (N)	47,3	25,1	17	0,36	1,50	0,54 Tragfähigkeit
Federkonst. (N/mm)	7,6	2,8	1,5	0,20	1,85	0,36 Steifigkeit

dimensioniert. Die Montage erreicht das 1 1/2fache an Bruchlast und knapp 2fache der Federkonstante des Implantats. Die Verankerung ist also nicht der schwache Punkt dieser Kombination. Selbst bei den schwachen Rippen werden nur 54% der Tragfähigkeit der Ausgangsrippe und 36% der Steifigkeit erreicht. Im Biegeversuch kommt es zum Versagen der Platte über der Fraktur (Tabelle 18).

Mit Drittelrohrplatten kann bei schwachen Rippen noch eine ausreichende Stabilisierung erzielt werden, wenn die Schraubenverankerung hält. Mit 6 Schrauben wird eine bessere Verankerung erreicht. Wegen des Steifigkeitsabbruchs am Rand der Montageenrichtung kommt es trotzdem zu Schraubenlockerungen. Für starke Rippen ist die Drittelrohrplatte ungeeignet.

Viertelrohrplatten sind auch für schwache Rippen bereits deutlich unterdimensioniert, wobei nicht die Schraubenverankerung, sondern das Plattenmaterial als schwächstes Glied der Montage erkannt werden muß.

Tabelle 19. Montagen mit Kleinfragmentplatten. Die angegebenen Quotienten sind hier aus dem arithmetischen Mittel zusammengestellt

Steifigkeit		Tragfähigkeit
0,75	Kleinfragment DCP 6 S	0,96
0,54	Kleinfragment DCP 4 S	0,66
0,57	Rekonstruktionsplatten 6 S	0,77
0,47	Rekonstruktionsplatten 4 S	0,75
0,58	Drittelrohrplatten 6 S	0,79
0,32	Drittelrohrplatten 4 S	0,60
0,36	Viertelrohrplatten	0,54

6.2 Spezielle Rippenplatten

6.2.1 Judet-Rippenplatte mit 8 Krallen

Zur Montage der Judet-Platte ist ein geringer Zeitaufwand nötig. An der freigelegten Rippe benötigt man dafür zwischen 30 und 40 sec. Eine Plattenmontage mit 6 Schrauben benötigt bereits 4–5 min. Bei einer Vielzahl von Rippenosteosynthesen kann dieser Zeitfaktor zum Argument werden. Im Weichteilmantel der Rippe finden die kantigen Krallen guten Halt. Bei der Biegung verformt sich die Montageplatte in erster Linie über der Fraktur. Dabei werden 18% an Tragfähigkeit und 7% an Steifigkeit erreicht (Tabelle 20).

Tabelle 20. (n = 2)

Judet 8	Rippen	Montagen	Implantat	I/R Dimension	M/I Verankerung	M/R
Bruchlast (N)	98	16,9	8	0,09	2,11	0,18 Tragfähigkeit
Federkonst. (N/mm)	18,9	1,7	0,8	0,05	2,19	0,07 Steifigkeit

6.2.2 Judet-Platte mit 12 Krallen

Mit der etwas längeren Judet-Platte werden erwartungsgemäß keine wesentlich höheren Werte ermittelt, da der Schwachpunkt nicht in der Verankerung, sondern in der leichten Biegbarkeit des Mittelteils der Platte liegt. Bei schwächeren Rippen läßt trotz erhöhter Krallenzahl die Verankerung nach (Tabelle 21; Abb. 62 und 63).

Die Rippenplatte nach Judet läßt sich rasch und problemlos an Rippen jeglicher Qualität und Dimension anbringen. Damit wird eine Adaptation der Bruchenden, aber keine belastungsstabile Osteosynthese erreicht. Die längere Ausführung ist zu bevorzugen.

Tabelle 21. (n = 2)

Judet 12	Rippen	Montagen	Implantat	I/R Dimension	M/I Verankerung	M/R
Bruchlast (N)	55	11,5	8	0,14	1,43	0,21 Tragfähigkeit
Federkonst. (N/mm)	9,0	0,99	0,8	0,09	1,25	0,12 Steifigkeit

6.2.3 Vecsei-Platte mit 2 Cerclagen

Zur Fixation der Vecsei-Rippenplatte soll die Rippe subperiostal unterfahren und die Cerclagen ohne Eröffnung der Pleura angelegt werden. Folgt man dieser Empfehlung wirklich, so ist das Verfahren ziemlich zeitaufwendig. Beim Anspannen der Cerclage kann es zum Einschneiden in der schwachen inneren Corticalis kommen. Die Dornen an der Plattenunterseite treten keineswegs in die harte äußere Corticalis ein, verhindern aber ein Verrutschen auf der glatten Oberfläche. Die Anformung ist leicht zu bewerkstelligen.

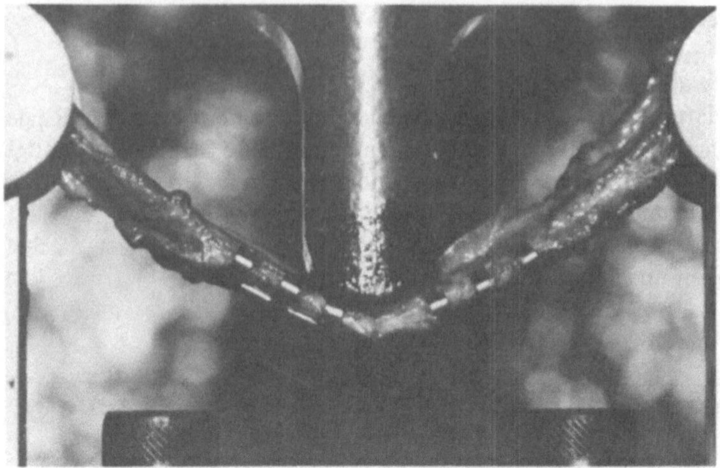

Abb. 62. Montage mit Judet-Rippenplatte. Biegeversuch: Verbiegung in Plattenmitte

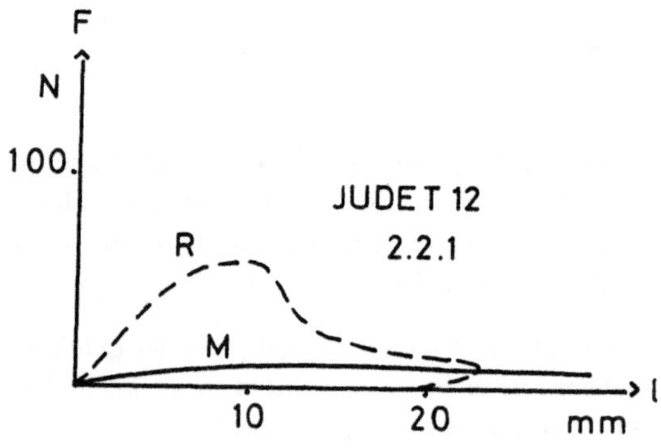

Abb. 63. Kraftwegdiagramm der Judet-Montage. *R* = Rippe; *M* = Montage

Im Gegensatz zur Judet-Platte sind nicht die Biegeeigenschaften der Platte, sondern die Verankerung mit Drahtcerclagen der Schwachpunkt der Montage. Besonders bei schwachen Rippen knickt diese an der Drahtumschlingung ab, bei stärkeren versagt sie schließlich durch Verbiegung über der Fraktur. Obwohl die Dimensionierung in der Größenordnung der verarbeiteten Rippe war, kann aus dem Quotienten Montage: Implantat die Verankerung als schwacher Punkt erkannt werden. Somit wird die Tragfähigkeit und Steifigkeit in erster Linie dadurch begrenzt (Tabelle 22).

Tabelle 22. (n = 2)

Vecsei 2	Rippen	Montagen	Implantat	I/R Dimension	M/I Verankerung	M/R
Bruchlast (N)	88,3	15,4	63	0,86	0,26	0,23 Tragfähigkeit
Federkonst. (N/mm)	14,9	1,9	5,5	0,50	0,35	0,19 Steifigkeit

6.2.4 Vecsei-Platte mit 4 Cerclagen

Mit einer längeren Platte und 4 Cerclagen werden bessere Ergebnisse erreicht. Die nahezu gleichen Kennwerte der Rippen erlauben den direkten Vergleich. Die Tragfähigkeit mit 4 Cerclagen wird doppelt so hoch, die Steifigkeit steigt ebenfalls deutlich an. Auch bei schwachen Rippen verbessert sich die Verankerung mit 4 Cerclagen auf mehr als das Doppelte (Abb. 64; Tabelle 23).

Schwachpunkt der Vecsei-Rippenplatte ist die aufwendige und wenig tragfähige Verankerung mit Cerclagen. Das längere Modell erreicht günstigere Werte. Unter der Drahtumschlingung kann eine sehr schwache Rippe abgeknickt werden.

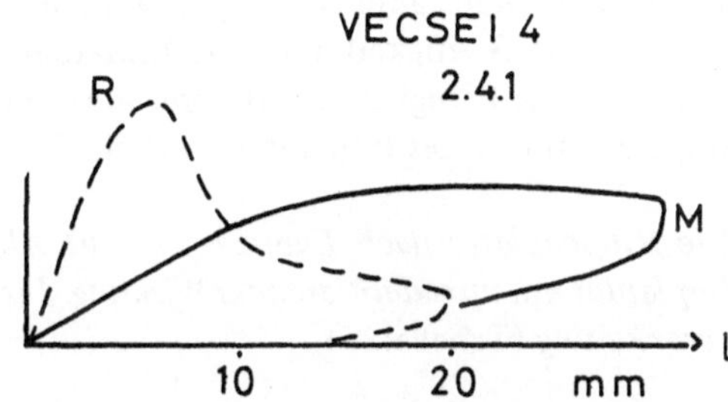

Abb. 64. Kraftwegdiagramm einer Montage mit Vecsei-Platte und 4 Cerclagen. Wesentlich flacherer Kurvenanstieg der Montage (*M*) als der Rippe (*R*)

Tabelle 23. (n = 2)

Vecsei 4	Rippen	Montagen	Implantat	I/R Dimension	M/I Verankerung	M/R
Bruchlast (N)	86	49,8	63	0,74	0,79	0,57 Tragfähigkeit
Federkonst. (N/mm)	16,4	5,0	5,5	0,35	0,91	0,30 Steifigkeit

6.2.5 Labitzke-Platte

Die Montage der als selbstgreifend bezeichneten Labitzke-Platte ist nur an der von sämtlichen Weichteilen befreiten Rippe rasch und problemlos auszuführen. Da die Platte sehr lang ist, erfordert sie eine große Freilegung. Der Operateur wird sich scheuen, die Rippe in der Gesamtlänge der Platte zu denudieren. Sitzt die Platte knapp, ist sie schwer über die Rippenkante zu heben. Wir gebrauchten trotzdem die Judet-Zange, um die Krallen in besseren Kontakt mit der Rippe zu bringen. Die zusätzliche Schraubenfixation, wie von Labitzke [159] anfänglich empfohlen, verändert die mechanischen Eigenschaften dieser

Tabelle 24. (n = 2)

Labitzke	Rippen	Montagen	Implantat	I/R Dimension	M/I Verankerung	M/R
Bruchlast (N)	94,1	7	4,2	0,04	1,65	0,07 Tragfähigkeit
Federkonst. (N/mm)	20,8	0,4	0,1	0,01	4	0,02 Steifigkeit

Montage nicht. In unserer Versuchsgruppe konnte das Implantat nur 4% an Bruchlast und 1% an Federkonstante der Rippe aufnehmen. ·Entsprechend betrug die Tragfähigkeit nur 7% und die Steifigkeit nur 2%. Erklärbar durch die große Oberfläche der Verankerung erreicht diese bezüglich der Bruchlast das gut 1 1/2fache und bezüglich der Federkonstante sogar das 4fache des Implantats (Tabelle 24).

Die Rippenplatte nach Labitzke ist mit Abstand das längste und gleichzeitig schwächste Implantat mit nur adaptierender Wirkung. Ihr Effekt beruht auf einer großflächigen Krallenverankerung (Tabelle 25).

Tabelle 25. Übersicht über die Montagen mit Rippenplatten, arithmetisches Mittel

Steifigkeit		Tragfähigkeit
0,08	Judet 8	0,19
0,11	Judet 12	0,21
0,18	Vecsei 2	0,23
0,31	Vecsei 4	0,62
0,02	Labitzke	0,08

6.3 Drahtmontagen

Im Planungszustand dieser Untersuchung, unter dem Eindruck der Arbeiten von Dor [136, 264] und Moore [170, 171], erschien die Vorstellung naheliegend, daß die häufig geübten Kirschner-Drahtosteosynthesen verbessert werden könnten. Der einzelne Kirschner-Draht

Tabelle 26. Eigenschaften der Drahtmontagen

Steifigkeit		Tragfähigkeit
0,02	Zuggurtung 1	0,07
0,12	Zuggurtung 2	0,25
0,07	Doppeldrahtnaht 1	0,13
0,13	Doppeldrahtnaht U	0,08
0,06	Doppeldrahtnaht 2	0,13
0,03	Drahtnaht „Kirchmayr"	0,07

erschien ohne Weichteilverbund der Rippen im Gesamtthorax wegen seiner mangelnden axialen Festigkeit für die Versuche von vornherein uninteressant. Mit einem einfachen Hilfsmittel ist es technisch auch kein Problem, einen Cerclagendraht durch die Rippe zu führen: mit einem 2,0-Bohrer wird die Rippe schräg angebohrt, so daß der Bohrer in der Bruchfläche erscheint. In das erste Loch wird eine kräftige Injektionskanüle mit schrägem Anschliff eingeschoben. Die zweite Bohrung im gegenseitigen Fragment zeigt auf die Spitze der Kanüle. Es ist nun ein Leichtes, den Cerclagendraht über die zweite Bohrung in den Anschliff der Kanüle einzuführen und aus der Rippe wieder herauszuleiten (Tabelle 26; Abb. 65).

Betrachtet man die Drahtmontagen im Zusammenhang, so sind erwartungsgemäß die Dimensionen des Osteosynthesematerials im Verhältnis zur Rippe gering. Die Tragfähigkeit liegt mit 11% höher als bei den meisten Rippenplatten, die Steifigkeit der Montage ist

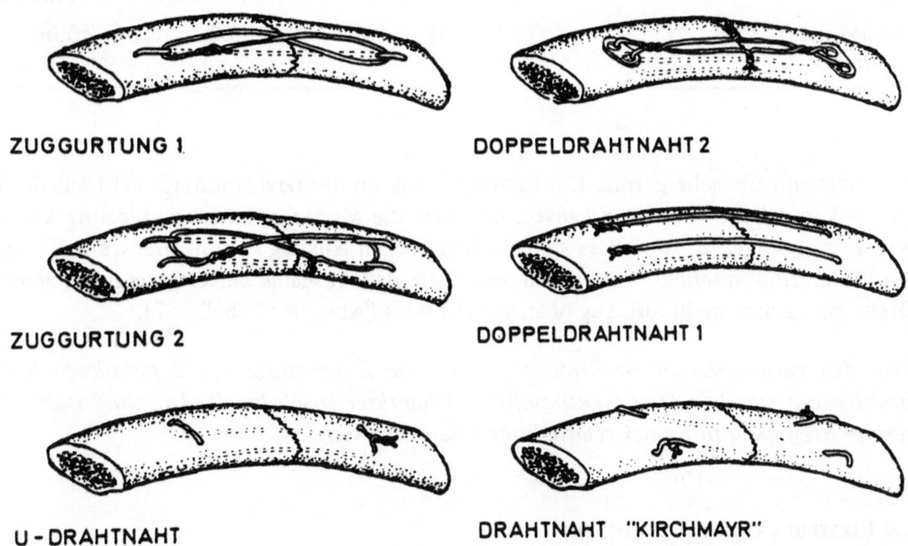

Abb. 65. Untersuchte Drahtmontagen: Einfache Zuggurtung an der Konvexität, doppelte Zuggurtung, U-Knochennaht, doppelte Drahtnaht mit Kleinfragmentplatten als Unterlegscheiben, Draht 4mal verquirlt, parallele Doppeldrahtnaht und Drahtnaht in Anlehnung an die Sehnennaht nach Kirchmayr, heute als Kessler-Naht oder Kleinert-Technik bekannt

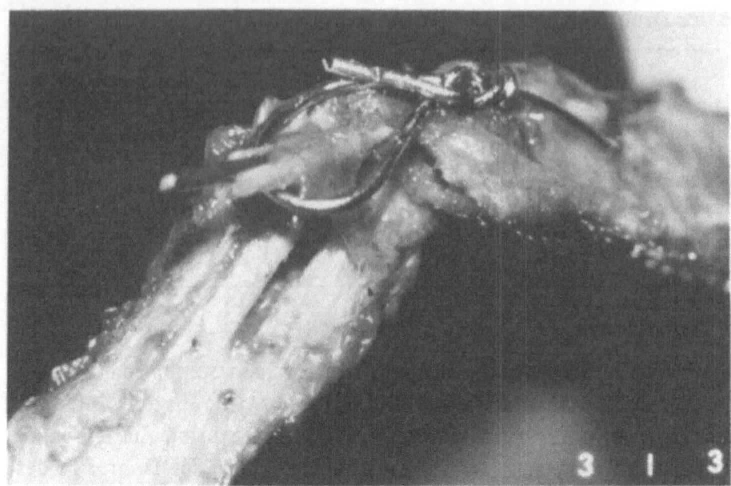

Abb. 66. Versagen einer Zuggurtungsosteosynthese mit einfachem Kirschner-Draht durch Ausreißen des Bohrdrahtes

Abb. 27. (n = 6)

Draht	Rippen	Montagen	Implantat	I/R Dimension	M/I Verankerung	M/R
Bruchlast (N)	141,5	14,5	(9,2–76) 16,9	0,12	0,90	0,11 Tragfähigkeit
Federkonst. (N/mm)	33,0	1,9	(0,1–3,9) 0,30	0,01	6,2	0,06 Steifigkeit

allerdings mit 6% sehr gering. Ein Charakteristikum der Drahtmontage geht aus der Rubrik „Verankerung" hervor: im Biegeversuch setzt die Montage der Durchbiegung kaum einen Widerstand entgegen, so daß es zum flachen kurzen Anstieg kommt. Bei weiterer Belastung wird aber eine ansehliche Bruchlast von 90% des Ausgangswertes getragen, nachdem der Draht inzwischen mehr auf Zug beansprucht wird (Abb. 66; Tabelle 27).

Von den verschiedenen Drahtmontagen ist die Zuggurtung mit 2 parallelen Kirschner-Drähten die stabilste Osteosyntheseform. Charakteristisch für die Drahtmontagen ist eine geringe Steifigkeit mit einer relativ hohen Belastbarkeit.

6.4 Fixateur externe – Montagen

In der allgemeinen Osteosynthese hat der Fixateur externe einen festen Platz eingenommen. Die Möglichkeit einer percutanen Fixation erschien Anlaß genug, entsprechende Möglichkeiten für die Rippe zu untersuchen. Der Aufbau ist allerdings sehr zeitraubend. Zur

Tabelle 28. (n = 3)

Fix. ext.	Rippen	Montagen	Implantat	I/R Dimension	M/I Verankerung	M/R
Bruchlast (N)	114,2	40,4	181	1,59	0,54	0,35 Tragfähigkeit
Federkonst. (N/mm)	34,4	5,4	1,39	0,04	0,86	0,15 Steifigkeit

Doppelkonstruktion wurden 20 min benötigt. Die kleinen Schanzschen Schrauben stellen den Schwachpunkt der Montage dar. Sie haben eine sehr geringe Gewindetiefe und finden damit in der Rippe sehr wenig Halt, dazu kommt eine geringe Steifigkeit des Grundmaterials. Trotzdem wurden 35% der Ausgangsbruchlast und 15% der Federkonstante erreicht. Damit könnte eine Fixateur externe-Verbindung für Ausnahmeindikationen immer noch in Betracht gezogen werden (Tabelle 28; Abb. 67).

Mit dem Minifixateur der Gebrüder Jaquet ist eine technisch aufwendige und zeitraubende Osteosynthese durchführbar, welche biomechanisch gerade noch, klinisch aber kaum mehr zu vertreten ist.

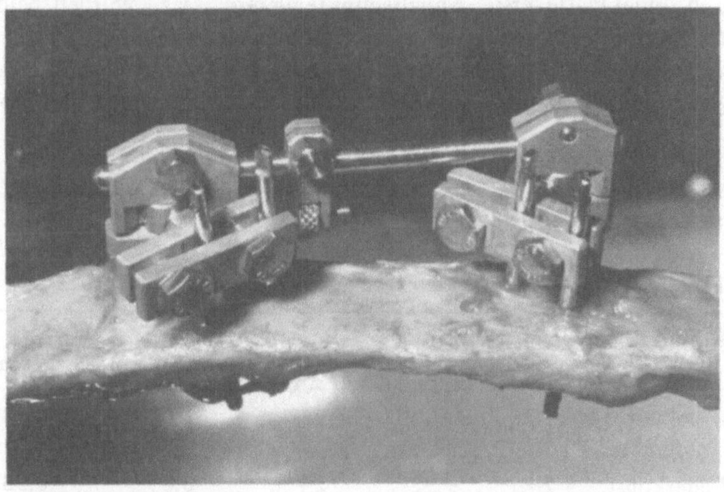

Abb. 67. Montage eines Fixateur externe mit Klemmbacken

6.5 Kleinfragmentspongiosaschrauben

Kirschner-Drähte sind an der Rippe leicht intramedullär einzubringen, haben aber den Nachteil einer axialen Verschieblichkeit. Zwei gekreuzte Kleinfragmentspongiosaschrauben, deren Einschneiden in die äußere Corticalis mit Unterlegscheiben erschwert wurde, konnten an einer Rippe mit durchschnittlichen Eigenschaften untersucht werden. Obwohl die 2

Tabelle 29. (n = 1)

Schrauben	Rippen	Montagen	Implantat	I/R Dimension	M/I Verankerung	M/R
Bruchlast (N)	161	26	131	0,81	0,20	0,16 Tragfähigkeit
Federkonst. (N/mm)	42,4	3,6	14,8	0,35	0,24	0,08 Steifigkeit

Schrauben allein 81% der Bruchlast und 35% der Federkonstante tragen könnten, liegen die Werte der Montage weit unter diesen Werten. Es wird nur 16% der Tragfähigkeit und 8% der Steifigkeit der Ausgangsrippe erzielt (Tabelle 29).

Die direkte Verschraubung mit Kleinfragmentspongiosaschrauben erzeugt keine ausreichende Stabilität.

6.6 Kombination Judet- und Rekonstruktionsplatte

Über den weiteren Entwicklungsgang sollte ein Zwitter aus der Rekonstruktionsplatte und Judet-Platte erste Anhaltspunkte liefern. Dazu wurden beide Implantate mit einer Hartlötung verbunden. Die neue Kombination erreichte gegenüber der Judet-Platte eine 29%ige Verbesserung der Bruchlast und eine 16%ige Verbesserung der Steifigkeit, wenngleich nun die Verankerung wieder den schwächsten Punkt der Montage darstellte (Tabelle 30; Abb. 68).

Die Judet-Platte könnte durch eine Versteifung des Mittelteils verbessert werden.

Tabelle 30. (n = 2)

Komb.	Rippen	Montagen	Implantat	I/R Dimension	M/I Verankerung	M/R
Bruchlast (N)	120,6	60,4	125	1,04	0,48	0,50 Tragfähigkeit
Federkonst. (N/mm)	28,1	9,92	24	0,85	0,33	0,28 Steifigkeit

6.7 Prototypen Hug und Mecron 1

6.7.1 Hug-Prototyp

Bei der Materialprüfung konnte die gleichmäßige Durchbiegung der sich im Querschnitt nach außen verjüngenden Platte nachgewiesen werden. Im Versuch zeigte sich die frühe Belastungsgrenze durch eine Tragfähigkeit von 42%. Nicht proportional war die Steifigkeit, welche am Anfang des Versuchs nahe an dem Wert der Rippe lag, aber infolge der Durchbiegung des Implantats verlorenging (Tabelle 31; Abb. 54 u. 69).

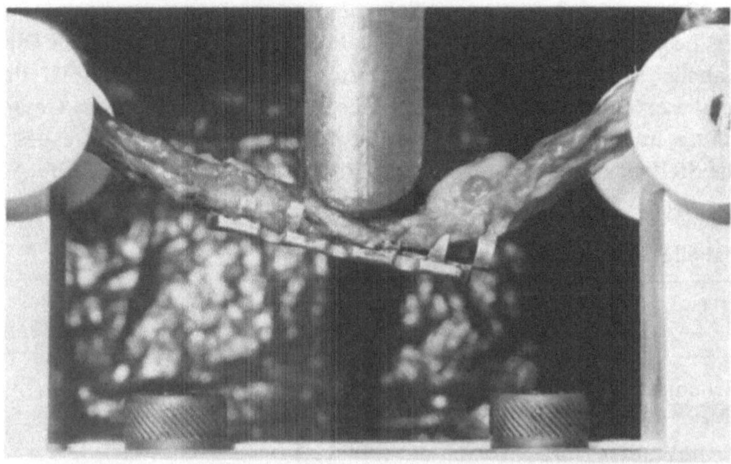

Abb. 68. Kombinationsplatte. Versagen durch Ausreißen der Krallen. Beim Abbau der Montage war die Krallenverankerung auf einer Seite so fest, daß eher die Rippe längs gerissen ist, als daß die Klammern aufgegangen wären

Tabelle 31. (n = 3)

HUG	Rippen	Montagen	Implantat	I/R Dimension	M/I Verankerung	M/R
Bruchlast (N)	212,4	90,7	66	0,30	1,06	0,42 Tragfähigkeit
Federkonst. (N/mm)	44,9	21,8	4,9	0,12	4,79	0,54 Steifigkeit

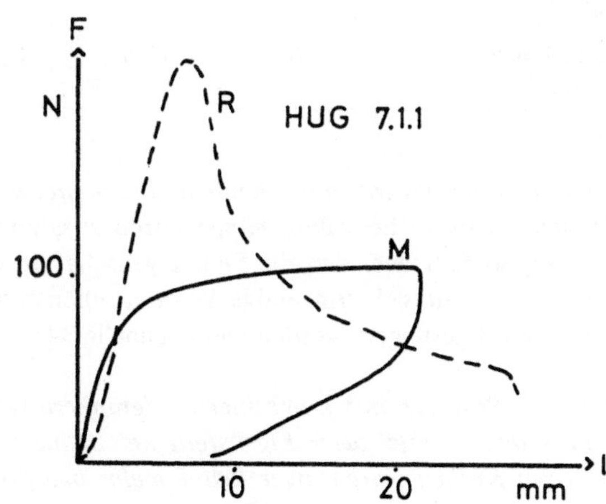

Abb. 69. HUG-Prototyp. Kraftweg-diagramm. *R* = Rippe; *M* = Montage

Gleichmäßige Durchbiegung des Implantats mit entsprechender Lastverteilung, noch zu geringe Materialstärke.

6.7.2 Mecron 1 Prototyp mit Schrauben
In dieser Versuchsreihe wurde das Implantat in verschiedenen Dicken geprüft. Die in der Tabelle angegebenen Implantatwerte stellen einen Mittelwert dar. Das Rippenmaterial in dieser Gruppe lag geringfügig über dem Durchschnitt des Gesamtkollektivs. Federkonstante und Bruchlast der Montage erreichten gut die Hälfte des Ausgangswertes, wobei die Steifigkeit der Montage die des Implantats weit übertraf (Abb. 55; Tabelle 32).

Tabelle 32. (n = 3)

M 1 S	Rippen	Montagen	Implantat	I/R Dimension	M/I Verankerung	M/R
Bruchlast (N)	188,4	100,1	148,3	0,84	0,69	0,54 Tragfähigkeit
Federkonst. (N/mm)	42,3	23,4	12,8	0,38	2,13	0,59 Steifigkeit

6.7.3 Mecron 1 Prototyp mit Krallenfixation
Das Anbiegen der 1 mm starken Krallen erfordert an der isolierten Rippe bereits erhebliche Kräfte. Krallen dieser Stärke können für den klinischen Einsatz als nicht mehr praktikabel gelten. Eine Tragfähigkeit von 72% und Steifigkeit von 53% zeigen aber, daß mit der Krallenfixation allein durchaus befriedigende Montagen möglich sind (Tabelle 33).

Tabelle 33. (n = 1)

M 1 K	Rippen	Montagen	Implantat	I/R Dimension	M/I Verankerung	M/R
Bruchlast (N)	151	108	204	1,35	0,53	0,72 Tragfähigkeit
Federkonst. (N/mm)	30,1	16	17,4	0,58	0,92	0,53 Steifigkeit

6.7.4 Mecron 1 Prototyp mit Krallen- und Schraubenfixation
Versucht man an derselben Rippe durch zusätzliche Schrauben eine höhere Stabilität zu erzielen, so fällt auf, daß die Federeigenschaften dadurch nicht betroffen sind. Die Tragfähigkeit erhöht sich um einige Prozent, ebenso wie die Stärke der Verankerung, welche noch um 6% gesteigert werden kann (Tabelle 34).

Der erste Prototyp mit kombinierter Verankerungsmöglichkeit erwies sich als zu kurz und konnte damit trotz guter Eigensteifigkeit keine vollständige Stabilisierung bewirken. Die kräftigen Krallen waren zwar kaum mehr anzuformen, erreichten aber nahezu dieselben

Tabelle 34. (n = 1)

M1 K + S	Rippen	Montagen	Implantat	I/R Dimension	M/I Verankerung	M/R
Bruchlast (N)	151	121	204	1,35	0,59	0,80 Tragfähigkeit
Federkonst. (N/mm)	30,1	16	17,4	0,58	0,92	0,53 Steifigkeit

Werte, wie die geschraubte Verbindung. Die kombinierte Krallen- und Schraubenfixation brachte keine erkennbaren zusätzlichen Vorteile.

6.8 Resorbierbare Platten

6.8.1 Resorbierbare Platten

An den 5 mm starken resorbierbaren Platten aus Polyglactin 910 können die Schraubenlöcher frei gewählt und während der Montage gebohrt werden. Um nicht noch eine weitere Unbekannte mit ins Spiel zu bringen und allein die Platteneigenschaften zu prüfen, verwandten wir zur Fixation unverändert 3,5 mm-Kleinfragmentcorticalisschrauben der AO. Sowohl im Biegeversuch, als auch im Dauerschwingversuch, zeigte diese Platte hervorragende Eigenschaften. Sie entsprach in der Dimensionierung weitgehend der Rippe. Bei der Montage wurde eine höhere Bruchlast als die des Implantats allein gemessen. Ebenso lag die Federkonstante der Montage deutlich über der des Implantats. Eine Tragfähigkeit von 96% und Steifigkeit von 138% stellten nahezu ideale Ergebnisse dar. Der Dauerschwingversuch konnte trotz ständiger Befeuchtung keine Nachteile des Materials aufdecken. Dieses Beispiel macht deutlich, daß gute in-vitro Ergebnisse keinesfalls auf in-vivo-Bedingungen übertragbar sind. Eigene Tierversuche mit einem intramedullären Kraftträger aus demselben Material am Schwanzwirbel des Hundes verliefen enttäuschend. Der frühe Stabilitätsverlust, welcher unabhängig vom Volumen des resorbierbaren Materials in den gleichen Proportionen wie beim Nahtmaterial Vicryl abläuft und die Wärmeempfindlichkeit bereits bei Körpertemperatur mit wesentlichen Veränderungen der Biegeeigenschaften, lassen eine Weiterverfolgung der Idee zum augenblicklichen Zeitpunkt nicht zu. Der rasche Stabilitätsverlust konnte beim neuen resorbierbaren Nahtmaterial PDS (Polydioxanon Suture) bereits entscheidend vermindert werden. Nach einigen weiteren Entwicklungsschritten kann vielleicht noch ein Polymerisat gefunden werden, bei dem die genannten Schwächen beseitigt sind (Tabelle 35; Abb. 53).

Tabelle 35. (n = 3)

RES P	Rippen	Montagen	Implantat	I/R Dimension	M/I Verankerung	M/R
Bruchlast (N)	205,5	192,8	164,6	0,86	1,19	0,96 Tragfähigkeit
Federkonst. (N/mm)	41,1	31,9	13,5	0,35	2,36	1,38 Steifigkeit

6.8.2 Intramedulläre resorbierbare Platte

Einen Polyglactin-910-Stab als intramedullären Kraftträger untersuchten wir an einer Rippe aus der mittleren Gruppe. Eine Tragfähigkeit von 31% und Steifigkeit von 17% im Verhältnis zur Rippe ordnet die Montage in der Nähe der Drittel- und Viertelrohrplatten ein (Tabelle 36; Abb. 70).

Mit synthetischem resorbierbaren Polyglactin lassen sich in vitro mit 5 mm starken Platten isoelastische Verhältnisse erzielen. Die Thermolabilität, Viscosität und der rasche Festigkeitsverlust in vivo lassen eine klinische Anwendung in dieser Form nicht zu.

Tabelle 36. (n = 1)

RES IM P	Rippen	Montagen	Implantat	I/R Dimension	M/I Verankerung	M/R
Bruchlast (N)	146	45	42	0,29	1,07	0,31 Tragfähigkeit
Federkonst. (N/mm)	34,5	4,7	3,7	0,11	1,27	0,14 Steifigkeit

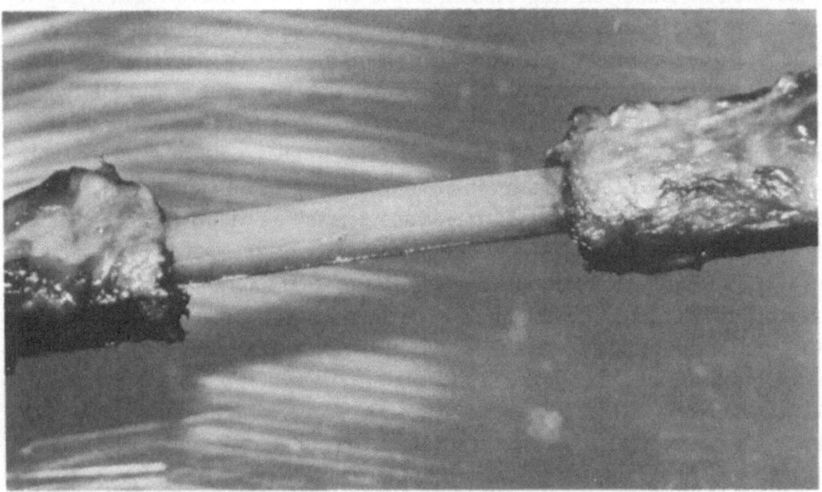

Abb. 70. Intramedulläre resorbierbare Platte vor der Reposition. Anschließend Sicherung der Montage durch 4 Kleinfragmentschrauben mit Unterlegscheiben

6.9 Prototypen Mecron 2

6.9.1 Mecron 2 Prototyp mit Schrauben

Für diese 5 Montagen standen kräftige Rippen mit der hohen Bruchlast von 301 N und einer Federkonstante von 70,9 N/mm zur Verfügung. Die absoluten Werte der Montagen

Tabelle 37. (n = 5)

M 2 S	Rippen	Montagen	Implantat	I/R Dimension	M/I Verankerung	M/R
Bruchlast (N)	301	185,0	120	0,52	1,43	0,59 Tragfähigkeit
Federkonst. (N/mm)	70,9	31,7	13,1	0,23	2,65	0,47 Steifigkeit

liegen mit 185 N Bruchlast ziemlich hoch, in Relation zur Rippe war dies 59%. Die Quotienten Montage zu Implantat, welche Rückschlüsse auf die Verankerung erlauben, lagen bei der Bruchlast um 43% und bei der Federkonstante zum 165% über den Werten des Implantats, was wiederum für eine gleichmäßige Lastverteilung über die Verankerungspunkte spricht (Tabelle 37).

6.9.2 Mecron 2 Prototyp mit Krallenfixation

Mit alleiniger Krallenfixation erreichte das Implantat an einer Gruppe von Rippen, welche geringfügig schwächer als die der vorhergehenden Serie waren, ein 17% schwächere Tragfähigkeit und 21% geringere Steifigkeit. Die Quotienten der Verankerung fielen bezüglich Bruchlast auf die Hälfte und bezüglich der Federkonstante auf 1/3 ab (Abb. 71).

Im Dauerschwingversuch konnte keine Lockerung der Krallenverankerung festgestellt werden. Das Kraftverlängerungsdiagramm (Abb. 72) wurde nach dem Dauerschwingversuch aufgezeichnet (Tabelle 38).

6.9.3 Mecron 2 Prototyp, kombinierte Krallen- und Schraubenfixation

Durch die zusätzliche Krallenfixation einer geschraubten Platte dieses Typs wird keine Erhöhung der Tragfähigkeit oder Steifigkeit erreicht, wenn die Platte bereits mit 6 fest sitzenden Kleinfragmentcorticalisschrauben fixiert ist (Tabelle 39).

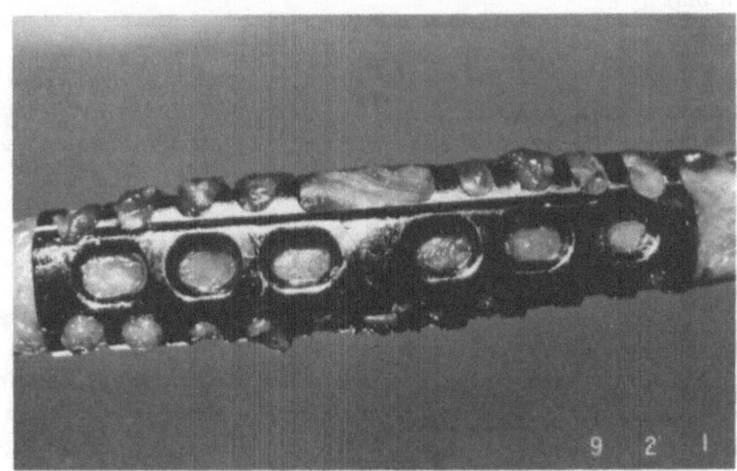

Abb. 71. Mecron 2 Platte mit Klammerfixation

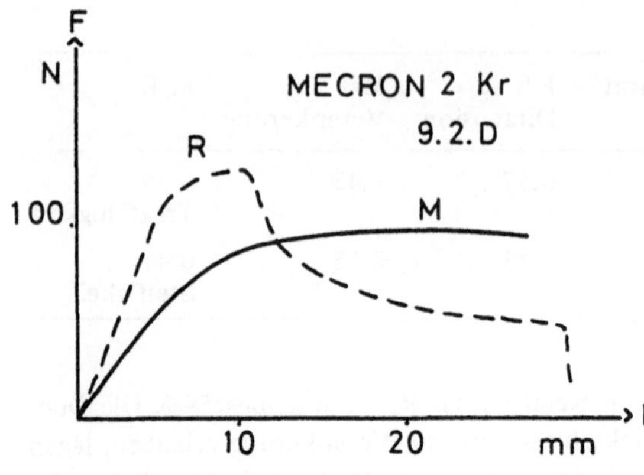

Abb. 72. Kraftwegdiagramm bei Klammerfixation nach Dauerschwingversuch

Tabelle 38. (n = 4)

M 2 K	Rippen	Montagen	Implantat	I/R Dimension	M/I Verankerung	M/R
Bruchlast (N)	219,3	86,8	120	0,59	0,74	0,42 Tragfähigkeit
Federkonst. (N/mm)	47,9	10,5	13,1	0,35	0,81	0,26 Steifigkeit

Tabelle 39. (n = 3)

M 2 K + S	Rippen	Montagen	Implantat	I/R Dimension	M/I Verankerung	M/R
Bruchlast (N)	246,8	137,9	120	0,57	1,19	0,59 Tragfähigkeit
Federkonst. (N/mm)	58,02	25,2	13,1	0,30	1,99	0,50 Steifigkeit

Beim Mecron 2 Prototyp war die Materialstärke neben den Schraubenlöchern zu gering, so daß keine ausreichende Stabilität erzielt werden konnte. Mit den dünnen Krallen war auch keine ausreichende Verankerung möglich. Mit der kombinierten Befestigung wurden wieder die Werte der Schraubenverbindung erreicht.

6.10 Prototypen Mecron 3 und 4

6.10.1 Mecron 3 Prototyp zur ausschließlichen Schraubenverankerung

Bei einem Großteil der lateralen Rippenfrakturen wird man mit reinen Schraubenverbindungen eine sichere Fixation erreichen. Deshalb wurde der Kombinationsplatte ein vereinfachtes krallenloses Modell zur Seite gestellt. Die ermittelten Werte für die Bruchlast und Federkonstante der Montage liegen dicht bei den Ausgangswerten der Rippe, so

Tabelle 40. (n = 3)

M 3	Rippen	Montagen	Implantat	I/R Dimension	M/I Verankerung	M/R
Bruchlast (N)	215,6	203,8	141,85	0,67	1,43	0,94 Tragfähigkeit
Federkonst. (N/mm)	46,2	38,0	18,0	0,40	2,13	0,81 Steifigkeit

daß die Tragfähigkeit 94% und die Steifigkeit 81% betrug, obwohl das Implantat allein nur 67% an Bruchlast und 40% der Federkonstante zeigte (Abb. 56; Tabelle 40).

6.10.2 Mecron 4 Prototyp mit Schraubenfixation

Ähnliche Eigenschaften wie die vorhergegangene Platte besitzt der Typ 4, mit welchem auch eine Verankerung am Knorpel möglich sein sollte. Auch hier wurden bei der Montage weitgehend die Ausgangswerte der Rippe erreicht. Die Tragfähigkeit von 96% und Steifigkeit von 45% entsprechen den Zielen dieser Versuchsreihe. Dem Dauerschwingversuch hielt diese Montage ohne Einschränkung stand (Tabelle 41; Abb. 56 u. 73).

Tabelle 41. (n = 4)

M 4 S	Rippen	Montagen	Implantat	I/R Dimension	M/I Verankerung	M/R
Bruchlast (N)	242,1	232,7	208	0,89	1,14	0,96 Tragfähigkeit
Federkonstr. (N/mm)	57,6	24,0	32,9	0,59	0,74	0,45 Steifigkeit

6.10.3 Mecron 4 mit Krallenfixation

Die gute Formbarkeit der Krallen geht erwartungsgemäß zu Lasten der Tragfähigkeit, welche sich gegenüber der geschraubten Montage um 22% verringert. Auf die Steifigkeit hat die ausschließliche Krallenfixation den wiederum geringeren Einfluß. Die entsprechenden Werte der Verankerung erreichen gerade die Hälfte der Schraubverbindungen. Die Krallenverankerung ist jedoch an Rippen geringerer Bruchlast durchaus in der Lage, 93% der Bruchlast und 66% der Federkonstante zu erhalten. Die Nachteile der Krallenfixation kommen also erst bei kräftigen Rippen zum Tragen, bei welchen ohnehin die Schraubenfixation besser ist (Tabelle 42).

6.10.4 Mecron 4 mit Krallen- und Schraubenfixation

An den relativ kräftigen Rippen dieser Gruppe bringt die zusätzliche Krallenfixation keine Vorteile, wenn das Gewinde tragfähig ist. Die Steifigkeit erhöht sich geringfügig, ebenso wie der Quotient aus Montage zu Implantat für Bruchlast und Federkonstante (Abb. 74; Tabelle 43 u. 44).

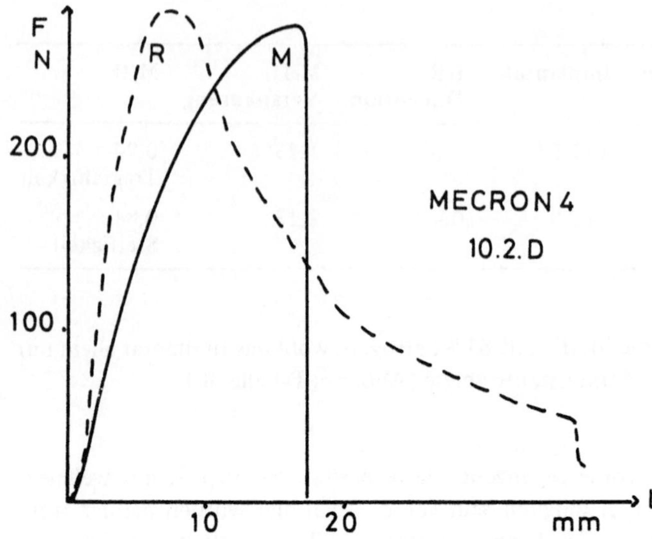

Abb. 73. Kraftverformungsdiagramm der Mecron 4 Montage mit Schrauben

Tabelle 42. (n = 3)

M 4 K	Rippen	Montagen	Implantat	I/R Dimension	M/I Verankerung	M/R
Bruchlast (N)	145,6	98,4	208	1,48	0,50	0,74 Tragfähigkeit
Federkonst. (N/mm)	26,9	11,5	32,9	1,27	0,35	0,47 Steifigkeit

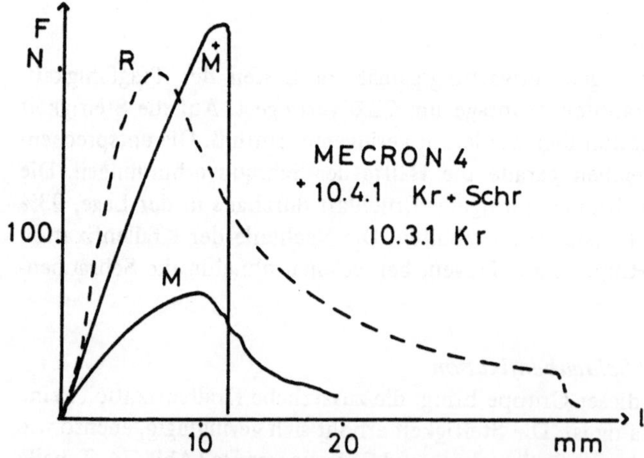

Abb. 74. Kraftwegdiagramm zweier Montagen mit Mecron 4 Platten. Ausschließliche Krallenfixation im Vergleich zu Krallen- und Schraubenfixation

Tabelle 43. (n = 3)

M 4 K + S	Rippen	Montagen	Implantat	I/R Dimension	M/I Verankerung	M/R
Bruchlast (N)	229,2	210,8	208	0,84	1,02	0,86 Tragfähigkeit
Federkonst. (N/mm)	50,4	34,2	32,9	0,59	1,04	0,62 Steifigkeit

Mit dem Prototyp M 4 werden bei Schraubenverbindungen nahezu die Ausgangswerte von Steifigkeit und Tragfähigkeit der Rippen wiederhergestellt. Die alleinige Krallenfixation ermöglicht eine noch stabile Osteosynthese, liegt aber deutlich unter der Schraubenfixation und ist somit nur bei entsprechender Lokalisation oder bei sehr schwachen Rippen zu empfehlen. Die kombinierte Verankerung bringt keine Vorteile. Der Typ 3 entspricht der reinen Schraubenmontage von Typ 4.

Tabelle 44. Vergleich der Neukonstruktionen (arithmetisches Mittel)

	Schrauben		Krallen		Schrauben + Krallen	
	Steifigkeit	Tragfähigkeit	Steifigkeit	Tragfähigkeit	Steifigkeit	Tragfähigkeit
Kombinationplatte	(0,54)[a]	(0,77)[a]	0,29	0,53	(0,11)[a]	(0,21)[b]
Prototyp H	0,55	0,43	–	–	–	–
Prototyp M 1	0,60	0,55	0,53	0,72	0,53	0,80
Prototyp M 2	0,42	0,60	0,26	0,43	0,49	0,59
Prototyp M 3	0,83	0,95	–	–	–	–
Prototyp M 4	0,44	0,96	0,47	0,73	0,64	0,95
Polyglactin	1,39	0,96	–	–	–	–

[a] Rekonstruktionsplatte allein
[b] Judet-Platte allein

7 Gruppenvergleich

Die neu entwickelten Krallen-Schraubenplatten wurden jeweils in ausschließlicher Krallen- oder Schraubenfixation sowie in kombinierter Montage geprüft. Zur statistischen Auswertung mit der Varianzanalyse wurden aus 36 Montagen folgende Gruppen gebildet:

1. Ausschließliche Klammerfixation, n = 8,
2. reine Schraubmontage, n = 12,
3. Krallenschraubenkombination, n = 7,
4. reine Schraubverbindung mit Mecron 3 Platte zum Vergleich mit Gruppe 2, n = 3,
5. die vom Implantat her schwächeren Krallenmontagen nach Judet und Labitzke zum Vergleich mit Gruppe 1, n = 6.

Die Mittelwerte von Bruchlast und Federkonstante der in diesen Gruppen verwandten Rippen weisen keine signifikanten Unterschiede auf, Bruchlast und Federkonstante der Implantate ebenfalls. Die einzige Ausnahme wird von der Gruppe 5 gebildet, welche sich in diesen Werten von den übrigen signifikant abgrenzt. Für die ganze Varianzanalyse gilt $F = 2{,}68$ und $p < 0{,}05$.

Die Bruchlast der Montagen weist zwischen Gruppe 1 und 2 einen signifikanten Unterschied auf, weil die Klammerfixation niedrigere Werte ergibt. Kein Unterschied besteht zwischen der 2. und 4. Gruppe. Zur Gruppe 5 grenzen sich alle anderen Gruppen signifikant ab.

Der Quotient aus Bruchlast des Implantats zur Bruchlast der Rippe, in den vorhergegangenen Tabellen als Dimensionierung des Implantats bezeichnet, weist signifikante Unterschiede aller einzelnen Gruppen im Vergleich zur Gruppe 5 auf, jedoch keine Unterschiede der übrigen Gruppen untereinander. Der Quotient aus Bruchlast Montage zu Implantat, welcher eine gewisse Aussage über die Verankerung erlaubt, zeigt signifikante Unterschiede zwischen Gruppe 1 und 5 zugunsten der verstärkten Klammern bei den Neuentwicklungen.

Die Tragfähigkeit, der Quotient aus Bruchlast der Montage durch Bruchlast der Rippe weist unter den Gruppen 1 bis 4 keine, aber zur Gruppe 5 durchgehend signifikante Unterschiede auf.

Die Federkonstante der Implantate ist zwischen den Gruppen 1–4 ohne signifikanten Unterschied, sämtliche Einzelgruppen grenzen sich gegen die Gruppe 5 wieder signifikant ab. Der Quotient aus Federkonstante der Montage zur Federkonstante des Implantats gibt Auskunft über die Beeinflussung der Federeigenschaften durch die Verankerung. Hier sind keine Unterschiede zwischen den Gruppen 2 und 3, 2 und 4 und 3 und 4 festzustellen. Beim Verhältnis der Federkonstante des Implantats zur Federkonstante der Rippe können wieder signifikante Unterschiede aller Einzelgruppen zur Gruppe 5 beobachtet werden. Die Qualität der Verankerung der Gruppe 1 und Gruppe 5, gemessen am Quotient der Federkonstante–Montage zur Federkonstante–Implantat, weist einen signifikanten Unterschied zugunsten der Neukonstruktion auf. Bei der Feststellung der Steifigkeit nach dem Faktor Federkonstante–Montage zur Federkonstante–Rippe lassen sich wiederum sämtliche einzelnen Gruppen gegen die Gruppe 5 abgrenzen, weisen untereinander keine signifikanten Unterschiede auf.

Aus dieser Varianzanalyse läßt sich ableiten, daß

1. die reine Schraubmontage der Mecron 4 Platte und Mecron 3 Platte als gleichwertig anzusehen ist.
2. Die ausschließliche Klammerfixation der Mecron 4 Platte ist in allen Qualitäten bisherigen Klammerplatten überlegen.
3. Die Kombination von Krallen- und Schraubverbindungen ergibt keine zusätzlichen Vorteile.

Postoperativ wurde der Hund im Tierstall des Physiologischen Institutes gepflegt. In der frühen postoperativen Phase war er unauffällig, stand auf und ging im Zwinger umher. Außer einer kurzfristigen Fistelung am linken caudalen Wundpol um den 10. postoperativen Tag heilten die Wunden primär. Um den 30. Tag wurden Durchfälle beobachtet. Der weitere Verlauf war unauffällig. Die mit dem Trinkwasser verabreichten Farbstoffe wurden akzeptiert. Am 64. postoperativen Tag wurde das Tier mit einer i.v.-Barbituratinjektion abgetötet. Beide Thoraxseiten wurden anschließend präpariert. In der Pleurahöhle befand sich kein Erguß. Die Lunge war äußerlich unauffällig bis auf eine 5-Markstück-große Verschwielung an der rechten Zwerchfellkuppel. Insbesondere die Pleura parietalis war frei von Adhäsionen. Der knöcherne Thorax war federnd und stabil, wobei palpatorisch zwischen plattentragenden und unversehrten Rippen kein Unterschied festgestellt werden konnte. Besonders auf der linken Seite war eine ausgeprägte Bildung von Narbengewebe zu beobachten, welche möglicherweise mit der Fistelung in Zusammenhang stand (Abb. 75). An der 7. Rippe, welche ohne Osteosynthese belassen war, beobachtete man eine ausgeprägte kugelige Vorwölbung mit abnormer Beweglichkeit (Abb. 76). Die Platten auf der linken Seite waren mit einer dünnen, neugebildeten spongiösen Knochenschicht bedeckt. Die Auftreibung der Rippe erschien flach und gleichmäßig und war von der Pleuraseite aus nicht zu erkennen. An der rechten Thoraxwand fand man die Mecron 4 Platten ebenfalls unter einem derben Narbenmantel. Am ventralen Plattenende der 6. Rippe war eine

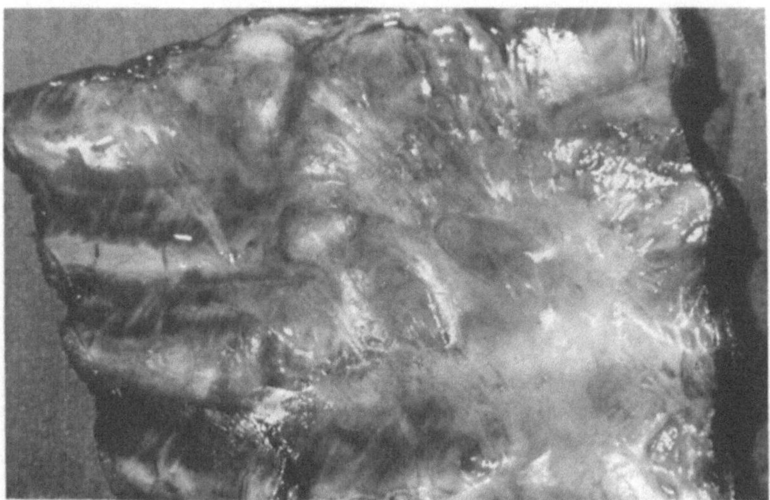

Abb. 75. Linke Thoraxwand von außen. Die Schraubenplatten sind durch ein derbes Narbengewebe eingehüllt und nicht mehr sichtbar

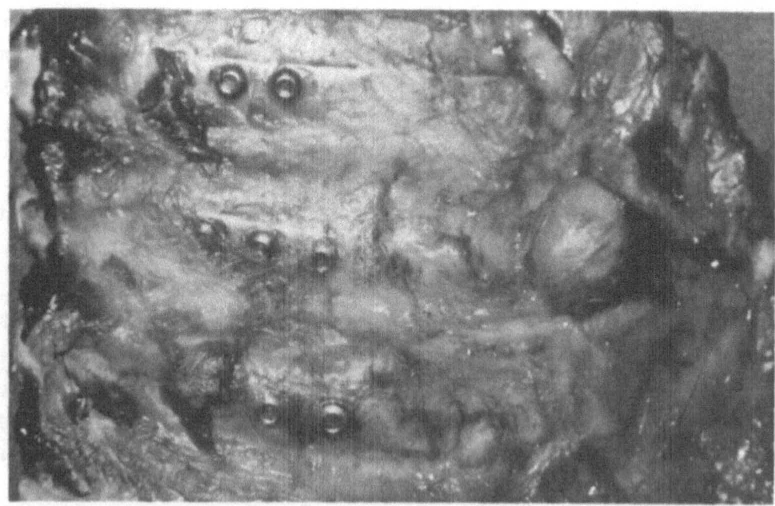

Abb. 76. Rechte Thoraxwand von außen. Rechts schimmert die schraubenlose Hälfte der Platte durch. In der Mitte kugeliges Narbengewebe, histologisch untersucht

narbige Vorwölbung entstanden. Auf der Innenseite (Abb. 77) waren die Schraubenenden, welche die Pleura überragten, teilweise mit Narbengewebe bedeckt und teilweise frei. Die umgebogenen Krallen konnten von innen kaum mehr erkannt werden. Nach Präparation der betroffenen Rippenstücke wurden die Platten entfernt. Dabei konnte festgestellt werden, daß keine einzige Schraubenlockerung aufgetreten war.

Ohne weitere Maßnahmen, wie Thoraxsaugdrainage oder Nachbeatmung, wurden die beidseitigen Rippenserienosteotomien gut vertragen. Das Tier legte sich wie gewohnt auf

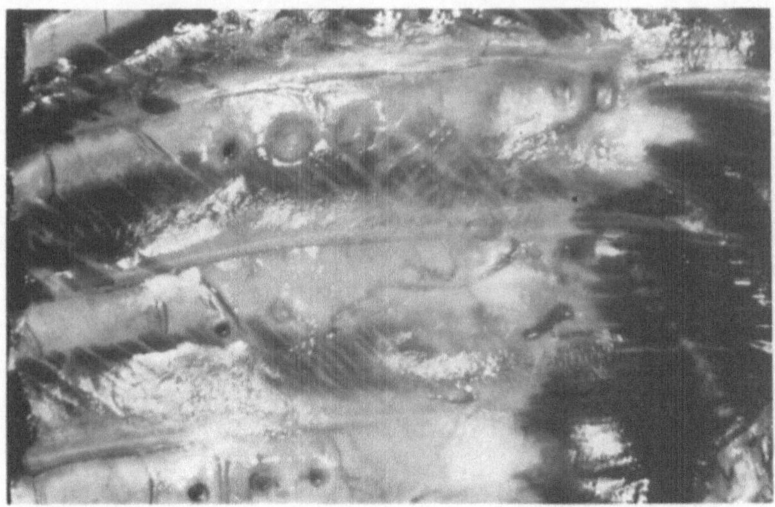

Abb. 77. Rechte Thoraxwand von innen. Die oberste Krallenreihe ist gerade erkennbar, die beiden unteren sind vollständig bedeckt

beide Seiten. Eine vermehrte gleichmäßige Knochenneubildung in der Gegend der Osteosynthese wird beim Hund in der Regel auch an anderen Knochen beobachtet. Daß dies kein Zeichen von Instabilität ist, läßt sich an den festsitzenden Schrauben und den histologisch exakt abgeformten Schraubenkonturen ohne Nekrosezonen, auch an den randständigen Schrauben, nachweisen. Die zwischen den Osteosynthesen liegende unversorgte Osteotomie der 7. Rippe heilte unter dem Bild einer Pseudarthrose aus, was beweist, daß auch bei Stabilisierung der Nachbarrippe die mechanische Ruhe nicht ausreicht, um eine regelrechte Frakturheilung ablaufen zu lassen (Abb. 79–80). Die in Abschnitt 3.10 aufgeworfenen Fragen sind folgendermaßen zu beantworten:

1. Die im biomechanischen Teil gewonnenen Ergebnisse sind auf den Tierversuch übertragbar. Alle 6 versorgten Rippen entsprachen den Erwartungen, nämlich, daß die neuentwickelten Platten weder zu einer Behinderung der Elastizität, noch zu einer Störung der Knochenheilung führen. Ganz im Gegenteil konnte beobachtet werden, daß unversorgte Rippen noch nicht knöchern überbrückt waren. Sie zeigten vielmehr eine verzögerte hypertrophe Knochenheilung mit persistierendem Bruchspalt.
2. Die Krallenfixation am Knorpel hinterläßt nicht einmal histologisch erkennbare Schäden. Auch hier saß bei Versuchsende die Kralle bündig dem Knorpel an. Im gesamten Knor-

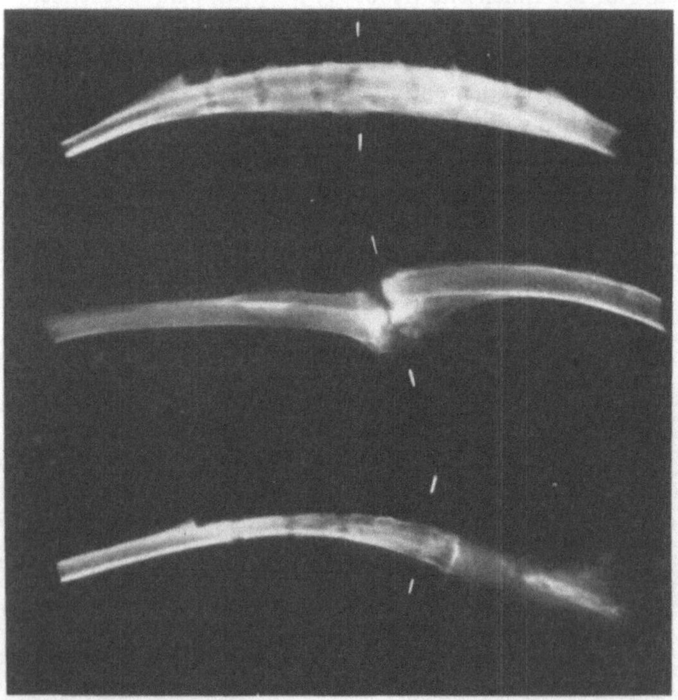

Abb. 78. 3 typische Präparate aus dem Tierversuch. *Von oben nach unten:* Nach Schraubenfixation spindelförmiger Callus, vollständiger Durchbau. Rippe aus der linken Thoraxseite. *Mitte:* Pseudarthrose der unversorgten 7. Rippe links. *Unten:* Verheilte Osteotomie an der Knorpel-Knochengrenze aus der rechten Thoraxseite nach asymmetrischer Fixation

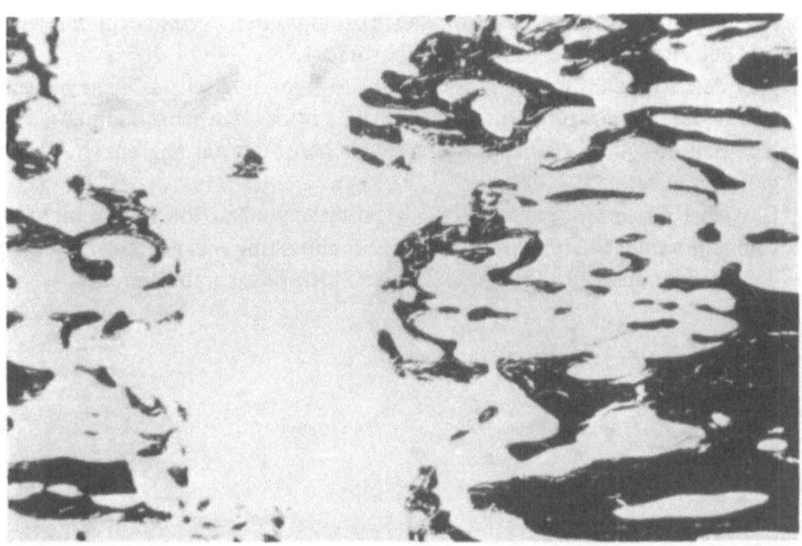

Abb. 79. Schraubenloch nach Entfernung der Kleinfragmentcorticalisschraube aus der oberen Rippe der Abb. 78, von Kossa-Färbung, Vergrößerung 60 x. Man erkennt deutlich das typische schaufelförmige Corticalisgewinde, welches ohne bindegewebigen Zwischensaum bis an die Oberfläche der Schraube heranreicht. Damit kann eine Schraubenlockerung eindeutig ausgeschlossen werden

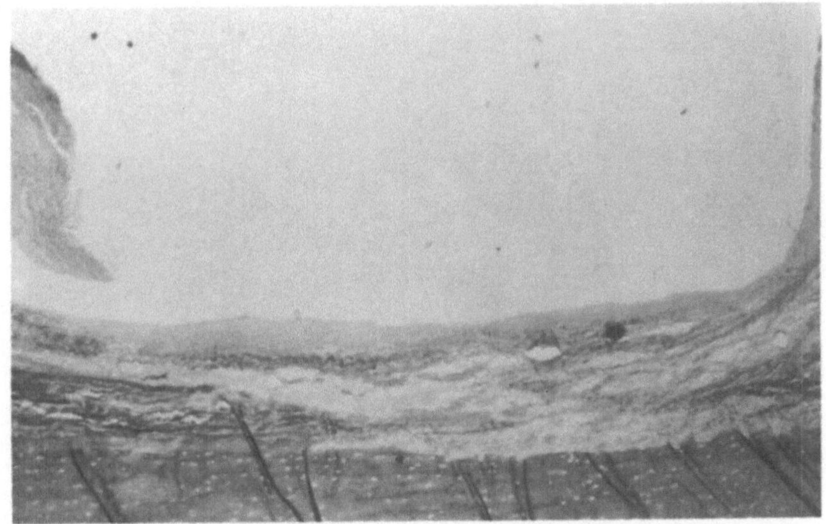

Abb. 80. Längsschnitt durch die Krallenimpression am Knorpel. HE-Färbung, Vergrößerung 120fach. Schmaler Bindegewebssaum, intakter Knorpel. Das histologische Präparat wurde der untersten Rippe der Abb. 78 entnommen

pelquerschnitt konnte ein normaler histologischer Befund erhoben werden. Die Fraktur war bei Versuchsende vollständig überbrückt.

3. Auf den Rippenpräparaten ist sowohl röntgenologisch als auch histologisch die Kontinuität der oberen und unteren Corticalis noch deutlich erkennbar. Fluorescenzoptisch läßt sich der Anbau von dem ursprünglichen Material abgrenzen. Eine vermehrte Spongiosierung trat nicht auf.
4. Da selbst die unter dem Schutz der stabilisierten Nachbarrippen nicht ausgeheilte Osteotomie mit einer Störung der Knochenbruchheilung reagierte, kann angenommen werden, daß es nicht ausreicht, nur jede 2. oder 3. Rippe zu stabilisieren.

9 Klinische Aspekte

9.1 Stadieneinteilung

Bei der Vielfalt der verletzten anatomischen Strukturen, Verschiedenartigkeit von Lokalisation und Schwere der Verletzung erschien es im Interesse einer gezielten Therapie und prognostischen Aussage wertvoll, das Thoraxtrauma in Stadien anzuteilen, um so auch die Grundlage zum Vergleich der Ergebnisse schaffen zu können. Die Einteilung von Lloyd et al [339, 340] ist die einfachste und kann auf die 3 Schweregrade leicht, mittel und schwer zurückgeführt werden. Meist wird sie vereinfacht angegeben (Vecsei [201]):

I. Leicht. Kann atmen und abhusten.
II. Mittel. Kann atmen aber nicht abhusten.
III. Schwer. Kann nicht atmen und nicht abhusten.

Lloyd selbst unterschied 1965:

Mild chest injury. – Some young patients with one or two fractured ribs can breath and cough adequately and have no ventilatory impairment. Other patients are prevented by pain from breathing easily and from coughing. The only treatment they require is adequate relief from pain.

Moderate chest injury. – Patients in this group are those who in spite of pain relief cannot breath or cough adequately. If the patient cannot for any of various reasons – paradoxical movement of a 'floating segment', debility, reflex depression from a head inury-retention of bronchial secretions soon leads to atelectasis and underventilation, with consequent disturbance of pH, PCO_2 or PO_2 of arterial blood. The patient in this group should be treated by trachoetomy, which will provide a route for the aspiration of secretions. It may also slightly reduce anatomical dead space.

Severe chest injuries. – The patients in this group are those, who in spite of pain relieve and tracheotomy still cannot ventilate properly, probably of a major degree of paradoxical movement of a part of the chest wall or of lung contusion. Measurement of pH, PCO_2 and PO_2 of arterial blood will confirm the inadequacy of ventilation. The treatment of these patients is by IPPR through the existing tracheotomy. After a few days the onset of traumatic thoracoplasty may also be an indication for IPPR.

Die Lloyd-Einteilung wurde von Enke [267], Rasarethnam [88], Simmendinger [402], Racenberg [367], Trinkle [99], Vives [422] und anderen übernommen.

Eine weitere Einteilung stammt von Douglas Thompson [411] 1966,

Gruppe I.
Drei oder weniger Rippen gebrochen.
a) nur Rippenbrüche
b) Rippen- und Intercostalgefäße
c) wie oben, jedoch verbunden mit Lungenverletzung.

Gruppe II.
Mehr als 3 Rippen gebrochen.
a) Rippen- und/oder Sternum, Lungen- und Mediastinalstrukturen verletzt
b) wie a) mit anderen Organverletzungen.

Diese zwei Gruppen sollen sehr gut mit den zwei hauptsächlichen Unfallmechanismen korrespondieren, dem direkten Trauma entspreche die Gruppe I, dem Kompressionstrauma oder indirekten Trauma entspreche die Gruppe II.

A. Sankharan und Wilson [389] schlugen 1970 eine Einteilung nach Punkten vor, welche eine Aussage über die Prognose erlauben sollen. Folgende Punkte wurden den einzelnen Faktoren zugeteilt:

Schock	+ 2 Punkte
Drei und mehr Verletzungen	+ 2 Punkte
Schädelverletzung	+ 1 Punkt
Mehr als 7 Rippen	+ 1 Punkt
Jünger als 30 Jahre	- 1 Punkt
61 Jahre und älter	+ 1 Punkt

Zur Abschätzung der Mortalität wurden 3 Gruppen eingeteilt:

A. - 1 bis + 1
B. 2 bis 4
C. 5 bis 7 Punkte

Ebenso vielfältig sind die Versuche der Klassifizierung nach Lokalisationen. Eschapasse und Gaillard [140] unterscheiden vier Typen von vorderen Thoraxwandinstabilitäten:

Große und kleine vordere Instabilität, antero-laterale große und kleine Instabilität und vier weitere (Abb. 81) lateraler Typ, postero-lateraler Typ, centro-lateraler und komplexer Typ.

Sie gebrauchen bilderreiche Beschreibungen wie Suppenschüsseldeckel („couvercle de soupiere“), Türflügel („battant de porte“), Puzzle, Paravent und weicher Thorax („thorax mou“).

Corneleac [129] beschrieb 1960 2 Typen der Thoraxwandinstabilität (Abb. 82).

Der Typ I (linke Seite der Abb. 82) ist gekennzeichnet durch ein seitliches (!) Pendeln, wo das vordere Thoraxsegment bei der Inspiration sich nach links und bei der Exspiration nach rechts bewegen soll, während das hintere Segment seine normal craniocaudalen Bewegungen beibehält. Beim Typ II (Abb. 82 Mitte und rechts) sei die paradoxe Bewegung ventilartig, in dem das Segment bei der Inspiration angezogen und bei der Exspiration in seine anatomische Lage hereingezogen werden.

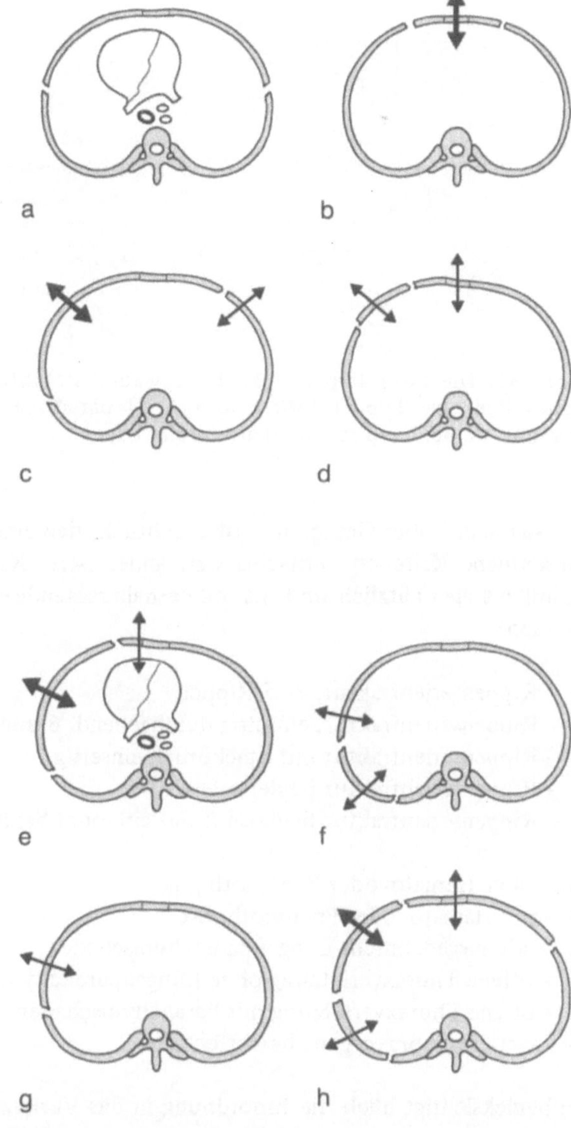

Abb. 81a–h. Typen der Thoraxwandinstabilität nach Eschapasse u. Gaillard. **a** Große vordere Instabilität, „Suppenschüsseldeckel"; **b** kleiner vorderer Typ; **c** großer anterolateraler Typ; **d** kleiner anterolateraler Typ; **e** lateraler Typ; **f** posterolateraler Typ, links unten centro-lateraler Typ oder „Scharnier, Türflügel"; **g**, **h** komplexer Typ, „Puzzle, Parapluie, weicher Thorax"

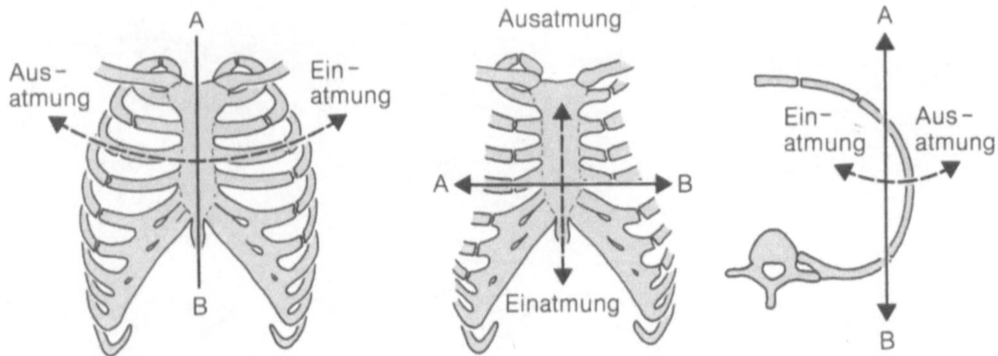

Abb. 82. Die zwei Typen der Thoraxwandinstabilität nach Corneleac. Typ I (*links*) seitliches Pendeln. Typ II (*Mitte u. rechts*) paradoxe Bewegung ventilartig. Einsinken bei Inspiration, bei Exspiration anatomische Lage

Aus dem bisher Gesagten wird ersichtlich, daß eine einfache und praktikable Einteilung wesentliche Kriterien vernachlässigt, andererseits Klassifizierungen bis ins Detail für die Klinik weniger nützlich sind. Es soll deshalb folgende eigene Stadieneinteilung vorgeschlagen werden:

0 – Rippenserienfraktur, 3–5 Rippen
1 – Rippenserienfraktur, einseitig durchgehend, 6 und mehr Rippen
2 – Rippenserienfraktur mit Stückbruch einseitig
3 – Rippenserienfraktur beiderseits
4 – Rippenserienfraktur beiderseits mit ein- oder beidseitigem Stückbruch

A – ohne Hämato- oder Pneumothorax
B – mit Hämato- oder Pneumothorax
C – mit ausgedehntem Lungenparenchymschaden
D – offene Thoraxverletzung ohne Lungenparenchymschaden
E – offene Thoraxverletzung mit Parenchymschaden
F – weitere Thoraxorgane betroffen

Unberücksichtigt blieb die Einordnung in das Verletzungsmuster des Polytraumas, welches eine integrierende prognostische Einschätzung erfordert. Ebenso unberücksichtigt blieb die Sternumfraktur, welcher nach Stabilisierung der Rippen keine große atemmechanische Bedeutung mehr zukommt. Die Prognose wird von 0–4 und von A–F zunehmend schlechter. Die Stadieneinteilung spiegelt den diagnostischen Erkenntnisstand während der Behandlung wieder, ist von Verlaufsparametern unabhängig und unterscheidet sich somit wesentlich von der Einteilung Lloyds, welcher viel mehr von dem sich wechselnden augenblicklichen klinischen Zustandsbild ausgeht.

9.2 Operationstechnik

Erfolgt die Stabilisierung der knöchernen Brustwand im Anschluß an eine Thoracotomie, so werden über die vorhandene Incision benachbarte Rippen versorgt. Die Revision der Lunge über eine Thoracotomie oder Erweiterung des fast immer vorhandenen Pleuraeinrisses kann vor Enttäuschungen mit der alleinigen Brustwandosteosynthese bewahren.

Sind intrathoracale Begleitverletzungen ausgeschlossen, kann folgendermaßen verfahren werden:

Bei lateraler Lokalisation Seitenlagerung, bei antero-lateraler Rückenlagerung. Längsincision von Haut und Subcutangewebe über den tastbaren Frakturen der Pfeilerrippen. Die Muskelschichten werden im Faserverlauf durchtrennt. Über diesen Wechselschnitt werden die betroffenen Rippen soweit freigelegt, daß gerade die Platte angelegt werden kann. Wenn mehr als 3 Rippen stabilisiert werden sollen, muß parallel dazu in den Muskelschichten ein neuer Wechselschnitt gebildet werden, über welchen auch die Palpation der instabilen Rippen erfolgt. Allein nach dieser und nicht nach der Röntgenaufnahme richtet sich, ob eine Rippe stabilisiert werden soll. Wegen der besseren Handlichkeit empfiehlt sich die Verwendung des Kleinfragment-Instrumentariums und der Kleinfragment-Bohrmaschine. Bereits bei der Bohrung kann der Operateur feststellen, von welcher Konsistenz die Rippen sind und ensprechend seine Verankerungstechnik wählen. Wenn eine Schraube keinen Halt findet, ist es sinnlos, die entsprechende Spongiosaschraube zu verwenden, da bei diesen kurzen Schraubenlängen die Gewindefläche nicht ausreicht. Im Zweifel ist es empfehlenswert, die Krallenverankerung durchzuführen. Diese wird technich erleichtert, wenn man auch den krallentragenden Teil der Platte mit einer Schraube fixiert, weil dadurch ein Verrutschen der Platte beim Anpassen der Krallen verhindert wird, auch wenn das Gewinde nicht gut greift. Vor Beendigung des Eingriffs sollte die Thoraxstabilität palpatorisch geprüft werden, um nicht eine wesentliche Komponente unversorgt zu lassen. Knorpelfrakturen werden häufig übersehen. Der Wundverschluß erfolgt schichtweise. In jede Etage wird eine Redon-Drainage eingelegt. Noch vor Ausleiten der Narkose wird eine Lungenübersichtsaufnahme angefertigt. Die Indikation zur Thorax-Saugdrainage soll großzügig gestellt werden, besonders wenn zusätzliche Lungenparenchymverletzungen festgestellt wurden. Die Entfernung des Osteosynthesematerials erfolgt über dieselben Zugänge frühestens 9–12 Wochen nach dem Ersteingriff.

9.3 Kasuistik

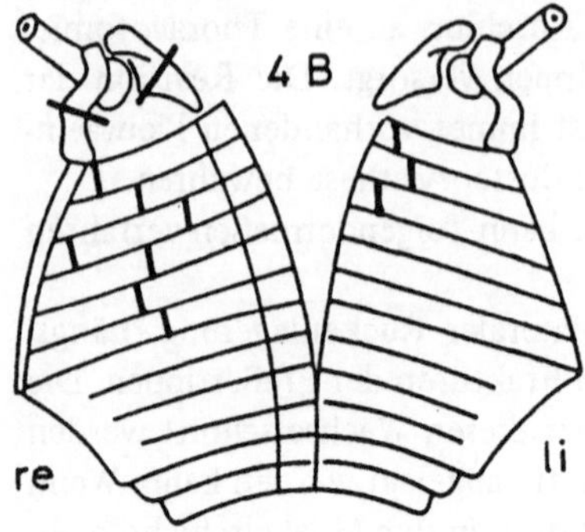

1. B.K., Archiv-Nr. 1212360040

Am 25.8.1979 verunglückte der 43jährige Herr B. bei einem Frontalzusammenstoß als Fahrer eines Pkw. Außer ihm wurden 2 Personen tödlich, 3 schwer verletzt. Der Patient wird am Unfallort vom Notarzt bewußtlos und cyanotisch aufgefunden. Multiple Hämatome am ganzen Körper, instabiler Thorax. Auf den Röntgenaufnahmen erkennt man rechts Rippenserienfrakturen 1–6 und links Rippenserienfrakturen 1–3, Hämato- und Pneumothorax beidseits, Scapula- und Claviculafraktur rechts (Stadium 4 B). Kontrollierte Beatmung. Retransfusion des Hämatothorax von 600 ml. Am 26.8. nasale Umintubation und kontrollierte Beatmung. In der arteriellen Blutgasanalyse Hypoventilation, Erhöhung des Atemminutenvolumens auf 15 l. 27.8. Entwicklung eines Pneumatothorax beidseits. Nach 9 Tagen Beatmung Teilstabilisierung der Thoraxwand, dabei fand man einen breiten Einriß der Pleura, die 1.–3. Rippe wurde mit Zuggurtungsdrähten stabilisiert, die rechte Clavicula mit einer 7-Loch-Rekonstruktionsplatte. Am 2. Tag nach dem Unfall waren bereits in der Trachea massenhaft Staphylococcus aureus, am 5. Tag Klebsiellen nachweisbar. Zum Zeitpunkt des Eingriffs zusätzlich Pseudomonas aeruginosa. Nach Entwicklung eines septischen Schocks und eines akuten Nierenversagens Exitus am 3. postoperativen Tag.

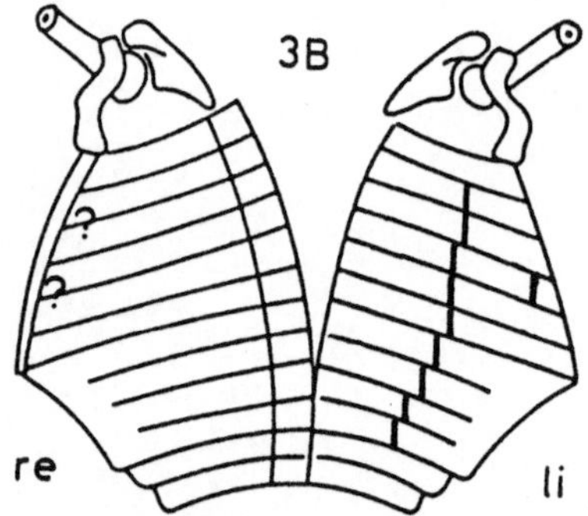

2. H.H., Archiv-Nr. 170729802

Als Fahrer eines Pkw kam der Patient am 4.7.79 von der Straße ab und zog sich folgende Verletzungen zu: Rippenserienfraktur links 2–10, Rippenknorpelfrakturen rechts von nicht definierter Ausdehnung, Querfortsatzfraktur 2.–5. LWK links, LWK-Kompressionsfraktur IV, Schambeinfraktur rechts, Pneumothorax links (Stadium 3 B). Thoraxdrainage bei der Aufnahme. Nasotracheale Intubation, kontrollierte Beatmung. Am 6.7. Thoraxwandstabilisierung mit Zuggurtung der 3. und Osteosynthese der 4.–7. Rippe links mit Rekonstruktionsplatten. Nach weiteren 3 Tagen zweizeitige Milzruptur, Splenektomie. Einen Tag später Fieberanstieg, nach einem weiteren Tag Anstieg der harnpflichtigen Substanzen. Am 13.7. Hämodialyse, Skribner-Shunt. Weitere Intubation, Tracheotomie am 17.7. Entlassung nach 3monatiger stationärer Behandlung. Im Oktober 1980 wurde das Osteosynthesematerial entfernt. Zu diesem Zeitpunkt ergab die Lungenfunktionsdiagnostik keine pathologischen Befunde. Das Osteosynthesematerial war von kräftigem Narbengewebe bedeckt. Sämtliche Schrauben befanden sich in den ursprünglichen Löchern und wiesen geringe Lockerungszeichen auf (Abb. 83 u. 84).

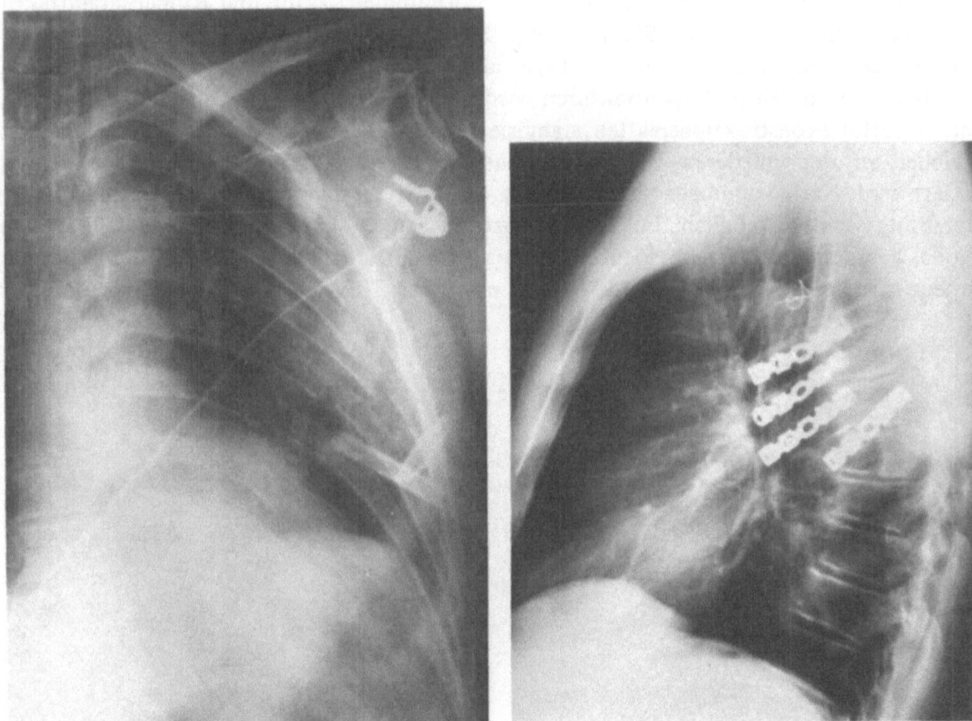

Abb. 83. Thoraxaufnahme 1 Tag nach dem Unfall (Ausschnitt). Man erkennt die dorsalen Frakturen

Abb. 84. Seitliche Thoraxaufnahme 1 Jahr nach dem Unfall: Zuggurtung an der 3., Rekonstruktionsplatten an der 4., 5., 6. und 7. Rippe. Ventrale Frakturen nicht versorgt

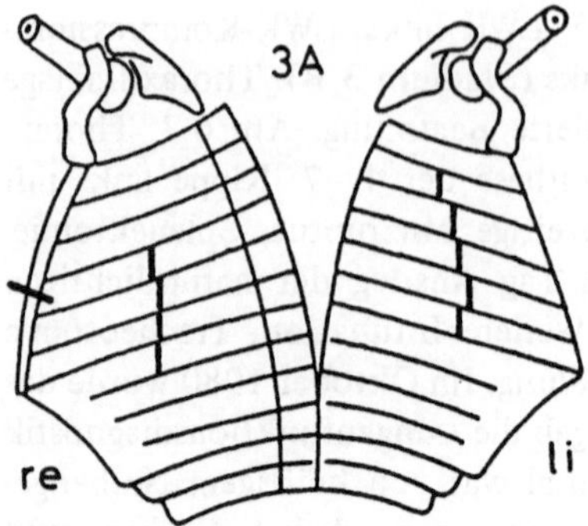

3. S.A., Archiv-Nr. 2111097105

Wegen einer arteriellen Verschlußkrankheit vom Beckentyp Stadium III wurde am 5.8.81 eine Angiographie über die rechte Ateria femoralis durchgeführt. Dabei kam es zum cardiogenen Schock. Infolge der Reanimation Sternumquerfraktur und Rippenserienfraktur 4–7 rechts und 2–6 links (Stadium 3A). Trotz Periduralanästhesie Atemfrequenz über 35/min, septische Temperaturen. 5 Tage nach Reanimation operative Stabilisierung der Brustwand. Von den 9 Rippenfrakturen wird die 4., 5. und 6. links und die 5., 6. und 7. mit 6-Loch-Rekonstruktionsplatten stabilisiert. Substernal wird ein Rib Strut eingesetzt, welcher an den mittleren Rekonstruktionsplatten aufgesetzt und mit Drahtcerclagen fixiert wird. Nach 8stündiger Nachbeatmung ist die Spontanatmung ohne Verschlechterung der Blutgasanalyse möglich. Im Trachealabstrich finden sich inzwischen E. coli, Pseudomonas aeruginosa und Staphylococcus aureus. Wegen Demarkierung des rechten Fußes und erneut ansteigendem Fieber wird 2 Tage nach der Thoraxwandstabilisierung die Ober-

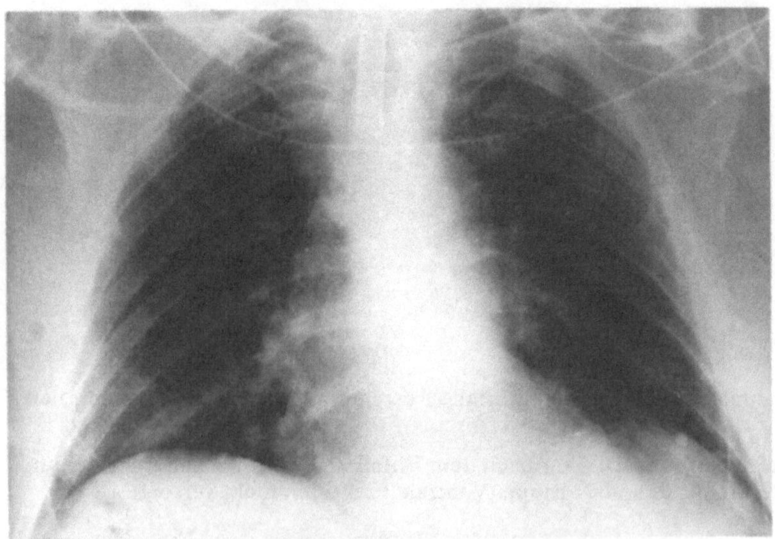

Abb. 85. Thoraxaufnahme nach Reanimation. Ventrale beiderseitige Rippenserienfrakturen 2–6 links und 4–7 rechts anterolateral sind kaum zu erkennen

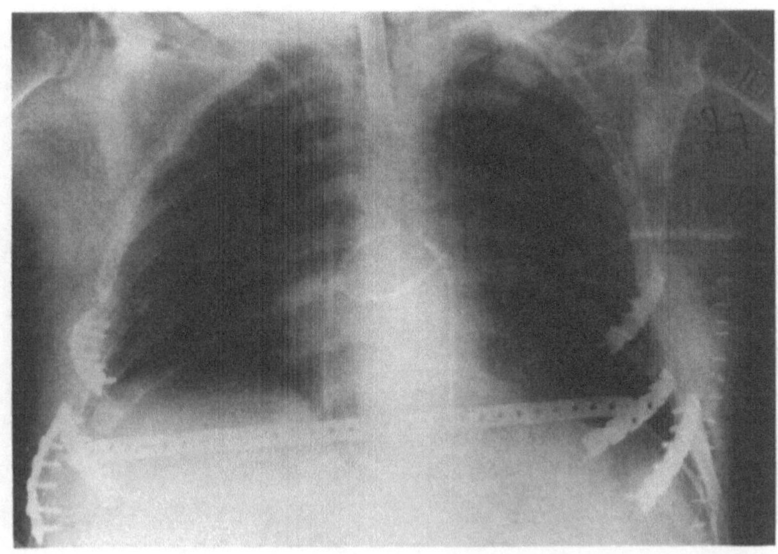

Abb. 86. Thoraxübersicht 1. postoperativer Tag mit Rekonstruktionsplatten und Rib Strut

schenkelamputation durchgeführt. Nach akutem oligurischem Nierenversagen verstirbt der Patient am 4. Tag nach Thoraxwandstabilisierung auf der Intensivstation (Abb. 85 u. 86).

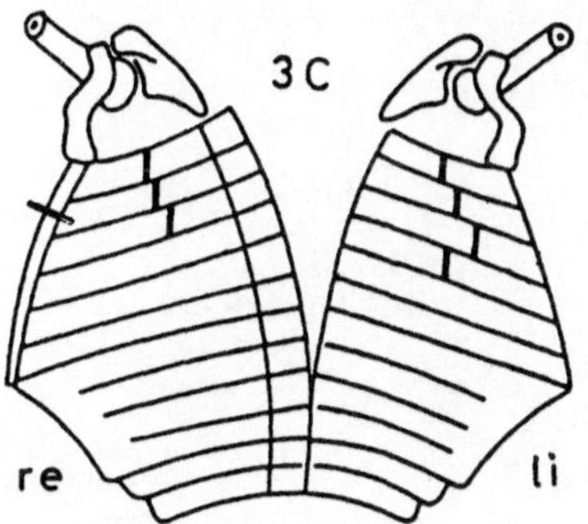

4. M.K., Archiv-Nr. 1112555756
Am 26.8.81 wurde die 25jährige Patientin als nicht angeschnallte Beifahrerin in einem Pkw verletzt. Folgende Diagnosen wurden bei der Aufnahme gestellt: gedecktes Schädel-Hirn-Trauma I.–II. Grades. Rippenfrakturen der 1.–3. Rippe rechts sowie der 1.–4. Rippe links. Sternumfraktur, Lungencontusion beidseits (Stadium 3 C). Mittelhandfraktur beidseits, Querfraktur des V. Lendenwirbelkörpers, offene Patellafraktur rechts, offene Tibiakopffraktur links. Intubation durch den Notarzt. Primäre Versorgung der offenen Frakturen. 18stündige kontrollierte Beatmung, anschließende Spontanatmung mit PEEP-Weaner. Am 4. Tag nach dem Unfall wegen Verschlechterung der Blutgasanalyse und hochgradiger

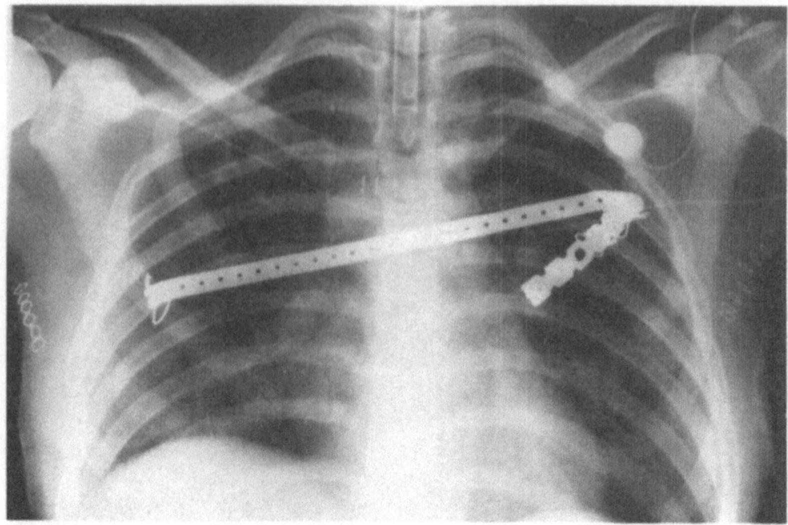

Abb. 87. Auf Rekonstruktionsplatte aufliegender Rib Strut mit noch festsitzenden Schrauben

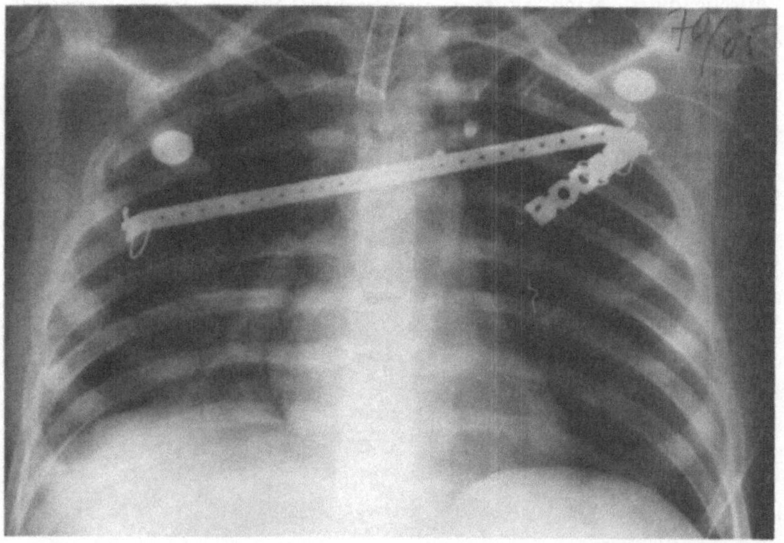

Abb. 88. Am 10. postoperativen Tag hatte sich eine Schraube gelöst und liegt oberhalb des Rib Strut, die zweite ist noch im Schraubenloch, aber gelockert erkennbar

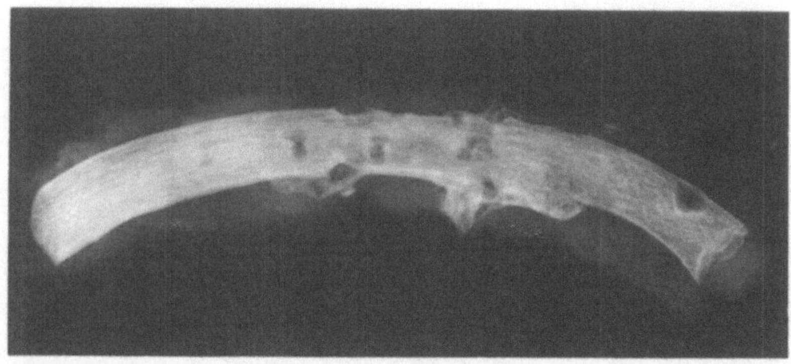

Abb. 89. Knöchern fest verheilte Rippenfraktur, 2. Rippe links. Schraubenlöcher erweitert, Anbau um die Cerclagen

Einziehung der vorderen Thoraxwand Stabilisierung mit einem substernalen Rib Strut. Dieser diegt rechts mit einer Cerclage auf der 3. Rippe auf, welche zusätzlich noch dorsal frakturiert ist. Links Stabilisierung der ventralen Fraktur der 2. Rippe mit 6-Loch-Rekonstruktionsplatte. Sie findet aber im knorpeligen Anteil der Rippe keinen ausreichenden Halt. Nach 9 h kontrollierter Beatmung ist wieder Spontanatmung möglich. Am 6. postoperativen Tag septische Temperaturen, wieder Verschlechterung der Blutgasanalyse und kontrollierte Beatmung mit 50% Sauerstoff. Nach weiteren 2 Tagen zunehmende renale Insuffizienz, 10 Tage später Anstieg der Lipase- und Amylase-Werte, Verlegung auf die Medizinische Intensivstation. Hämodialyse, immer wiederkehrende septische Temperaturen. Herz-Kreislauf-Versagen am 18.12. mit Reanimation. Exitus am 25.12. Bei der Obduktion findet man eine Refraktur des Sternums als Folge der externen Herzmassage. Der Rib Strut ist substernal von einem glatten Narbengewebe bedeckt, auf der rechten Seite ist die Cerclage infiziert, die Fraktur nicht verheilt. Links ist die Rippenfraktur unter starker periostaler Reaktion um die Cerclagen verheilt. Die Schrauben sind septisch gelockert. Während der Hämodialyse war es zusätzlich zu Durchblutungsstörungen mit ausgedehnten tiefen Nekrosen am rechten Fuß und linken Bein bis oberhalb des Knies gekommen, welche eine Unterschenkelamputation rechts und Oberschenkelamputation links nach sich zogen. Für den protrahierten septischen Schock wurde die offene Patellafraktur oder die offenen Amputationswunden verantwortlich gemacht (Abb. 87 bis 89).

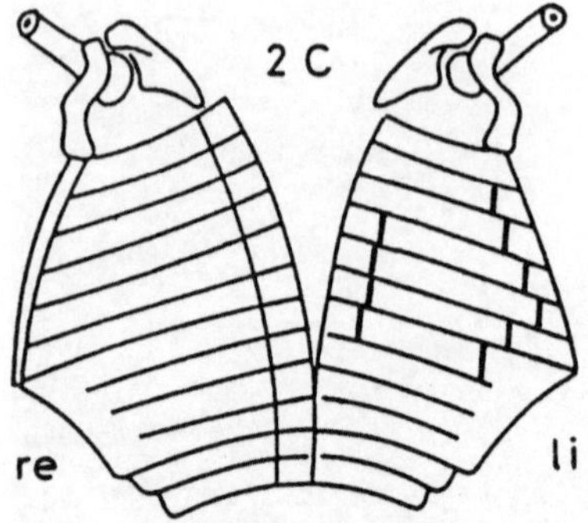

5. I.W., Archiv-Nr. 2011483701

Motorradunfall am 4.12.81, möglicherweise in suicidaler Absicht bei bekannter Schizophrenie. Dabei zog sich der 33jährige Mann folgende Verletzungen zu: Schädel-Hirn-Trauma mit Schädelbasisfraktur, Rippenserienfraktur links mit Stückbruch 2.–7. Rippe, offene Unterschenkelfraktur rechts, Leberruptur, Pneumothorax links (Stadium 2 C). Am Unfalltag wird eine Plattenosteosynthese an der rechten Seite mit Spongiosaplastik und eine Laparotomie mit Übernähung eines kleinen Leberrisses durchgeführt. Beatmung mit 50% Sauerstoff, thoracale Epiduralanästhesie, Spontanatmung am PEEP-Weaner möglich. Am 1. Tag nach dem Unfall treten Verwirrungszustände auf. Der Patient wird unruhig und entfernt sich den Trachealtubus. Erneute kontrollierte Beatmung. Einen Tag später Fieber, Kontusionspneumonie links und Pneumothorax. Thoraxsaugdrainage. Drei Tage nach dem Unfall wird wegen zunehmendem Sauerstoffanteil bei der Beatmung der Versuch unternommen, durch Stabilisierung der Thoraxwand eine Besserung zu erzielen. Dabei wird die 2. und 3. Rippe unberücksichtigt gelassen. An der 4. wird vorn die Verankerung mit Klammern durchgeführt, alle übrigen Rippen mit Mecron 3- und 4-Platten verschraubt. Am 1. postoperativen Tag erneute septische Temperaturen von über 41°C trotz gezielter antibiotischer Therapie. Der Patient kann trotzdem extubiert werden und atmet am Querrohr mit anfänglich 8 l Sauerstoff. 2 Tage später wird eine Sproßpilzsepsis diagnostiziert. Dazu kommt ein paralytischer Ileus und ein akutes Nierenversagen mit zunehmener Hyperkaliämie. Hämodialyse auf der Medizinischen Intensivstation. Dort Exitus am 26.12. Bei der Obduktion fand sich eine eitrige Pleuritis, die linke Lungenoberfläche war unverletzt und zeigte keine Verwachsungen. Bei der Betrachtung der Brustwand von innen konnte man die Schrauben unter der Pleura parietalis erkennen. Die Krallen an der 4. Rippe konnten nicht eingesehen werden. Nach Präparation der einzelnen Rippenspangen waren diese federnd elastisch, sämtliche Schrauben zeigten einen festen Sitz. Die einzelnen Rippensegmente wurden entommen und histologisch untersucht. Nach Abnahme der Osteosyntheseplatten fand sich 3 Wochen nach dem Unfall nur eine schwache bindegewebige Verbindung der Frakturenden (Abb. 90 bis 94).

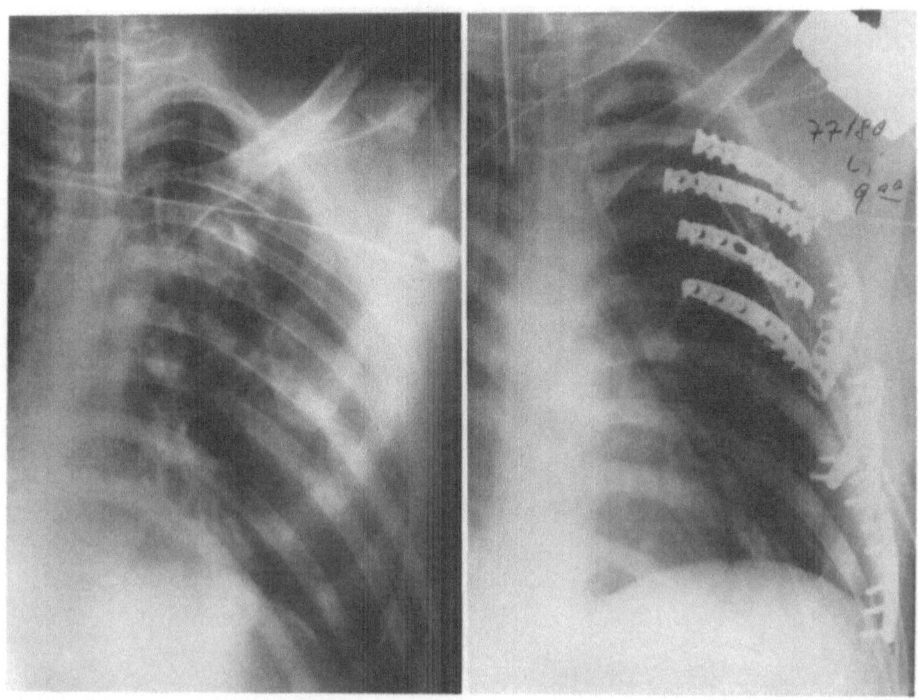

Abb. 90. Hemithorax links mit Kontusionspneumonie und Rippenfrakturen

Abb. 91. Postoperative Aufnahme des linken Hemithorax nach Stabilisierung der 4.–7. Rippe

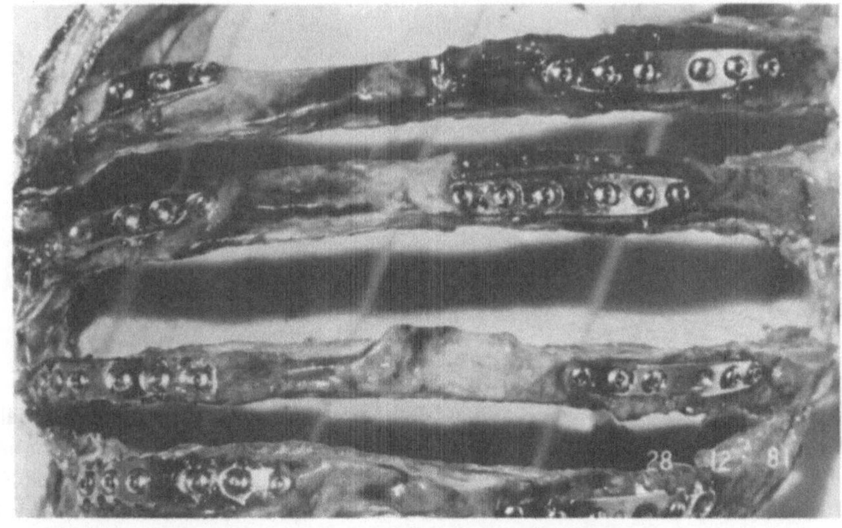

Abb. 92. Präparat der Rippenspangen 4–7 zur Darstellung der Stückbrüche und Prüfung der Stabilität, rechts ventrale Plattenreihe

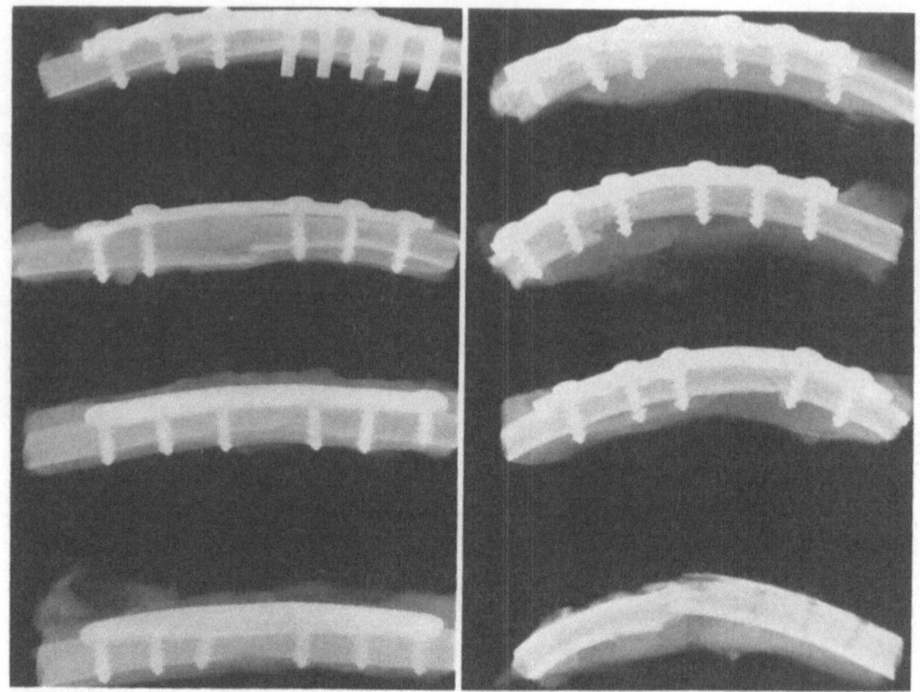

Abb. 93. Vordere Rippenfrakturen der 4.–7. Rippe links

Abb. 94. Hintere Rippenfrakturen der 4.–7. Rippe links. Am unteren Präparat Instabilität nach Entfernung der Platte

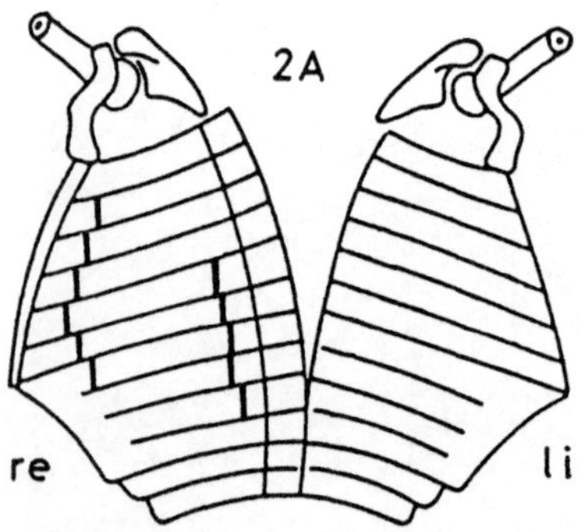

6. H.P., Archiv-Nr. 1611603200

Dies ist eine ungewöhnliche Krankengeschichte. Am 7.12.81 wurde der 21jährige Student als Fahrradfahrer von einem Pkw auf schneeglatter Straße erfaßt. Er zog sich dabei ein leichtes gedecktes Schädel-Hirn-Trauma mit retrograder Amnesie, multiple Schürfwunden und Rippenserienfrakturen 2–9 rechts zu (Stadium 2 A). Ca. 4 h nach dem Unfall wurde die Thoraxwandstabilisierung rechts durchgeführt. Die 2. Rippe, welche mit einer scharfen Spitze die Pleura perforiert hatte, wurde lediglich mit einer Drahtcerclage adaptiert. Die vorderen Rippenserienfrakturen 3–6 und hinteren 5–9 wurden mit Rekonstruktionsplatten versorgt, nur an der 5. Rippe, wo die Fraktur nahe der Knorpelgrenze lag, wurde eine Mecron 4-Platte eingesetzt. Die 7. Rippe war subperiostal frakturiert und wurde als randständige Rippe unversorgt gelassen. Postoperativ wurde der Patient 4 h nachbeatmet und atmete dann spontan. Entlassung 8 Tage nach dem Unfall. Bei den Röntgenkontrollen in Abständen von 4 Wochen war keine Lockerung der Implantate festzustellen. Der Patient hatte inzwischen wieder seine sportliche Tätigkeit aufgenommen.

Anfang Februar – wir hatten gerade den Tierversuch abgeschlossen – war derselbe Patient in einen neuen Unfall verwickelt, bei dem er diesmal von der Ehefrau des letzten Unfallverursachers angefahren wurde. Er stürzte mit dem Fahrrad die Böschung hinunter und erlag wenige Stunden später diesem Unfall infolge des schweren Schädel-Hirn-Traumas. Den letzten Unfall hatte er genau 64 Tage überlebt, und das entspricht exakt der Dauer des Tierversuchs. Bei der Sektion hatten wir Gelegenheit, die Rippen zu untersuchen. Wir waren erstaunt, daß sich diesmal eine frische Kontusionslunge und mehrfache frische Rippenfrakturen herausstellten. Die Frakturen des ersten Unfalls waren verheilt. Eine mit deutlicher Callusbildung, die anderen mit homogenem Durchbau. Die neuen Rippenfrakturen verliefen entweder durch ein Schraubenloch oder am Plattenrand (s. Abb. 99, 100).

Die unversorgte 7. Rippe war kugelig aufgetrieben und hatte eine Pseudarthrose ausgebildet. Der Knorpel unter den Krallen hatte keinen Schaden gelitten. Bei der Betrachtung der Thoraxwand von innen konnte man lediglich die abgerundeten Schraubenspitzen, nicht

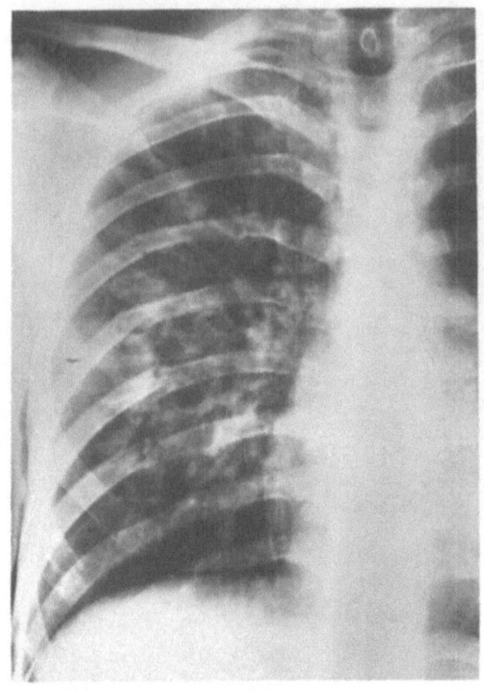

Abb. 95. Unfallaufnahme

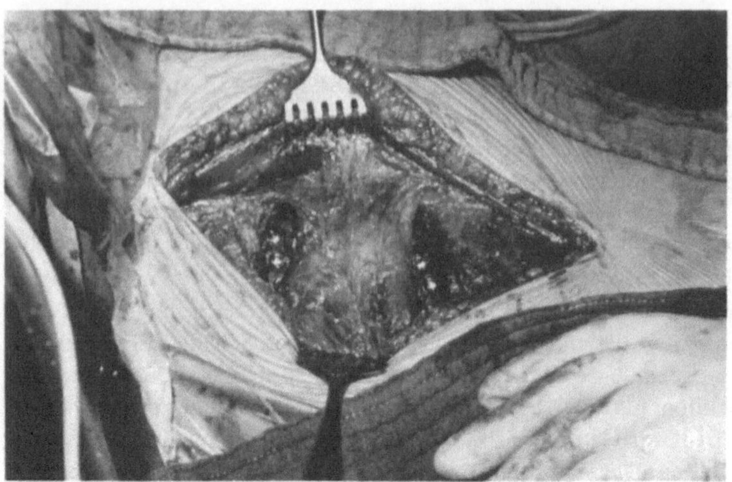

Abb. 96. Operationssitus. Wechselschnittartiger Zugang

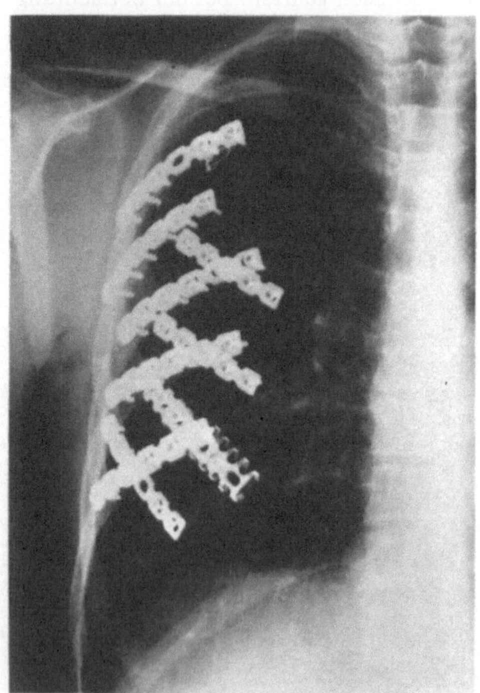

Abb. 97. Rechter Thorax a.p., 11 postoperativer Tag

aber die Krallen erkennen. Die Schrauben der hinteren Frakturreihe konnten nicht eingesehen werden. Bei der histologischen Untersuchung konnten im Sägeschnitt die Frakturstellen nur noch schwer aufgefunden werden. Im Gegensatz zur Pseudarthrose der 7. Rippe waren die stabilisierten Rippen knöchern durchbaut (Abb. 95 bis 102).

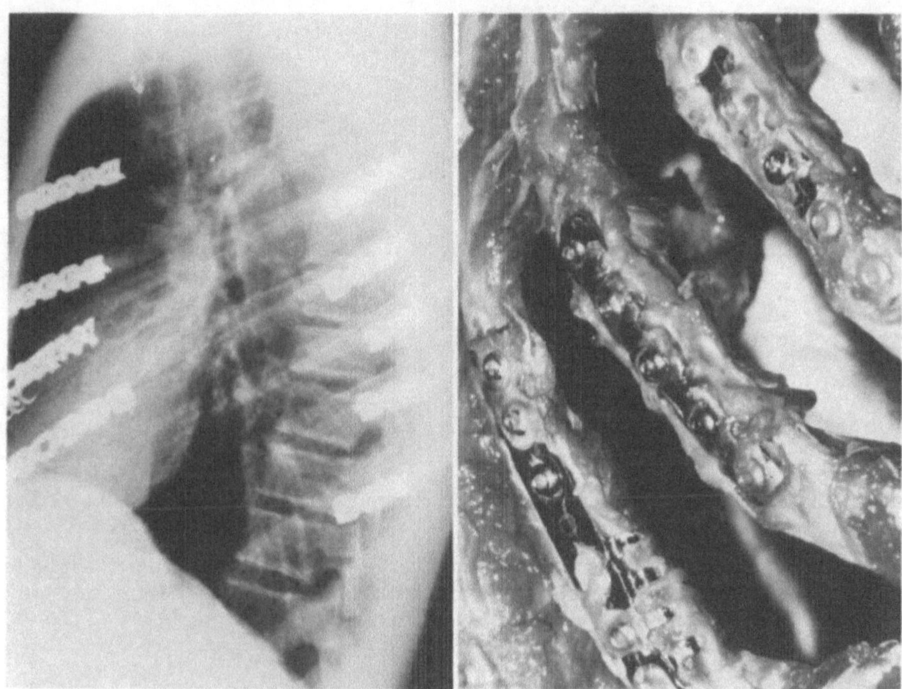

Abb. 98. Röntgenaufnahme im seitlichen Strahlengang, 11. postoperativer Tag. Die Größe des instabilen Segmentes ist daraus gut ersichtlich

Abb. 99. Die vordere Plattenreihe am Sektionspräparat. Mecron 4 Platte mit asymmetrischer Fixation am Knorpel-Knochenübergang links unten

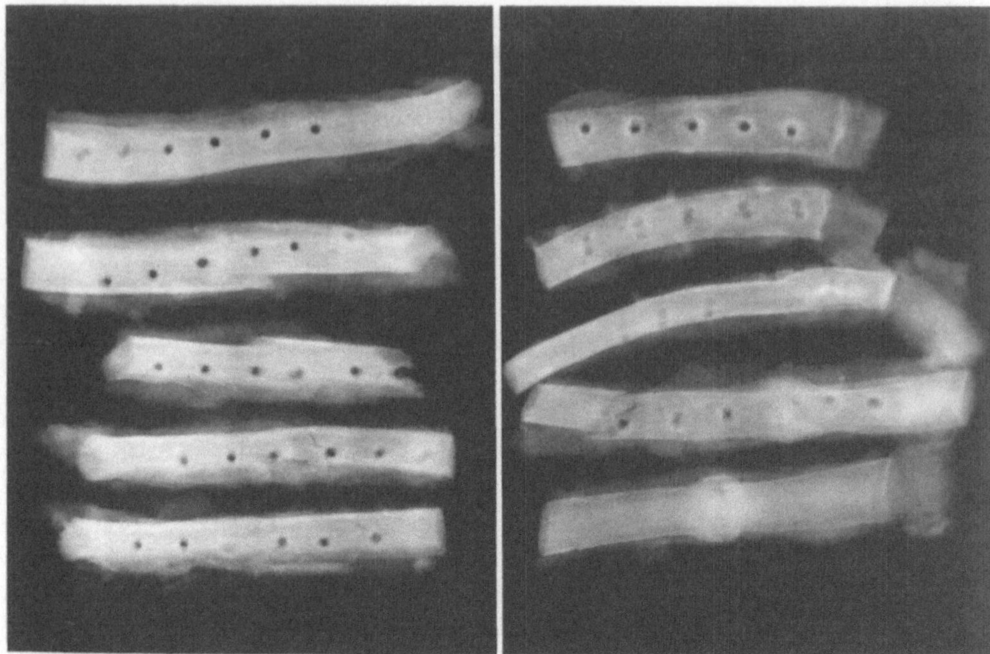

Abb. 100. Röntgenaufnahmen der dorsalen Rippensegmente mit frischen Frakturen an den unteren 3 Präparaten

Abb. 101. Vordere Rippensegmente. Primär verheilte Frakturen. An der 2. Rippe von unten frische Fraktur am lateralen Plattenrand durch das Schraubenloch, darunter die unversorgte 7. Rippe mit hypertrophem Callus und Zweitfraktur

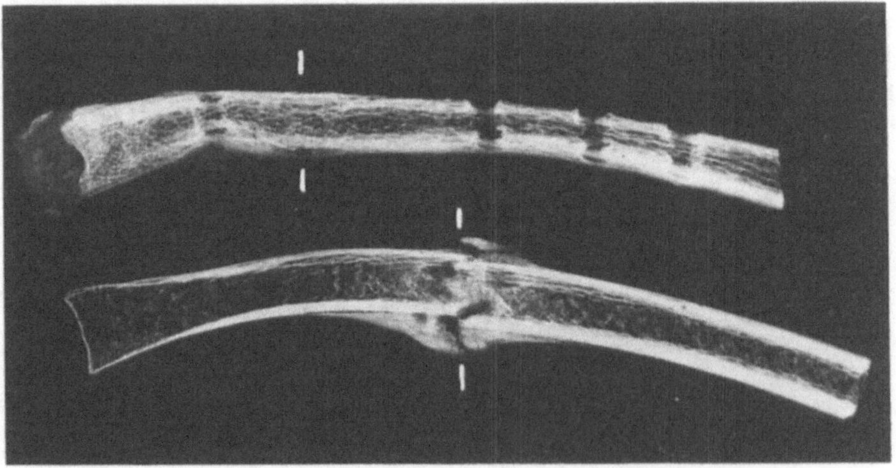

Abb. 102. Sägeschnitt, Röntgen. Mittlere und untere Rippe aus Abb. 101

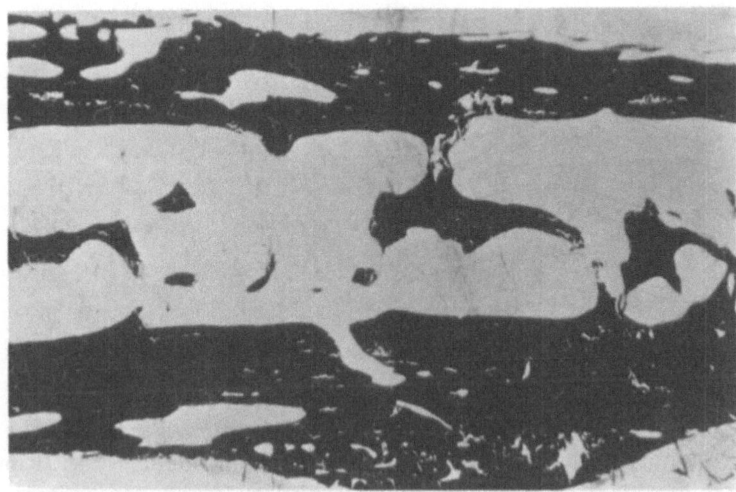

Abb. 103. Aus der oberen Rippe der Abb. 102 Stelle der ehemaligen Fraktur mit einem am unteren Bildrand erkennbaren, nur mikroskopischen Callus. Von Kossa-Färbung, Vergrößerung 60fach

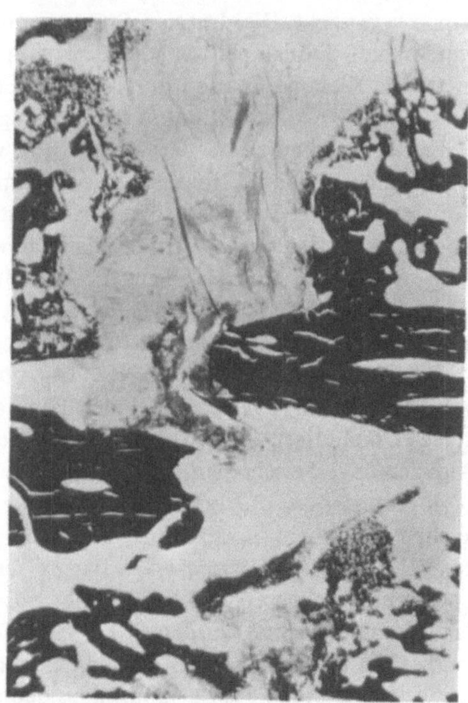

Abb. 104. Auschnitt aus dem Callus der unteren Rippe aus Abb. 102. In der oberen Bildhälfte von beiden Seiten hereinragende Knochenbildung mit aufgelockerter Struktur ohne Überbrückung des Spaltes. In Bildmitte erkennt man die Corticalis ohne Verbindung, wobei in den zentralen spongiösen Anteilen eine feinwabige schwache Überbrückung eintritt. Von Kossa-Färbung. Vergrößerung 60fach

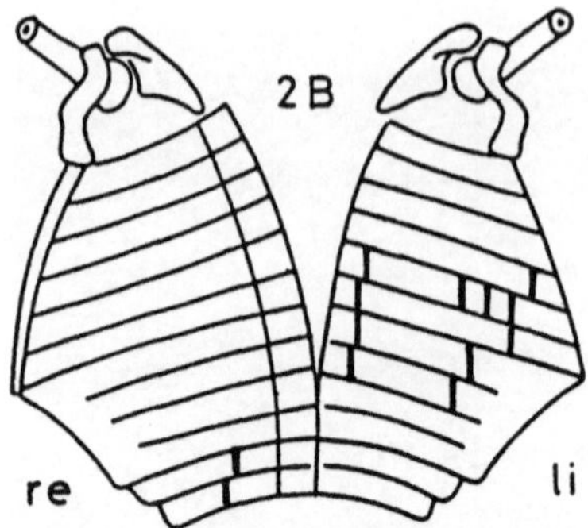

7. P.W., Archiv Nr. 22120961

Am 4.7.83 stürzte der 74jährige Landwirt mit dem Traktor um und wurde unter dem Fahrzeug eingeklemmt. Neben einer Ulnaschaftfraktur zog er sich Brüche der 11. und 12. Rippen rechts und Rippenserienfrakturen mit Stückbrüchen der 4.–8. Rippe links zu. Am Unfallort insuffiziente Spontanatmung. Intubation durch den Notarzt, Thoraxdrainage in der Klinik ca. 30 min nach dem Unfall. Hämatopneumothorax. (Stadium 2 B, rechssseitige Rippenfrakturen werden nicht gewertet, da es sich nicht um einen Serienbruch handelt.) Nach 4 h Beatmung unzureichende Blutgaswerte. Thoracotomie, Verschluß der Lungenparenchymfistel mit Fibrinkleber und Kollagenvlies. Die Perforation wurde von der 6. Rippe verursacht. Die dorsalen Frakturen der 5.–8, und die ventralen der 7. und 8. Rippe wurden mit Schraubplatten stabilisiert. An der 4. und 6. Rippe wurde ventral eine asymmetrische Klammerfixation durchgeführt. Für die 5. Rippe mit kurzen Stückbrüchen wurde eine 8-Loch-Rekonstruktionsplatte bevorzugt.

Bei der Ankunft auf der Wachstation wurde wegen Kammerflimmern und Asystolie (Hypokaliämie von 2,2 mmol/l) eine Reanimation mit externer Herzmassage und Defibrilation erforderlich. Der diensthabende Anästhesist vermerkte in seinem Protokoll, daß der Thorax „starr" gewesen sei. Die Maßnahme war erfolgreich. Weitere 2 1/2 h wurde mit 100% Sauerstoff beatmet, danach waren 50% und 40% ausreichend. Spontanatmung war 10 h nach der Reanimation wieder möglich. 3 h später wurde extubiert, die Verlegung auf die Allgemeinstation folgte einen Tag später.

Die Ulnafraktur wurde am 12. Tag postoperativ versorgt, der stationäre Aufenthalt betrug insgesamt 25 Tage. Bei der Begutachtung für die Berufsgenossenschaft wurden keine Unfallfolgen in rentenberechtigender Höhe mehr festgestellt. Zwei wesentliche Beobachtungen erscheinen hier von Bedeutung: Erstens hatte die Osteosynthese weder die Defibrilation noch die externe Herzmassage behindert. Bislang war es fraglich, ob die zahlreichen Metallteile in der Brustwand nicht doch im Sinne eines Faradayschen Käfigs wirken. Der externen Herzmassage hatten die Implantate soweit standhalten können, daß Lockerungszeichen erst nach 6 Wochen, also nach weitgehend abgeschlossener Heilung der Frakturen beobachtet wurden.

Zweitens: Gerade beim isolierten Thoraxtrauma des älteren Menschen kann die dramatische Verbesserung des Zustandsbildes beobachtet werden. Eine mehrtägige oder gar mehrwöchige Beatmung bringt ein hohes Risiko mit sich. Sekundäre Infektionen des Pleuralspalts mit Hospitalkeimen via Trachealkanüle und Lungenfistel bleiben selten aus.

Diese wenigen klinischen Fälle können lediglich als Einzelfälle interpretiert werden. Es sollen daraus noch keine Schlüsse für die Klinik gezogen werden, das soll einer weiteren

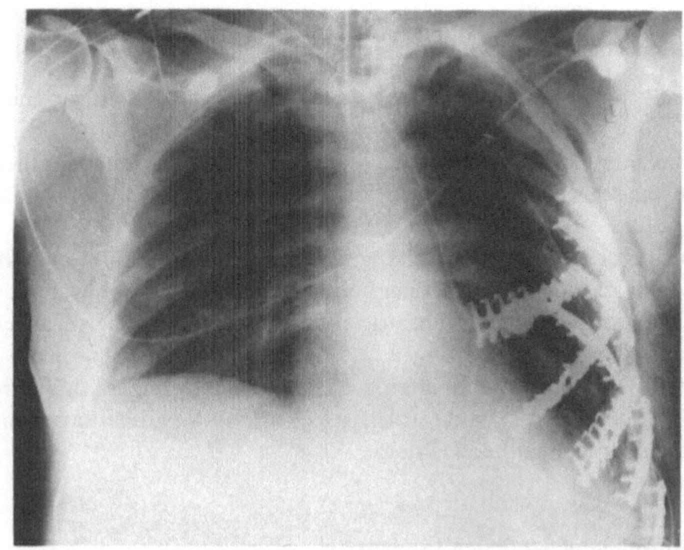

Abb. 105. Postoperative Aufnahme, nach erfolgreicher Reanimation

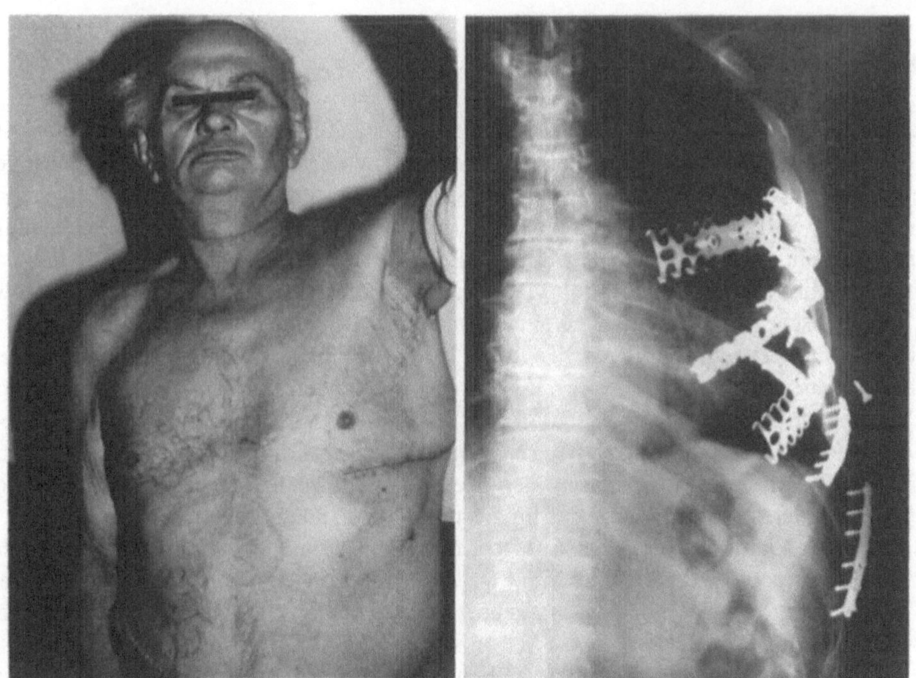

Abb. 106. Zehn Tage nach Thoraxwandstabilisierung und Reanimation

Abb. 107. Implantatlockerung, 10 Wochen nach der Operation

prospektiven Studie vorbehalten bleiben. Trotzdem läßt sich bei den letzten Patienten, wo die biomechanischen Erkenntnisse bereits berücksichtigt wurden, feststellen, daß

1. eine primäre Knochenheilung an der Rippe mit einem geeigneten Osteosynthesemittel möglich ist.
2. Implantatlockerungen bei den neuentwickelten Platten nicht mehr beobachtet werden.
3. Die knöcherne Heilung unter der Osteosynthese nach 9 Wochen abgeschlossen ist.

Die sofortige Wiederherstellung der Thoraxwandstabilität ohne Behinderung ihrer Eigenelastizität ist möglich. Selbst bei Polytraumatisierten kann, wenn nicht andere Indikationen die Beatmung verlangen, frühzeitig auf Spontanatmung übergegangen werden.

Selbst bei Grenzbelastungen wie der Reanimation kann die Osteosynthese den mechanischen Belastungen standhalten, welche durchaus geeignet sind, erneut Rippen zu brechen.

Ein isolierender Effekt, welcher elektrische Reanimationsmaßnahmen beeinträchtigen könnte, wurde nicht beobachtet.

9.4 Anwendung der neuen Implantate

Die Anwendungsmöglichkeiten der neuentwickelten Implantate werden in der Abb. 108 dargestellt.

9.5 Indikationen

Voraussetzung zur Thoraxwandstabilisierung ist ein instabiler Thorax so erheblichen Ausmaßes, daß die Instabilität atemmechnaisch wirksam wird. Das bedeutet, daß die Rippenserienfraktur, der sogenannte Scharniertyp, keine Indikation darstellt, also Schweregrad 0–1 der eigenen Einteilung. Ebenfalls keine Indikation wird beim schweren Schädelhirntrauma gesehen, welches per se eine Indikation zur langfristigen Beatmung darstellt. Als Kontraindikation gelten generalisierte Sepsis, eine manifeste pulmonale Infektion sowie eine metabolische Entgleisung. Keine entscheidende Besserung wird die Maßnahme zu einem späteren Zeitpunkt bringen, wenn die Infektion mit nosokomialen Keimen bereits erfolgt ist. Innerhalb der ersten 6 h muß entschieden werden, ob eine Thoraxwandstabilisierung sinnvoll ist, auch wenn zu diesem Zeitpunkt die Kompensationsmechanismen noch nicht erschöpft sind und eine noch suffiziente Atmung ermöglichen. Alle sekundären Thoraxwandstabilisierungen konnten den Verlauf nicht mehr günstig beeinflussen, oft waren die Rippenosteosynthesen sogar infiziert und ein ständiger septischer Herd.

Eine gute Indikation sehen viele Autoren, die Stabilisierung im Anschluß einer ohnehin indizierten Thoracotomie durchzuführen. Die fistelnde Lungenparenchymverletzung stellt eine von innen offene Fraktur dar und gehört damit ebenfalls zu den guten Indikationen, besonders im höheren Alter.

Die isolierte Thoraxwandinstabilität ab Schweregrad 2 stellt mit zunehmendem Instabilitätsgrad eine gute Indikation dar.

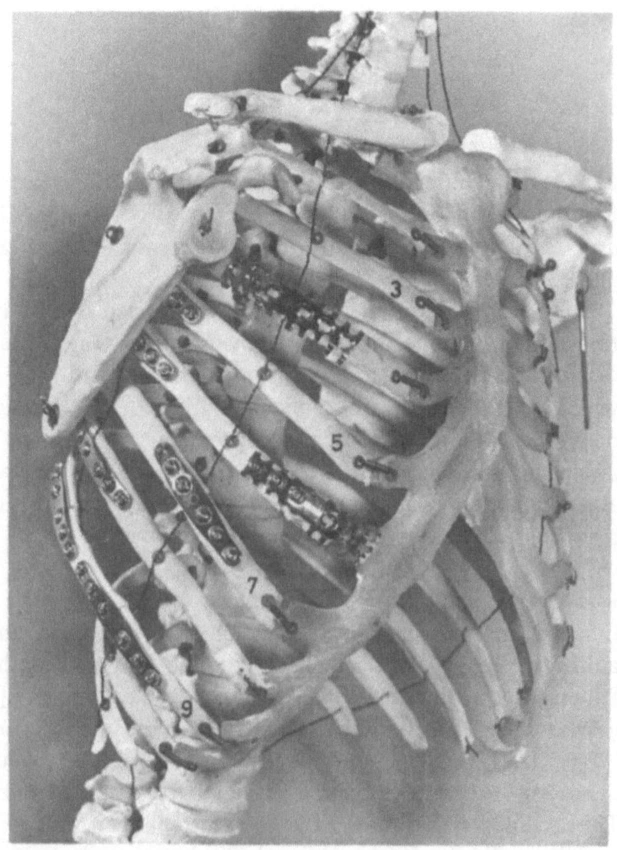

Abb. 108. Anwendungsbeispiele der isoelastischen Rippenplatten. 4. Rippe: Ausschließliche Klammerfixation nur bei schwachen Rippen, wo Schrauben keinen Halt finden. 5. und 7. Rippe: Die Schraubplatte ist das Standardimplantat. 9. Rippe: Stückbruch mit 2 Schraubplatten. 6. Rippe: Stückbruch, dorsal Schraubplatte, am Knorpel Klammerfixation

Als fakultative Indikation gilt der instabile Thorax als Reanimationsfolge und im Zusammenhang mit einer schweren Mehrfachverletzung, wo die bisherigen Beobachtungen noch nicht ausreichen.

10 Diskussion

Seit 3 Jahrzehnten findet der Begriff der Thoraxwandinstabilität noch keine einheitliche Beurteilung im Behandlungskonzept des Polytraumas. Die Stabilisierung von Brustwand und Atemphysiologie kann grundsätzlich auf 2 Arten erzielt werden, der Überdruckbeatmung und der operativen Rekonstruktion.

Im Gegensatz zum mehr lungenphysiologisch orientierten Pulmologen neigt der Traumatologe mehr zu einer mechanistischen Betrachtungsweise und identifiziert sich eher damit, die Instabilität als Ursache der respiratorischen Insuffizienz anzusehen als andere Ursachen, wie Lungenkontusion und Polytrauma. Der Aspekt der Instabilität soll deshalb, auch wenn die vorliegende Arbeit sich bevorzugt damit beschäftigt, nur als Teil des ganzen Therapiekonzeptes gesehen werden. Es soll auch nicht der Eindruck erweckt werden, daß man mit einem solitären Therapiekonzept jeden instabilen Thorax oder gar Polytraumatisierten mit instabilem Thorax behandeln könne.

Was ist Thoraxwandinstabilität und was ist Stabilität?
Ersteres ist stark wechselnd und von der Atemform und dem klinischen Gesamtzustand abhängig. Ein objektives Maß dafür zu finden, wird deshalb wenig sinnvoll sein. Indirekte Parameter sind nicht zuverlässig. Auch wenn Kummer [157] eine Verbesserung der Blutgaswerte bei 4 Patienten nach Thoraxwandstabilisierung nachgewiesen hat und Vecsei [201] die reversible Verschlechterung verschiedener lungenphysiologischer Werte beim instabilen Thorax des Schafs gezeigt hat, so gibt es unzweifelhaft eine ganze Anzahl von Thoraxverletzungen mit Brustwandinstabilität, welche weiter eine suffiziente Atmung ausführen. Trinkle [99] und Fasol [70] haben nachgewiesen, daß auch mit diesem extremen Standpunkt respektable therapeutische Erfolge erzielt werden können.

Die Wiederherstellung der Thoraxwandstabilität bedeutet für uns, mit operativen Mitteln die mechanischen Eigenschaften des Brustkorbes (besser wäre die amerikanische Ausdrucksweise cage = Brustkäfig) wiederherzustellen und über einen Zeitraum zu erhalten, bis die Rippenspangen ihre ursprünglichen Eigenschaften wiederhergestellt haben.

So selbstverständlich das klingt, so ist dies ebenfalls ein extremer Standpunkt, welcher von anderen als überflüssig oder gar gefährlich angesehen werden kann.

Überflüssig deshalb, weil frühere Autoren mit deutlich schwächeren Implantaten klinisch gute Ergebnisse erzielen konnten. Die ganze Gruppe der Drahtosteosynthesen wäre hier zu nennen (Literatur s. 2.2.2). Unnötig auch deshalb, weil die Plattenosteosynthesen einen größeren technischen und zeitlichen Aufwand bedingen als Drahtverfahren.

Als gefährlich für die Aufrechterhaltung der Stabilität halten andere eine kräftige Montage insofern, als sie die Beobachtung gemacht haben (Aigner [108], Labitzke [163], Poigenfürst [182]), daß sich Schrauben gelegentlich lockern und ihre eigentliche Funktion frühzeitig aufgeben. Unter der Vorstellung, daß die Rippe eine Federspange darstellt, muß eine Behinderung der Rippenelastizität in einem umschriebenen Abschnitt zur Belastungsspitze am Ende dieser Behinderung führen. Jede Montage, auch eine relativ schwache, muß dieses Belastungsmaximum am Ende dann aufweisen, wenn sie über ihre gesamte Länge eine gleichbleibende Steifigkeit hat. Entsprechend den Erkenntnissen des Leichtbaus kann man große Kräfte auf eine Fläche verteilen, wenn die einzelnen Verankerungspunkte gleichmäßig belastet werden (dünnes Aluminiumblech, Nieten,-schwache Rippen, Corticalisschrauben). Diese plötzliche Änderung mechanischer Eigenschaften am Plattenende-Knochen-Übergang stellt ein auch in der übrigen Osteosynthesepraxis auftretendes Problem dar, welches mit dem Begriff Plattenrandbruch zusammenhängt. Der mit den Osteosyntheseverfahren vertraute Chirurg kann nach einiger Erfahrung gut abschätzen, welches Implantat geeignet ist, den entsprechenden Knochen zu stabilisieren. Bei der Rippe würde man so empirisch sicher auf ein schwächeres Implantat kommen. Die Rippenosteosynthese stellt aber insofern einen Sonderfall dar, als keine vorübergehende Entlastung möglich ist und die hohe Stabilität der Platte mit einer übermäßigen Steifigkeit verbunden ist.

Rippenfrakturen heilen im allgemeinen mit einem kugeligen Callus aus. Dabei entsteht eine periostale Vermuffung lange bevor die beiden Corticales wieder aneinander Anschluß gefunden haben, entsprechend der Abb. 109 von Bruns [7]. Aufgrund der Präparate von unversorgten Rippen beim Menschen (Abb. 102) und im Tierversuch (Abb. 78) wurde diese Reaktion ebenfalls beobachtet: Im Gegensatz zu der Abbildung von Bruns jedoch setzt sich der Frakturspalt im periostalen Callus solange fort, bis der Abstand von der Mitte (sogenannte „neutrale Faser") groß genug ist. Der knöcherne Durchbau beginnt dann wieder zentripetal. So kommt es zu einer gewaltigen Knochenneubildung, welche in beiden Corticales langsamer vonstatten geht als der innere sogenannte endostale Durchbau bei der primären Frakturheilung. Auf die ständige Instabilität weist eben diese sekundäre Form der Frakturheilung an der Rippe hin. Ein Osteosyntheseverfahren muß sich daran orientieren, ob darunter eine primäre Knochenheilung möglich ist. Albrecht [109] z.B. zeigt Bilder mit eindeutigen Unruhezonen unter den Zuggurtungsdrähten (Abb. 19). Vecsei

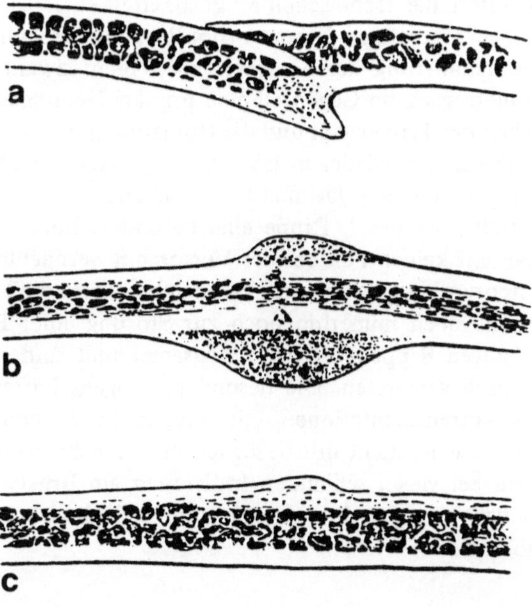

Abb. 109a–c. Verschiedene Formen der Knochenheilung an der Rippe. (Aus Bruns, 1882)

[200] beschreibt ebenfalls eine primäre Frakturheilung beim Schaf, Röntgenaufnahmen oder histologische Schnitte sind in der Veröffentlichung nicht enthalten. Ergebnisse von biomechanischen Untersuchungen anderer Rippenplatten liegen nicht vor.

Es wird weiter zu diskutieren sein, ob eine entsprechende Osteosyntheseplatte nun eigentlich nur die geringen aktiven Kräfte, wie bei den Dehnungsmeßstreifen ermittelt, oder einen gewissen Prozentsatz der passiven Belastbarkeit des knöchernen Rippenskeletts aufweisen muß. Die Dehnungsmeßstreifenuntersuchungen sind keinesfalls beim instabilen Thorax sondern bei der Rippenresektion durchgeführt worden. Der übrige Thorax ist stabil, so daß nur die aktiven Kräfte an der einzelnen Rippe ermittelt wurden. Wenn ein ganzes Brustwandsegment beweglich ist, müssen sich die intrathorakalen Druckverhältnisse auf das freie Segment übertragen und zwar proportional zur Fläche des betroffenen Segmentes. Am Beispiel der schwächsten Montageschiene, der Labitzke-Platte, tritt also im Fall der Durchtrennung einer einzigen Rippe bei stabilem Thorax ein Biegemoment von ca. 30 N mm auf. Die Montageschiene läge mit einer Bruchlast von 4,2 N bei einem maximalen Biegemoment von 126 N mm immer noch viermal höher als die aktive Kraft an der Rippe. Trotzdem erreicht sie nur 8% der Tragfähigkeit und 1% der Steifigkeit der Ausgangsrippe. Die individuellen Werte für Bruchlast und Federkonstante weisen eine erhebliche Schwankungsbreite auf. Gleichwohl ist der physiologische Spielraum gering, treten doch bei Hustenstößen und anderen eigentlich nichttraumatischen Ereignissen Rippenfrakturen auf, auch wenn die Knochenkonsistenz keine pathologischen Veränderungen aufweist. Auch dies ist ein weiteres Argument, die Stabilität der Osteosynthese nahe an die der Ausgangsrippe heranzuführen. Soll eine rasche Mobilisation, Umlagerung oder andere operative Eingriffe, z.B. in Seitenlagerung ermöglicht werden, ist die Voraussetzung eben wieder eine stabile Osteosynthese, welche die volle Belastbarkeit des Brustkorbes sicherstellt. Beim Schwerverletzten sollte eine Reanimationsmaßnahme auch nicht wegen einer Thoraxwandstabilisierung ausgeschlossen werden müssen. Krallen- und Schraubenverankerung kombiniert mit der Umsteigemöglichkeit von der Schrauben- zur Krallenfixation erweitert die technischen Möglichkeiten einer Rippenosteosynthese, indem die durch den Knochen gesetzten Grenzen zum Rippenknorpel hin überschritten werden können. Daß die Umklammerung des Knorpels eben nicht zwangsläufig zum Untergang desselben führt, sondern ganz im Gegenteil eine primäre Heilung an der Knorpelknochengrenze ermöglicht, haben der Tierversuch und die Humanpräparate erwiesen.

Die immer wieder in Diskussion gebrachte Stabilisierung nur einiger Rippen (Matthews [347] halten wir für nicht ausreichend. Aus dem statistischen Datenmaterial wurde ermittelt, daß die 7. Rippe eine besonders hohe Festigkeit und Stabilität hat. Diese sollte man auf keinen Fall bei der Versorgung vernachlässigen. Da Nachbarrippen auch zwischen Osteosyntheseplatten mit Pseudarthrosen verheilen, muß hier eine Instabilität vorliegen, welche doch immerhin noch zur Störung einer Frakturheilung ausreicht. Auch die randständigen Rippen verheilen langsamer und finden später ihre Stabilität als die osteosynthetisch versorgten. Die besonderen Eigenschaften der 7. Rippe sollten im Rahmen von Rippentransplantationen mit ausgenützt werden, in dem diese bevorzugt transplantiert wird. Sie ist nicht nur bezüglich ihrer mechanischen Eigenschaften hervorragend, sondern kann bei vielen schlanken Individuen am Brustwandrelief deutlicher abgegrenzt werden, so daß man fast in Analogie zum 7. Halswirbel von einer „Costa prominens“ sprechen möchte.

Wenig hilfreich ist die Auflistung von einigen Behandlungsfällen, bei welchen der Thorax stabilisiert wurde, ohne daß eine einheitliche Operationsmethode vorliegt, da es sich zu einem großen Anteil um polytraumatisierte Patienten handelt, die in kleinen Serien nicht vergleichbar sind. Deshalb wurde eine neue Stadieneinteilung vorgeschlagen, nach welcher in Zukunft die Einteilung und Beurteilung erfolgen sollte.

Die Indikation zur operativen Thoraxwandstabilisierung ist keinesfalls einheitlich. Am wenigsten bestritten ist die Thoraxwandstabilisierung auf dem Rückzug von einer Thoracotomie, welche von Dor [135, 136], Kessler [154], Manzano [166], Toumieux [415] und Majeski [345] vertreten wird. Nur für diese spezielle Indikation, wo der Brustkorb ohnehin von innen eröffnet ist, könnte man sich für die Zukunft vielleicht eine Platte mit Memorylegierung vorstellen, welche an der Innenseite glatt ist und ohne weitere Freilegung angelegt werden kann. Die Indikationsstellung ohne zusätzliche Thoracotomieindikation ist wesentlich schwieriger. Die Ansicht von Kolb [78], daß ein zusätzlicher operativer Eingriff beim Schwerverletzten vermieden werden sollte, ist weit verbreitet. Manzano und Labitzke [160] sehen das hohe Alter auch bei Rippenserienfrakturen als zusätzliche Indikation an, da eine längere Immobilisierung und Beatmung von diesen Patienten noch weniger toleriert wird. Adkins [107] operiert, wenn die Instabilität des Thorax nicht anders kontrolliert werden kann oder wenn eine Verlegung in eine andere Klinik unter Katastrophenbedingungen erforderlich ist. Beim noch suffizient atmenden Verletzten, welcher kurz nach dem Unfall in die Klinik eingeliefert wird, gehört schon eine fast hellseherische Faähigkeit dazu, den Verlauf vorab einzuschätzen, um die Indikation zur operativen Stabilisierung zu stellen. Möglicherweise wird sich seine Atmung entgegen den Erwartungen rasch normalisieren und ein Eingriff wäre überflüssig gewesen. Andernfalls kann nach 3 Tagen das Bild einer Schocklunge auftreten, wo der beste Zeitpunkt zur Stabilisierung versäumt ist. Vorausgesetzt die Instabilität ist für die Atmung beeinträchtigend, so sollte vor Entstehen irrevesibler Zustände die Thoraxwandstabilisierung innerhalb der ersten 6 h durchgeführt werden. Eine kurzfristige Beatmung wird im allgemeinen ohne Probleme toleriert. Sich abwartend zu verhalten und die Verschlechterung erst einmal abzuwarten, um dann den Eingriff durchzuführen, muß als gefährlich gelten.

Die klinischen Fragen können in diesem Zusammenhang nicht geklärt werden. Daß spezielle geformte Implantate den Eigenschaften der Rippen gerecht werden können und dabei auch zur primären Knochenheilung führen, halten wir für nachgewiesen. Ein Großteil der in der Literatur mitgeteilten operativen Thoraxwandstabilisierung stellt bei strenger Auslegung des Begriffs nur eine Verringerung der Thoraxwandinstabilität dar. Mit einer stabilen belastungsfähigen Osteosynthese sind die Traumafolgen mit einem wenig belastenden Eingriff zu beseitigen. In allen Fällen, auch wenn andere Komplikationen den Verlauf ungünstig beeinflussen, konnte die Spontanatmung zu einem frühen Zeitpunkt wieder hergestellt werden, am eindrucksvollsten beim isolierten Thoraxtrauma. Im Interesse einer Wiederherstellung der physiologischen Verhältnisse von Atmung und Kreislauf wird die Stabilisierung der Brustwand möglicherweise einen ähnlichen Stellenwert einnehmen, wie er Verletzungen anderer Körperhöhlen bereits zugestanden wird.

VERS.-NR.	ALTER	breit (mm)	hoch (mm)	Querschnitt	Bruchlast F N						Bruchspannung σ N/mm²						Federkonstante c N/mm						Steifigkeit E N/mm²					
					Implantat	Rippe	Montage	I/R	M/I	M/R	Implantat	Rippe	Montage	I/R	M/I	M/R	Implantat	Rippe	Montage	I/R	M/I	M/R	Implantat x 10	Rippe	Montage	I/R x 10	M/I x 10⁻¹	M/R
												D	C	P	6	S												
1.1.1	$_{8}79^{w}_{re}$	11.7	6.3	58.2	492	95	114	5.18	0.23	1.2	865	62.5	75.0	13.84	0.09	1.20	73.8	26.4	22.4	2.80	0.30	0.85	9728	6617	5615	1.47	0.58	0.85
1.1.2	$_{6}76^{w}_{re}$	9.7	6.1	46.7	492	73	58	6.74	0.12	0.79	865	61.8	49.1	14.00	0.06	0.79	73.8	17.2	12.8	4.29	0.17	0.74	9728	5729	4263	1.70	0.44	0.74
1.1.3	$_{8}72^{m}_{re}$	15.6	6.5	80.1	492	186	245	2.65	050	1.37	865	86.2	113.6	10.03	0.13	1.32	73.8	40.0	40.0	1.85	0.54	1.00	9728	6848	6848	1.42	0.70	1.00
1.1.4	$_{8}79^{w}_{li}$	12.2	6.5	62.6	492	89	44	5.53	0.09	0.49	865	52.8	26.1	16.38	0.03	0.49	73.8	23.2	9.2	3.18	0.12	0.40	9728	5079	2014	1.92	0.21	0.40
												D	C	P	4	S												
1.2.1	$_{7}79^{w}_{li}$	11.5	8.4	76.3	492	164	80	3.0	0.12	0.49	865	61.8	30.1	14.00	0.03	0.50	73.8	46.4	25.6	1.59	0.35	0.55	9728	4993	2755	1.95	0.28	0.55
1.2.2	$_{4}64^{m}_{re}$	13.5	5.8	61.9	492	106	76	4.64	0.15	0.72	865	70.0	51.2	12.36	0.06	0.73	73.8	22.0	9.2	3.35	0.12	0.42	9728	6126	2562	1.59	0.26	0.42
1.2.3	$_{5}64^{m}_{li}$	12.2	5.5	53.0	492	80	59	6.15	0.11	0.74	865	66.2	48.8	13.07	0.06	0.74	73.8	20.8	13.6	3.55	0.18	0.65	9728	7515	4913	1.29	0.51	0.65

VERS.-NR.	ALTER	breit	hoch	Querschnitt	Bruchlast F (N)						Bruchspannung σ (N/mm²)						Federkonstante c (N/mm)						Steifigkeit E (N/mm²)					
					Implantat	Rippe	Montage	I/R	M/I	M/R	Implantat	Rippe	Montage	I/R	M/I	M/R	Implantat	Rippe	Montage	I/R	M/I	M/R	Implantat x 10	Rippe	Montage	I/R x 10	M/I x 10 - 1	M/R
											R	E	K.	P	L.	6	S											
1.3.1	${}_{6}79^{w}_{re}$	9.8	6.2	48.0	117	74	76	1.58	0.65	1.03	699	60.0	61.6	11.65	0.09	1.03	23.2	17.2	15.2	1.35	0.66	0.88	14449	5400	4772	2.68	0.33	0.88
1.3.2	${}_{10}76^{w}_{li}$	14.0	6.0	66.4	117	158	136	0.74	1.16	0.86	699	95.8	82.5	7.30	0.12	0.86	23.2	32.4	25.2	0.72	1.09	0.77	14449	7858	6112	1.84	0.42	0.77
1.3.3	${}_{9}76^{w}_{li}$	16.2	6.7	85.7	117	166	135	0.70	1.15	0.81	699	69.8	56.8	10.10	0.08	0.81	23.2	31.6	17.6	0.73	0.76	0.56	14449	4757	2694	3.04	0.19	0.56
1.3.4	${}_{7}46^{m}_{li}$	13.3	10.2	107.1	117	395	212	0.30	1.81	0.54	699	87.2	46.8	8.02	0.07	0.54	23.2	121.6	43.6	0.19	1.88	0.36	14449	6318	2266	2.29	0.16	0.36
1.3.5	${}_{8}46^{m}_{li}$	11.1	11.1	97.3	117	351	228	0.33	1.95	0.65	699	78.4	50.9	8.92	0.07	0.65	23.2	88.0	46.4	0.26	2.00	0.53	14449	4252	2242	3.40	0.16	0.53
1.3.6	${}_{7}76^{w}_{re}$	11.3	5.6	50.0	117	83	38	1.41	0.32	0.46	699	71.6	32.8	9.76	0.05	0.46	23.2	24.8	10.0	0.94	0.43	0.40	14449	9163	3695	1.58	0.26	0.40
1.3.7	${}_{6}72^{m}_{re}$	14.4	7.2	81.0	117	234	249	0.50	2.13	1.06	699	95.8	101.9	7.30	0.15	1.06	23.2	59.2	28.0	0.39	1.21	0.47	14449	8079	3821	1.79	0.26	0.47
											R	E	K.	P	L.	4	S											
1.4.1	${}_{6}79^{w}_{li}$	9.7	6.3	48.3	117	98	83	1.19	0.71	0.85	699	77.8	65.9	8.98	0.09	0.85	23.2	22.0	16.8	1.05	0.72	0.76	14449	6654	5081	2.17	0.35	0.76
1.4.2	${}_{7}72^{m}_{re}$	14.4	6.8	77.4	117	183	142	0.64	1.21	0.78	699	84.0	65.2	8.32	0.09	0.78	23.2	46.8	18.8	0.50	0.81	0.40	14449	7582	3046	1.91	0.21	0.40
1.4.3	${}_{5}73^{m}_{li}$	17.1	6.7	90.5	117	97	67	1.21	0.57	0.69	699	38.6	26.7	18.11	0.04	0.69	23.2	27.6	10.0	0.84	0.43	0.36	14449	3936	1426	3.67	0.10	0.36
1.4.4	${}_{9}46^{m}_{li}$	15.5	8.2	100.4	117	278	183	0.42	1.56	0.66	699	81.5	53.6	8.58	0.08	0.66	23.2	80.0	23.2	0.29	1.00	0.29	14449	6865	1991	2.10	0.14	0.29
1.4.5	${}_{10}46^{m}_{li}$	15.5	7.0	85.7	117	195	153	0.60	1.31	0.78	699	78.5	61.6	8.90	0.09	0.79	23.2	44.8	29.2	0.52	1.26	0.65	14449	6186	4028	2.34	0.28	0.65

VERS.-NR.	ALTER	breit	hoch	Querschnitt	Bruchlast F (N)						Bruchspannung σ (N/mm²)						Federkonstante c (N/mm)						Steifigkeit E (N/mm²)					
					Implantat	Rippe	Montage	I/R	M/I	M/R	Implantat	Rippe	Montage	I/R	M/I	M/R	Implantat	Rippe	Montage	I/R	M/I	M/R	Implantat x 10	Rippe	Montage	I/R x 10	M/I x 10 - 1	M/R
													1/3	R	6	S												
1.5.1	w 5 79 re	10,6	4,5	37,6	67	43	42	1,56	0,63	0,98	1283	61,2	59,8	20,96	0,05	0,98	10,4	7,2	7,2	1,44	0,69	1,0	47789	5466	5466	8,74	0,11	1,0
1.5.2	w 6 76 li	10,5	7,1	58,9	67	119	65	0,56	0,97	0,55	1283	68,7	37,5	18,68	0,03	0,55	10,4	24,0	10,0	0,43	0,96	0,42	47789	4684	1952	10,20	0,04	0,42
1.5.3	m 4 64 li	14,8	6,0	70,1	67	111	73	0,60	1,09	0,66	1283	63,7	41,9	20,14	0,03	0,66	10,4	24,4	12,0	0,43	1,15	0,45	47789	6056	2753	7,89	0,06	0,45
1.5.4	w 9 76 re	12,0	5,6	53,1	67	82	78	0,82	1,16	0,95	1283	66,6	63,4	19,26	0,05	0,95	10,4	20,0	9,2	0,52	0,88	0,46	47789	6962	3202	6,86	0,07	0,46
													1/3	R	4	S												
1.6.1	w 10 79 re	16,2	5,8	74,2	67	88	38	0,76	0,57	0,43	1283	49,3	21,3	26,02	0,02	0,43	10,4	19,2	6,8	0,54	0,65	0,35	47789	4455	1578	10,73	0,03	0,35
1.6.2	w 10 76 re	10,6	5,0	41,9	67	74	64	0,90	0,95	0,86	1283	85,3	73,8	15,01	0,06	0,87	10,4	13,2	5,2	0,79	0,50	0,39	47789	7306	2878	6,54	0,06	0,39
1.6.3	m 5 64 re	12,0	6,4	60,7	67	127	66	0,53	0,99	0,52	1283	79,0	41,1	16,24	0,03	0,52	10,4	31,2	7,2	0,33	0,69	0,23	47789	7273	1678	6,57	0,04	0,23
													1/4	R	8 /	6	S											
1.7.1	w 5 79 li	12,0	4,4	41,7	17	56	31	0,30	1,82	0,55	437	73,7	40,8	5,93	0,09	0,55	1,5	9,6	3,2	0,16	2,13	0,33	9256	6889	2296	1,34	0,25	0,33
1 8 1	w 11 79 re	14,8	4,0	46,8	17	40	21	0,43	1,24	0,53	437	51,6	27,1	8,47	0,06	0,53	1,5	6,0	2,4	0,25	1,60	0,40	9256	4647	1859	1,99	0,20	0,40

VERS.-NR.	ALTER	breit	hoch	Querschnitt	Bruchlast F (N) Implantat	Rippe	Montage	I/R	M/I	M/R	Bruchspannung σ (N/mm²) Implantat	Rippe	Montage	I/R	M/I	M/R	Federkonstante c (N/mm) Implantat	Rippe	Montage	I/R	M/I	M/R	Steifigkeit E (N/mm²) Implantat x 10	Rippe	Montage	I/R x 10	M/I x 10 - 1	M/R
JUDET 8																												
2.1.1	W 10/76 li	14.0	6.0	66.4	8	158	19	0.05	2.38	0.12	513	95.8	11.5	5.35	0.02	0.12	0.8	32.4	2.8	0.02	3.50	0.09	20501	7858	679	2.61	0.03	0.09
2.1.2	W 11/76 li	11.4	5.1	45.9	8	61	15	0.13	1.86	0.25	513	62.9	15.5	8.16	0.03	0.25	0.8	11.2	0.8	0.07	1.00	0.07	20501	5433	388	3.77	0.02	0.07
JUDET 12																												
2.2.1	W 9/79 li	16.0	4.8	60.7	8	60	11	0.13	1.37	0.18	513	49.7	9.1	10.32	0.02	0.18	0.8	8.8	0.8	0.09	1.00	0.09	20501	3648	332	5.62	0.02	0.09
2.2.2	W 5/76 re	9.7	4.8	36.8	8	50	12	0.16	1.50	0.24	513	68.4	16.4	7.50	0.03	0.24	0.8	9.2	1.2	0.09	1.50	0.13	20501	6288	820	3.26	0.04	0.13
VECSEI 2																												
2.3.1	W 9/76 li	16.2	6.7	85.7	63	166	13	0.38	0.21	0.08	810	69.8	5.5	11.60	0.01	0.08	5.5	34.8	2.0	0.16	0.36	0.05	16970	5239	301	3.24	0.02	0.05
2.3.2	W 11/76 re	10.0	3.9	30.8	63	47	18	1.37	0.29	0.38	810	94.4	36.2	8.58	0.04	0.38	5.5	6.4	2.0	0.86	0.36	0.31	16970	7915	2474	2.14	0.15	0.31
VECSEI 3																												
2.4.1	W 10/79 li	14.0	6.2	68.6	63	95	54	0.66	0.86	0.57	810	53.9	30.7	15.03	0.04	0.57	5.5	21.6	5.2	0.25	0.95	0.24	16970	4747	1143	3.57	0.07	0.24
2.4.2	W 5/76 li	10.5	5.8	48.1	63	78	46	0.81	0.73	0.59	810	67.5	39.8	12.00	0.05	0.59	5.5	12.4	4.8	0.44	0.87	0.39	16970	4438	1718	3.82	0.10	0.39

VERS.-NR.	ALTER	breit	hoch	Querschnitt	Bruchlast F (N)						Bruchspannung σ (N/mm²)						Federkonstante c (N/mm)						Steifigkeit E (N/mm²)					
					Implantat	Rippe	Montage	I/R	M/I	M/R	Implantat	Rippe	Montage	I/R	M/I	M/R	Implantat	Rippe	Montage	I/R	M/I	M/R	Implantat x 10	Rippe	Montage	I/R x 10	M/I x 10^{-1}	M/R
												L	A	B	I	T	Z	K	E									
2.5.1	79 w, 7 re	10.0	7.6	60.0	4	123	8	0.03	1.90	0.07	985	65.1	4.2	15.13	0.00	0.07	0.1	28.4	0.4	0.00	4.00	0.01	14061	4745	67	2.96	0.00	0.01
2.5.2	76 w, 8 re	12.0	5.4	51.2	4	72	6	0.06	1.43	0.08	985	62.9	5.2	15.66	0.01	0.08	0.1	15.2	0.4	0.01	4.00	0.03	14061	5898	155	238	0.01	0.03
												D	R	A	H	T												
3.1.1	76 w, 8 li	13.4	5.8	61.4	42	89	6	0.48	0.14	0.07	2490	60.3	4.1	41.29	0.00	0.07	2.0	20.8	0.4	6.10	0.20	0.02	21251	5834	112	3.64	0.01	0.02
3.2.1	76 w, 7 li	11.2	8.6	76.1	76	190	48	0.40	0.63	0.25	2490	70.1	17.7	35.52	0.01	0.25	3.9	52.4	6.0	0.07	1.54	0.12	21251	5395	618	3.94	0.03	0.12
3.3.1	72 m, 5 re	10.7	7.8	65.9	9	150	19	0.06	2.07	0.13	813	70.4	8.5	11.55	0.01	0.13	0.1	46.4	3.2	0.00	32.00	0.07	21	6701	462	0.00	22.00	0.07
3.4.1	72 m, 6 re	12.2	7.6	73.2	9	124	10	0.07	1.09	0.08	813	53.8	4.3	15.11	0.01	0.08	0.1	9.2	1.2	0.01	12.00	0.13	21	1260	164	0.02	7.81	0.13
3.5.1	72 m, 7 re	12.5	7.8	77.0	9	218	29	0.04	3.15	0.13	813	87.6	11.6	9.28	0.01	0.13	0.1	62.8	4.0	0.00	40.00	0.06	21	7764	455	0.00	23.57	0.06
3.6.1	73 m, 6 re	17.0	6.9	92.7	9	117	8	0.08	0.87	0.07	813	44.2	3.0	18.39	0.00	0.07	0.1	44.4	1.2	0.00	12.00	0.03	21	5830	158	0.00	7.52	0.03

VERS.-NR.	ALTER	breit	hoch	Querschnitt	Bruchlast F (N)						Bruchspannung σ (N/mm²)						Federkonstante c (N/mm)						Steifigkeit E (N/mm²)					
					Implantat	Rippe	Montage	I/R	M/I	M/R	Implantat	Rippe	Montage	1/R	M/I	M/R	Implantat	Rippe	Montage	I/R	M/I	M/R	Implantat x 10	Rippe	Montage	I/R x 10	M/I x 10 − 1	M/R
												F I X. E X T.																
4.1.1	$_{7}79^{w}_{re}$	10.0	7.6	60.0	144	123	28	1.17	0.19	0.23	1375	65.1	14.8	21.12	0.01	0.23	1.1	28.4	3.2	0.04	2.91	0.11	1237	4744	535	0.26	0.43	0.11
4.2.1	$_{5}73^{m}_{re}$	18.0	6.6	93.9	144	108	38	1.33	0.26	0.35	1375	42.1	14.8	32.66	0.01	0.35	1.1	36.8	6.0	0.03	5.45	0.16	1237	5215	850	0.24	0.69	0.16
4.3.1	$_{6}73^{m}_{li}$	18.0	6.2	88.2	288	112	62	2.57	0.22	0.55	1375	49.5	27.4	27.78	0.02	0.55	2.2	38.8	8.0	0.06	3.64	0.21	1237	6633	1368	0.19	1.11	0.21
												S C H R A U B E N																
5.1.1	$_{5}72^{m}_{re}$	10.7	7.5	63.4	131	161	26	0.81	0.20	0.16	1283	81.7	13.2	15.70	0.01	0.16	14.8	42.4	3.6	0.35	0.24	0.08	13686	6689	585	2.02	0.04	0.08
												S O N D E R. K O. J U D E T + R E K.																
6.1.1	$_{8}76^{w}_{re}$	12.0	5.4	51.2	125	72	48	1.74	0.38	0.67	699	62.9	41.9	11.11	0.06	0.67	24.0	15.2	6.0	1.58	0.25	0.3 9	14449	5898	2328	2.45	0.16	0.39
6.1.2	$_{8}72^{m}_{li}$	15.8	7.0	87.4	125	202	76	0.62	0.61	0.38	699	79.7	30.0	8.77	0.04	0.38	24.0	52.0	10.4	0.46	0.43	0.20	14449	7038	1408	20 5	0.10	0.20

VERS.-NR.	ALTER	breit	hoch	Querschnitt	Bruchlast F (N) Implantat	Rippe	Montage	I/R	M/I	M/R	Bruchspannung σ (N/mm²) Implantat	Rippe	Montage	I/R	M/I	M/R	Federkonstante c (N/mm) Implantat	Rippe	Montage	I/R	M/I	M/R	Steifigkeit E (N/mm²) Implantat x 10	Rippe	Montage	I/R x 10	M/I x 10 − 1	M/R
												P	R	O	T	O	T	Y	P	E	N		H	U	G			
7.1.1	7 30 m re	14.0	6.3	69.7	66	214	103	0,31	1.56	0.48	1212	117.7	56.6	10.30	0.05	0.48	4.9	47.1	50.0	0.10	10.20	1.06	21597	9862	10469	2.19	0.48	1.06
7.1.2	6 61 m li	14.0	7.2	79.6	66	189	82	0.35	1.24	0.43	1212	79.6	34.5	15.23	0.03	0.43	4.9	43.2	13.1	0.11	2.67	0.30	21597	6060	1838	3.56	0.09	0,30
7.1.3	5 40 m li	15.4	6.7	81.5	66	237	88	0.28	1.33	0.37	1212	104.7	38.9	11.58	0.03	0.37	4.9	44.5	13.1	0.11	2.67	0.29	21597	7042	2073	3.07	0.10	0.29
												M	E	C	R	O	N	1	S									
7.2.1	8 61 m re	16.7	6.4	84.4	84	181	70	0.46	0.83	0.39	1050	80.8	31.3	13.00	0.03	0.39	5.5	47.1	21.1	0.12	3.84	0.45	12030	7886	3533	1.53	0.29	0.45
7.2.2	7 61 m li	16.7	6.4	84.4	197	182	116	1.08	0.59	0.64	887	81.3	51.8	10.79	0.06	0.64	19.7	42.1	42.1	0.47	2.14	1.00	10637	7049	7049	1.51	0.66	1.00
7.2.3	8 30 m re	14.4	6.4	72.8	197	203	123	0.97	0.62	0.61	887	105.1	63.7	8.44	0.07	0.61	19.7	38.1	13.1	0.52	0.66	0.34	10637	7398	2544	1.44	0.24	0.34
												M	E	C	R	O	N	1	K									
7.3.1	10 30 m li	9.4	5.3	39.4	204	151	108	1.35	0.53	0.72	918	174.7	125.0	5.25	0.13	0.72	17.4	30.1	16.0	0.58	0.92	0.53	9395	15766	8380	0.60	0.89	0.53
												M	E	C	R	O	N	1	K + S									
7.4.1	10 30 m li	9.4	5.3	39.4	204	151	121	1.35	0.59	0.80	918	174.7	140.0	5.25	0.14	0.80	17.4	30.1	16.0	0.58	0.92	0.53	9395	15766	8380	0.60	0.89	0.53

VERS.-NR.	ALTER	breit	hoch	Querschnitt	Bruchlast F (N)						Bruchspannung σ (N/mm²)						Federkonstante c (N/mm)						Steifigkeit E (N/mm²)					
					Implantat	Rippe	Montage	I/R	M/I	M/R	Implantat	Rippe	Montage	I/R	M/I	M/R	Implantat	Rippe	Montage	I/R	M/I	M/R	Implantat x 10	Rippe	Montage	I/R x 10	M/I x 10 − 1	M/R
											P	O	L	Y	G	L	A	C	T	I	N	P	L	A	T	T	E	
8.1.1	$_{9}30^{m}_{re}$	17.0	6.8	91.3	12 6	246	172	0.51	1.36	0.70	79	93.6	66.8	0.83	0.85	0.70	10.9	50.0	23.5	0.22	2.16	2.16	3784	6856	3223	0.55	0.85	2.16
8.12	$_{6}30^{m}_{re}$	14.7	6.2	72.0	26 4	195	216	1.35	0.82	1.11	95	105.4	116.8	0.90	1.23	1.11	18.8	34.8	42.1	0.54	2.24	1.21	4559	7281	8868	0.63	1.93	1.21
8.1.3	$_{7+}40^{m}_{re}$	15.8	6.0	74.9	134	181	193	0.74	1.44	1.07	76	97.2	103.7	0.78	1.36	1.07	12.0	40.0	32.0	0.30	2.67	0.80	3644	8591	6873	0.42	1.89	0.80
					P	O	L	Y	G	L	A	C	T	I	N	I	N	T	R	A	M	E	D. 3x5 mm + SCHR.					
8.2.1	$_{6}61^{m}_{re}$	16.4	6.4	83.9	42	146	45	0.29	1.07	0.31	10 1	66.4	20.5	1.52	0.20	0.31	3.7	34.5	4.7	0.11	1.27	0.14	4835	5862	801	0.82	0.17	0.14

VERS.-NR.	ALTER	breit	hoch	Querschnitt	Bruchlast F (N) Implantat	Rippe	Montage	I/R	M/I	M/R	Bruchspannung σ (N/mm²) Implantat	Rippe	Montage	I/R	M/I	M/R	Federkonstante c (N/mm) Implantat	Rippe	Montage	I/R	M/I	M/R	Steifigkeit E (N/mm²) Implantat x 10	Rippe	Montage	I/R x 10	M/I x 10 - 1	M/R
											M	E	C	R	O	N	2	S										
9.1.1	${}^{m}_{7}20_{li}$	12.1	9.4	89.9	120	457	200	0.26	1.66	0.44	960	130.6	57.2	7.35	0.06	0.44	13.1	123.1	61.5	0.11	4.69	0.50	16766	8978	4485	1.87	0.27	0.50
9.1.2	${}^{m}_{6}28_{li}$	13.6	5.0	53.7	120	126	130	0.95	1.08	1.03	960	113.2	116.8	8.48	0.12	1.03	13.1	22.2	16.0	0.59	1.22	0.72	16766	9572	6899	1.75	0.41	0.72
9.1.3	${}^{m}_{7}28_{li}$	15.5	6.4	78.4	120	236	143	0.51	1.19	0.61	960	113.6	68.8	8.45	0.07	0.61	13.1	53.3	16.7	0.25	1.27	0.31	16766	9615	3013	1.74	0.18	0.31
9.1.4	${}^{m}_{6}20_{li}$	14.7	10.0	116.0	120	458	206	0.25	1.72	0.45	960	95.2	42.8	10.08	0.04	0.45	13.1	123.1	27.6	0.11	2.11	0.22	16766	6138	1376	2.73	0.08	0.22
9.1.5	${}^{m}_{6}20_{re}$	10.0	9.6	75.8	120	400	185	0.30	1.54	0.46	960	132.6	61.3	7.24	0.06	0.46	13.1	100.0	57.1	0.13	4.36	0.57	16766	8285	4731	2.02	0.28	0.57
											M	E	C	R	O	N	2	K	R									
9.2.1	${}^{m}_{8}20_{re}$	14.4	9.5	108.1	120	508	96	0.24	0.80	0.19	960	119.4	22.6	8.04	0.02	0.19	13.1	145.5	12.1	0.09	0.92	0.08	16766	8638	718	1.94	0.04	0.08
9.2.2	${}^{m}_{9}28_{re}$	15.0	5.3	62.8	120	155	58	0.77	0.48	0.37	960	112.4	42.1	8.54	0.04	0.37	13.1	29.6	8.3	0.44	0.63	0.28	16766	9716	2724	1.73	0.16	0.28
9.2.3	${}^{m}_{6}28_{re}$	13.0	6.6	67.8	120	239	104	0.50	0.87	0.44	960	128.9	56.1	7.45	0.06	0.44	13.1	57.1	11.1	0.23	0.85	0.19	16766	11199	2177	1.50	0.13	0.19
9.2.4	${}^{m}_{8}28_{re}$	13.8	4.8	52.3	120	132	97	0.91	0.10	0.73	960	126.8	93.2	7.57	0.10	0.73	13.1	21.6	10.8	0.61	0.82	0.50	16766	10374	5187	1.62	0.31	0.50
											M	E	C	R	O	N	2	K	R +	S								
9.3.1	${}^{m}_{9}28_{li}$	12.2	5.6	54.0	120	128	103	0.94	0.89	0.80	960	102.2	82.2	9.39	0.11	0.80	13.1	22.9	18.8	0.57	1.44	0.82	16766	7835	6432	2.14	0.38	0.82
9.3.2	${}^{m}_{7}20_{re}$	14.0	9.8	108.4	120	506	181	0.24	1.51	0.36	960	115.0	41.1	8.35	0.04	0.36	13.1	160.0	39.0	0.08	2.98	0.24	16766	8901	2170	1.88	0.13	0.24
9.3.3	${}^{m}_{5}28_{re}$	13.8	6.2	67.6	120	232	140	0.52	1.17	0.60	960	133.6	80.6	7.19	0.08	0.60	13.1	53.3	21.1	0.25	1.61	0.40	16766	11879	4703	1.41	0.28	0.40

VERS.-NR	ALTER	breit	hoch	Querschnitt	Bruchlast F (N)						Bruchspannung σ (N/mm²)						Federkonstante c (N/mm)						Steifigkeit E (N/mm²)					
					Implantat	Rippe	Montage	I/R	M/I	M/R	Implantat	Rippe	Montage	I/R	M/I	M/R	Implantat	Rippe	Montage	I/R	M/I	M/R	Implantat x 10	Rippe	Montage	I/R x 10	M/I x 10 − 1	M/R
											M	E	C	R	O	N	3											
10.1.1	m 56 li 10	15.3	6.0	72.5	11 8	176	182	0.67	1.54	1.03	54 2	97.6	100.9	5.55	0.19	1.0 3	16.5	32.0	30.8	0.52	1.87	0.96	9091	7098	6831	12 8	0.75	0.96
10.1.2	m 56 re 10	13.8	7.2	78.5	11 8	199	164	0.59	1.39	0.82	54 2	85.0	70.0	6.38	0.13	0.82	16.5	50.0	42.1	0.33	2.55	0.84	9091	7115	5977	12 8	0.66	0.84
10.1.3	m 56 li 7	15.6	7.8	96.1	205	286	283	0.72	1.3 8	0.99	802	92.1	91.1	8.71	0.11	0.99	21.3	61.5	42.1	0.35	1.98	0.6 8	10000	6089	4168	1.64	0.4 2	0.68

VERS.-NR.	ALTER	breit	hoch	Querschnitt	Bruchlast F (N) Implantat	Rippe	Montage	I/R	M/I	M/R	Bruchspannung σ (N/mm²) Implantat	Rippe	Montage	I/R	M/I	M/R	Federkonstante c (N/mm) Implantat	Rippe	Montage	I/R	M/I	M/R	Steifigkeit E (N/mm²) Implantat x 10	Rippe	Montage	I/R x 10	M/I x 10 − 1	M/R
											M	E	C	R	O	N	4	S										
10.2.1	$_{6}56^{m}_{li}$	13.9	7.5	86.7	208	258	253	0.81	1.22	0.98	814	90.9	89.1	8.95	0.11	0.98	32.9	66.7	27.6	0.49	0.84	0.41	15447	7134	2952	2.17	0.19	0.41
10.2.2	$_{7}56^{m}_{re}$	13.3	8.6	90.4	208	277	256	0.75	1.23	0.92	814	86.0	79.5	9.47	0.10	0.92	32.9	66.7	19.5	0.49	0.59	0.29	15447	5779	1690	267	0.11	0.29
10.2.3	$_{5}56^{m}_{re}$	13.5	6.8	72.5	208	161	157	1.29	0.75	0.98	814	78.8	76.8	10.33	0.09	0.98	32.9	33.3	22.9	0.99	0.70	0.69	15447	5750	3954	2.69	0.26	0.69
10.2.4	$_{8}56^{m}_{re}$	14.9	8.0	94.2	208	255	286	0.70	1.37	0.96	814	95.8	91.6	8.50	0.11	0.96	32.9	74.4	26.8	0.44	0.81	0.36	15447	7149	2575	2.16	0.17	0.36
											M	E	C	R	O	N	4	K	R									
10.3.1	$_{5}56^{m}_{li}$	13.3	7.9	79.9	208	201	72	1.03	0.36	0.36	814	74.0	26.5	11.00	0.03	0.36	32.9	42.1	8.5	0.78	0.26	0.20	15447	4706	950	328	0.06	0.20
10.3.2	$_{4}56^{m}_{re}$	15.3	5.6	67.7	208	101	94	2.06	0.45	0.93	814	64.3	59.9	12.66	0.07	0.93	32.9	18.6	12.3	1.77	0.37	0.66	15447	5074	3355	304	0.22	0.66
10.3.3	$_{11}56^{m}_{li}$	14.9	5.3	62.4	208	152	139	1.37	0.67	0.91	814	110.9	101.5	7.34	0.12	0.91	32.9	25.0	14.1	1.32	0.43	0.56	15447	8261	4659	1.87	0.30	0.56
											M	E	C	R	O	N	4	S +	K	R								
10.4.1	$_{5}56^{m}_{li}$	13.3	7.0	79.9	208	201	223	1.03	1.07	1.11	814	74.0	82.1	11.00	0.10	1.11	32.9	42.1	28.6	0.78	0.87	0.68	15447	4706	3197	328	0.21	0.68
10.4.2	$_{8}56^{m}_{li}$	15.4	7.8	94.9	208	234	208	0.89	1.00	0.89	814	76.3	67.8	10.67	0.08	0.89	32.9	53.3	32.0	0.62	0.97	0.60	15447	5346	3210	289	0.21	0.60
10.4.3	$_{6}56^{m}_{re}$	12.9	8.9	114.8	208	256	214	0.81	1.03	0.84	814	76.5	64.0	10.64	0.08	0.84	32.9	57.1	36.4	0.58	1.11	0.64	15447	4602	2934	336	0.19	0.64

VERS.-NR.	ALTER	breit	hoch	Querschnitt	Bruchlast $F_{(N)}$ Rippe	Bruchspannung $\sigma_{(N/mm^2)}$ Rippe	Federkonstante c (N/mm) Rippe	Steifigkeit E (N/mm²) Rippe
					RIPPEN			
11°.1	6 29 li w	15.8	8.1	101.1	272	80.2	68.0	5939
11°.2	3 29 li w	14.4	8.5	96.7	272	79.9	34.8	2886
11°.3	7 28 re m	14.6	6.5	75.0	254	125.0	55.1	10073
11°.4	6 28 li m	13.0	6.0	61.6	191	124.7	42.1	10990
11°.5	4 28 re m	13.6	6.4	67.2	166	91.0	32.7	6723
11°.6	5 20 li m	11.1	9.0	78.9	318	108.1	88.9	8053
11°.7	4 20 re m	12.9	8.5	86.6	310	101.6	76.2	7050
11°.8	5 20 li m	13.1	9.0	93.1	361	103.9	88.9	6823
11°.9	10 28 li m	13.8	4.8	52.3	117	112.4	18.2	8741
11°.10	9 29 re w	13.8	5.4	58.9	138	104.8	30.8	10389
11°.11	11 79 li w	12.4	3.8	37.2	37	63.1	5.1	5494
11°.12	6 30 li m	15.3	6.0	72.5	153	84.9	34.8	7719
11°.13	5 30 li m	16.1	6.1	80.0	159	81.1	34.8	6980

VERS.-NR.	ALTER	breit	hoch	Querschnitt	Bruchlast F (N) Rippe	Bruchspannung σ (N/mm²) Rippe	Federkonstante c (N/mm) Rippe	Steifigkeit E (N/mm²) Rippe
11°.14	7 w 40 li	14.8	6.5	76.0	167	81.6	40.0	7214
11°.15	8 m 40 li	15.2	6.9	82.9	201	84.9	66.7	9791
11°.16	8 m 40 re	15.0	6.3	74.7	159	81.6	39.0	7622
11°.17	6 m 40 li	14.8	5.9	69.0	171	101.4	36.4	8778
11°.18	8 m 30 li	14.7	6.1	70.8	137	76.5	29.6	6503
11°.19	9 m 30 li	10.9	6.8	58.6	88	53.3	13.1	2802
11°.20	6 m 40 re	14.5	6.6	75.6	150	72.6	42.1	7403
11°.21	5 m 40 re	13.3	6.7	70.4	154	78.8	42.1	7715
11°.22	7 m 30 li	16.4	6.0	77.7	139	71.9	36.4	7532
11°.23	8 m 61 li	15.3	7.1	85.8	188	74.5	76.2	10200
11°.24	11 m 30 re	15.3	4.9	59.2	134	111.4	22.9	9325
11°.25	10 m 61	12.9	6.1	62.2	130	82.7	30.8	7710
11°.26	9 m 61	16.0	5.3	67.0	154	104.7	33.3	10247
11°.27	11 m 61	11.4	6.4	57.6	111	72.6	25.0	6132

VERS.-NR.	ALTER	breit	hoch	Querschnitt	Bruchlast F (N)	Bruchspannung σ (N/mm²)	Federkonstante c (N/mm)	Steifigkeit E (N/mm²)
					Rippe	Rippe	Rippe	Rippe
11°.28	5 m 30 re	14.6	6.2	71.5	138	75.1	22.9	4824
11°.29	9 m 61 li	15.0	6.1	72.3	147	80.5	33.3	7169
11°.30	7 m 61 re	14.8	7.1	83.0	180	73.7	9.1	1259
11°.31	10 m 61 li	12.0	7.2	86.4	135	75.1	42.1	6890
11°.32	10 m 30 re	17.1	5.5	74.3	203	119.9	39.0	10048
11°.33	9 m 56 re	14.5	6.7	76.7	207	97.2	44.4	7463
11°.34	4 m 56 li	13.0	7.9	81.1	184	69.3	42.1	4815
11°.35	9 m 56 li	14.5	6.6	75.6	191	92.4	40.0	7033
11°.36	6 w 29 li	15.8	8.1	101.1	332	97.8	61.5	5369

12 Zusammenfassung

Die Behandlung der Thoraxwandinstabilität hat in den letzten Jahrzehnten einen ständigen Wechsel erlebt. Nach der inneren pneumatischen Schienung von 1956 wurden in den späten 60er und 70er Jahren verschiedene Verfahren zur operativen Thoraxwandstabilisierung vorgeschlagen.

Alle denkbaren Osteosynthesemittel wurden in einer genormten Versuchseinrichtung mechanisch geprüft, womit sie bezüglich ihrer Biegeeigenschaften geordnet werden konnten. 117 menschliche Rippen wurden in der Werkstoffprüfmaschine belastet. Das Bruchverhalten und verschiedene technische Meßdaten wurden ermittelt. An 86 montierten Osteosynthesen wurden dieselben Biegeversuche durchgeführt. In mehreren Entwicklungsschritten wurden neue Implantate entwickelt, mit welchen die physikalischen Eigenschaften der ungebrochenen Rippen weitgehend wiederhergestellt werden konnten. Mit der in 2 Variationen vorliegenden isoelastischen Rippenplatte ist die Verankerung mit Schrauben, mit umgebogenen Klammern oder kombiniert möglich. Damit kann an jeder erforderlichen Lokalisation einschließlich des Knorpelknochenübergangs eine Stabilisierung erreicht werden. Tierexperimentell konnte gezeigt werden, daß hohe Stabilität bei dosierter Elastizität auch an der Rippe unter ständiger Bewegung eine primäre Knochenheilung erlaubt. Einige klinische Beispiele zeigen, daß die Beobachtungen auf den thoraxverletzten Menschen übertragen werden können. Bei schwer Mehrfachverletzten kann die Thoraxwandstabilisierung nicht in jedem Falle entscheidend helfen. Die Fälle mit alleiniger Brustkorbverletzung lassen erkennen, daß die Beatmungsdauer mit der operativen Behandlung verkürzt werden kann. Im Katastrophenfall können Beatmungseinheiten damit für andere Verletzte zur Verfügung stehen. Die Indikationen werden mit einer neuen Einteilung in Schweregrade verbunden.

13 Literatur

13.1 Medizinhistorischer Überblick

1. Abulcasis (1544) Chirurgica. Joh. Schott, Straßburg, S 293–4
2. Albucasis (1973) Chirurgie. On Surgery and Instrumentals. Spink MS, Lewis GL (Transl.) University of California Press, Berkeley Los Angeles, p 730
3. Bardeleben A (1959) Lehrbuch der Chirurgie und Operationslehre, 5. Ausg, Bd II, Reimer-Verlag, Berlin, S 401–4
4. Bell C (1815) System der operativen Chirurgie, II. Teil. Realschulbuchhandlung, Berlin, S 177
5. Bier A, Braun H, Kümmel H (1917) Chirurgie Operationslehre, Bd II, 2. Aufl. Barth, Leipzig, S 416
6. Böhler L (1937) Technik der Knochenbruchbehandlung, 5. Aufl. Mandrich, Wien, S 370
7. Bruns P (1882) Knochenbrüche. Deutsche Chir, Bd I, 27, 232–5
8. Brunschwig H (1911) Das Buch der Chirurgie, Straßburg 1497. Faksimile Ausgabe Verlag C. Kuhn, München
9. Celsus AC (1786) De medicina libri octo. Bipontinische Ausgabe, S 525–7
10. Chauliac Guy de (1585) Chirurgie, Lyon, S 231–2
11. Chelius MI (1833) Handbuch der Chirurgie, Bd I, § 575–578. K. Groos, Heidelberg Leipzig, S 319
12. Ebbell B (1939) Die alt-ägyptische Chirurgie. Die chirurgischen Abschnitte der Papyrus E. Smith und Papyrus Ebers. Skrifter Det Norske Videnskaps – Akademi, Oslo, I. Dybwad, S 61–66
13. Galen C (1965) Opera omnia. Ausgabe Kühn KG. Olms, Hildesheim
14. Gurlt E (1964) Geschichte der Chirurgie, Bd I. Olms, Hildesheim, S 788
15. Gurlt E (1964) Geschichte der Chirurgie, Bd III. Olms, Hildesheim, S 362
16. Gurlt E (1964) Geschichte der Chirurgie, Bd III. Olms, Hildesheim, S 589
17. Handley RS (1938) A case of multiple thoracic injuries in Roman Britain. Brit J Surg 25:461–4
18. Hansmann (1886) Eine neue Methode der Fixierung der Fragmente bei komplizierten Frakturen. Verh Dtsch Ges Chir XV, Berlin, S 134–7
19. Heister D (1763) Chirurgie, 4. Aufl. Raspe, Nürnberg
20. Helferich H (1903) Frakturen und Luxationen, 6. Aufl. Lehmann, München
21. Herrlinger R (1967) Geschichte der medizinischen Abbildung, Bd I. Moos, München, S 44–45
22. Hippokrates (1978) Ouvres complétes d'Hippocrate. Traduction nouvelle E. Littre. Hakkert, Amsterdam, S 216–9
23. Key JA, Conwell HE (1942) The Management of Fractures, Dislokations and Sprains, 3. Aufl. Mosby Comp, St. Louis, p 458–466
24. Kirschner M (1938) Der Verkehrsunfall und seine erste Behandlung. Arch Klin Chir 193:230–302
25. Malgaigne JF (1850) Die Knochenbrüche und Verrenkungen, Bd I. Riegerschne Verlagsbuchhandlung, Stuttgart, S 414–434
26. Oribaseus (1858) Oevres d'Oribasse, Bd IV. Bussemaker et Daremberg, Paris, S 145
27. Paré A (1594) Opera Chirurgica Ambrosii Paraei. Jos Feyrabend, Frankfurt/Main, S 409

28. Paulus von Aegina (1914) Des besten Arztes sieben Bücher. Berendes J v. (Übers.) Verlagsbuchhandlung vorm. EJ Brill, Leiden, S 573
29. Petit JL (1705) L'art de guérir des maladies des os, où l'on traite des luxations et des fractures. Paris
30. Riediger F (1913) Die Chirurgie der Brustwand. In: Bergmann E, Bruns P, Mikulicz I (Hrsg) Handbuch der praktischen Chirurgie, Bd II, 4. Aufl. Enke, Stuttgart, S 439–456
31. Roger von Salerno Zit. nach Herrlinger [21] und Guy de Chauliac [10]
32. Rostock P (1942) Erkennung und Behandlung der Knochenbrüche und Verletzungen. Barth, Leipzig, S 155
33. Scharizer E (1964) Die Entwicklung der modernen Unfallchirurgie. In: Hefte Unfallheilkd. Heft 79. Springer, Berlin Göttingen Heidelberg New York, S 59
34. Scheller E (1967) Celsus. Über die Arzneiwissenschaft in acht Bänden. Olms, Hildesheim, S 455–7
35. Stetter Dr (1888) Compendium der Lehre von den frischen subcutanen Fracturen. Reimer, Berlin, S 40
36. Stromeyer L (1844) Handbuch der Chirurgie. Herder'sche Verlagsbuchhandlung, Freiburg, S 715–7
37. Theophrast von Hohenheim, genannt Paracelsus (1933) Sämtliche Werke, Sudhoff K (Hrsg) Oldenbourg, München Berlin
38. Tiegel M (1936) Behandlung mehrfacher Rippenbrüche mit einer anmodellierten Gipsplatte. Zbl Chir 64:5, 242
39. Tillmann H (1901) Lehrbuch der speziellen Chirurgie, 7. Aufl, Teil 1. Veit + Comp, Leipzig, S 597–600

13.2 Respiratortherapie

40. Amann E, Witek F (1971) Respiratorische Komplikationen bei Rippenserienbrüchen und ihre Behandlung. Unfallheilkunde 74:31
41. Ambivagar M, Robinson JS, Morrison, Sherwood, Jones B (1966) Intermittent positive pressure ventilation in the treatment of severe crushing injuries of the chest. Thorax 21:359
42. Avery EE, Mörch ET, Benson DW (1956) Critically crushed chests. A new method of treatment with continuous mechanical hyperventilation to produce alkalotic apnea and internal pneumatic stabilization. J Thor Surg 32:1, 291
43. Avery EE, Head JR, Hudson TR, Bennett RJ (1957) The treatment of crushing injuries (methods old and new) Amer J Surg 93:540
44. Bauer H, Welsch KH, Schmidt G, Härtel U (1979) Notfallmaßnahmen beim Thoraxtrauma. Prax Pneumol 33:393
45. Baum M, Benzer H, Geyer A, Haider W, Mutz N (1980) Forcierte Diffusionsventilation (FDV). Anaesthesist 29:586
46. Benzer H, Baum M, Tölle W (1970) Die Atemstörungen beim stumpfen Thoraxtrauma – Folgen der Respiratorbeatmung. Pneumonologie 143:2, 295
47. Bibler DD Jr, Merendino KA (1967) Nonpenetrating chest trauma in the geriatric patient. Geriatrics 22:10, 119
48. Bickford BJ (1971) Současná Koncepce V ošetřováni Poraněni Hrudniku Ca Lek Cesk 110:29, 667
49. Blair E, Topuzlu C, Deane RS (1969) Major blunt chest trauma. Current problems in surgery. Yearbook Medical Publ, Chicago
50. Böhmer D, Träxler C (1969) Lungenveränderungen nach kurzdauernder intermittierender Überdruckbeatmung mit Sauerstoff. Prakt Anästh Wiederbeleb 4:140
51. Bories C, Andrieu G, Cady J (1967) Le traitement des volets thoraciques par stabilisation pneumatique interne. Presse Med 75:15, 737

52. Brücke P, Kucher R, Kutscha-Lissberg E, Pokieser H, Regele H, Steinbereithner K (1967) Lungenveränderungen unter künstlicher Beatmung. In: Just O (Hrsg) Die Ateminsuffizienz und ihre klinische Behandlung. Thieme, Stuttgart
53. Carveth SW, Rehder K (1966) Management of crushed chest injuries. Nebr Med J 51: 3, 83
54. Cahdenson O, Cros O, Liaras A, Brunet E, Tairraz YP, Neidhardt JH (1971) Reflexions sur le traitement de 102 volets thoraciques mobiles. Lyon Med 225:425
55. Chasson J, Paoli JM, Chiquet Cl, Dor J (1964) Le traitement des volets thoraciques traumatiques par la „Stabilisation Pneumatique Interne". Ann Chir Thor Car 3:314
56. Ciocatto E (1978) La terapia dei traumatismi toracici. Minerva Anesthesiol 44:11, 829
57. Civetta JM, Brons R, Gabel JC (1972) A simple and effektive method of empoying spontaneous positive-pressure ventilation. J Thorac Cardiovasc Surg 63:2, 312
58. Cloeren S, Gigon JP, Hasse J, Pusterla M, Allgöwer M (1972) Intensivtherapie bei Patienten mit Rippenserienfrakturen und Polytrauma. Thorax 20:1
59. Cullen P, Modell HJ, Kirby EF, Long W (1975) Treatment of flail chest. Use of intermittent mandatory ventilation and positive-end-expiratory pressure. Arch Surg 110:1099
60. Cullen P, Modell JH, Kirby RR, Klein (1976) Ventilation for flail chest. Controlled mechanical vs. intermittent mandatory. RN 39:5, 1
61. Daoi S, Matsumoto M, Ebata N, Ueto T, Hasegawa T, Tomita F (1974) Continuous positive Pressure Ventilation in Acute Pulmonary Failure due to Severe Chest Injuries. Jap J Thorac Surg 27:3, 177
62. Debesse M (1970) In: Delahaye-Plouvier G, Cara M (Eds) Les volets thoraciques. Cah Anesthesiol 18:8, 991
63. Demuth WE Jr, Cheema HM (1967) Mechanical respirators in the treatment of thoracic injuries. Pens Med 70:51
64. DenOtter G (1975) Blunt thoracic trauma in multiple injury. Arch Chir Neerl 27:4, 229
65. Diethelm AG, Battle W (1971) Management of flail chest injury: A review of 75 cases. Amer Surg 37:667
66. Duff JH, Goldstein M, McLean APH, Agrawal SN, Munro DD, Gutelius JR (1968) Flail Chest; a Clinical Review and Physiological Study. J Trauma 8:63
67. Ebert PA (1967) Physiologic Principles in the Management of the Crushed-Chest Syndrome. Monogr Surg Sci 4:69
68. Eisterer H (1970) Künstliche Beatmung und Tracheotomie in der Therapie schwerer Thoraxtraumen. Pneumonol 143:2, 292
69. Estridge CE, Hughes FA, Prather Jr, Clemmons E (1966) The Flail Chest: Its Management with the Mueller-Mörch Piston Respirator. Amer Surg 32:841
70. Fasol P, Benzer H, Haider W, Lackner F, Politzer P, Stöger A (1975) Die Therapie der Atemstörung beim schweren Thoraxtrauma. Anästhesist 24:367
71. Gibbons J, James O, Quail A (1973) Management of 130 cases of chest injury with Respiratory Failure. Brit J Anaesth 45:11, 1130
72. Giroud M, Donadieu de Pelissier du M, Tonnel AB, Do JP (1967) Le traitment des traumatismes thoraciques graves par les methodes de ventilation assistee. Rev Corps Sante Armees 8:785
73. Hagen K (1945) Multiple rib fractures treated with a drinker respirator. J Bone Joint Surg 28:330
74. Hans P, Faymonville ME, Lamy M (1981) Procedes mecaniques d'assistance respiratoire chez le traumatise thoracique. Rev Med Liege 36:163
75. James O, Quail A, Gibbons J (1974) Chest injury: The indications for artificial ventilation. Anaesth Intensive Care 2:25, 27
76. Jensen NK (1952) Recovery of pulmonary function after crushing injuries of the chest. Dis Chest 22:319
77. Kaiser GA (1975) Emergency Manage

77. Kaiser GA (1975) Emergency Management of chest Trauma. In: Findeiss JC (ed) Emergency Management of the Critical Patient. Stratton, New Yorkk, p 109
78. Kolb E, Eckart J, Tempel G, Jelen S (1974) Die Behandlung des traumatisch bedingten instabilen Thorax durch Dauerbeatmung. Unfallheilkunde 77:5, 231
79. Lewis F, Thomas AN, Schlobohm RM (1975) Control respiratory therapy in flail chest. Ann Thorac Surg 20:170
80. Liaras H, Deleuze R, Giroud M (1967) Avec Collaboration de Termet H, Motin J, Neidhardt JH, Guelpa G, Bernex J, Delore X: Place de la ventilation artificielle dans le traitment des traumatismes fermes du thorax (Apropos de 442 cas). Lyon Chir 63:6, 873
81. Love JW (1977) Diagnosis and treatment of blunt chest injuries. Compr Ther 3:3, 33
82. Lucas C, Tintinalli JE (1979) Flail chest. Jacep 8:9, 380
83. McCoy JA, Ayim E (1976) The Management of acute thoracic injuries. Anaesthesia 31:4, 532
84. Mereto GC, Adamoli S (1970) Sulla prevenzione dell'insufficienza respiratoria in chirurgia toracica. Minerva Anestesiol 36:2, 142
85. Miranda DR, Stoutenbreek C, Kingma L (1981) Differential lung ventilation with HFIPPV. Intensive Care Med 7:3, 139
86. Prentice GM (1967) Crush injuries of the chest. Nurs Times 63:451
87. Racenberg E, Tentrup SJ, Dambe LT (1977) Indikationen zur maschinellen Beatmung bei Thoraxverletzungen und ihre Ergebnisse. Unfallheilkund 80:10, 415
88. Rasaretnam R, Jayawardena AT, Jayasinghe DM (1974) The Management of the severely crushed chest by intermittent positive pressure ventilation. Ceylon Med J 19:3, 138
89. Rehder K, Hessler O, Carveth SW, Viereck (1966) Crushed chest injuries and artificial ventilation. Dis Chest 50:4, 388
90. Rogatsky GG, Isakov YV, Pisarenko EA, Strokov VA (1980) On the mechanism of hyperbasic oxygenation in the severe closed trauma of the chest. Anesteziol Reanimatol 3:60
91. Rossoni L, Nai Fovino PL (1971) Considerazioni sul trattamento a pressione positiva intralveolare (P.P.I.) nel traumatizzato grave del torace. Minerva Ortop 22:201
92. Scholler KL, Vogel W, Wiemers K, Burchardi H, Grohbruch J (1968) Die Langzeitbeatmung in der Therapie von Thoraxverletzungen. Dtsch Med Wschr 15:747
93. Shackford SR, Smith DE, Zarins CK, Rice ChL, Virgilio RW (1976) The Management of flail chest. A comparison of ventilatory and nonventilatory treatment. Amer J Surg 132:6, 759
94. Shackford SR, Virgilio RW, Peters RM (1981) Selective use of ventilator therapy in flail chest injury. J Thorac Cardiovasc Surg 81:194
95. Sladen A, Aldredge CF, Albarran R (1973) PEEP and ZEEP in the treatment of flail chest injuries. Crit Care Med 1:187
96. Spence M (1965) Assisted respiration in chest injury. N Z Med J 64:89
97. Stoddart JC (1977) The ventilatory management of chest injuries. In: Williams WG, Smith RE (eds) Trauma of the chest. Bristol, Wright, p 14
98. Szentpetery S, Greenfield LJ (1976) How we manage non-penetrating thoracic injuries. Med Times 104:60
99. Trinkle JK, Richardson JD, Franz JL, Grover FL, Arom KV, Holmstrom FMG (1975) Management of flail chest without mechanical ventilation. Ann Thorac Surg 19:4, 355
100. Ungeheuer E, Fabian W (1981) Grundzüge der Überwachung und Behandlung auf einer Chirurgischen Intensivstation. Grundlagen der Chirurgie, G 9 Beilage zu Mitteilungen der Deutschen Gesellschaft für Chirurgie, Heft 6
101. Van de Walle J, Delooz H (1975) The role of the Anaesthesist in the care of the patient with crushed chest. In: Arias A et al (eds) Recent Progress in Anaesthesiology and Resuscitation, p 481
102. Vijayaragavan A, Alwis PS, Thavendran A, Rasarethnam R (1975) Blunt thoracic trauma. Ceylon Med J 20:3, 178

103. Walmsley DA (1967) Crush Injuries of the chest. 2. The Bennet Respirator and the Management of intermittent positive-pressure respiration. Nurs Times 63:14, 453
104. Zilberstein B, Felix VN, Pllara WM, Dias PD'A, DePaula W (1977) Traumatismo fechado de Thorax. Rev Hosp Clin Fac Med, Sao Paulo 32:348

13.3 Operative Möglichkeiten

105. Adkins PC, Gwathmey O (1958) Pectus Excavatum: An Appraisal of Surgical Treatment. J Thoracic Surg 36:714
106. Adkins PC, Blandes B (1961) A Stainless Steel Strut for Correction of Pectus Excatatum. Surg Gynec & Obst 133:111
107. Adkins PC, Groff DB, Blandes B (1968) Experiences with Metal Struts for Chest Wall Stabilization. Ann Thor Surg 5:246
108. Aigner PW, Klammer HL, Blömer A (1975) Stabilisierung von Rippenserienfrakturen mit Hilfe von Lochplatten des Kleinfragment-Instrumentariums der AO. Erste klinische Erfahrungen. In: Hefte Unfallheilkunde 121. Springer, Berlin Heidelberg New York, S 195
109. Albrecht F, Brug E, Petri J (1978) Die Zuggurtungsosteosynthese der instabilen Thoraxwand. Arch Orth Traum Surg 91:191
110. Albrecht F, Brug E (1979) Die Zuggurtungsosteosynthese der Rippen. Zentralbl Chir 104:12, 770
111. Aubert M, Antoine P, Pilichowski P, Contamin C, Peyrin JC, Jacquot C, Carpentier F, Roche C (1981) Les volets thoraciques. Etude d'une serie de 224 cas. Ann Chir 35:1, 33
112. Barret NR (1960) The treatment of stove-in chest. Lancet 1:293
113. Bernatz PE, Kirklin IW, Olsen AM (1953) Severe Crush Injuries of the Chest. Some Problems in Management. Proc Staff Meet Mayo Clin 28:193
114. Bevilacqua G, Sinigaglia GM, Staudacher V (1977) Technique chirurgicale originale pour le traitement du volet thoracique mobile. J Chir (Paris) 114:4, 293
115. Bircher H (1886) Eine neue Methode unmittelbarer Retention bei Frakturen der Röhrenknochen. Verh Dtsch Ges Chir, S 130
116. Blades B, Kent EM (1940) Individuale Ligation Technique for Lower Lobe Lobectomy. J Thor Surg 10:84
117. Bloemer A, Fischer K, Albrecht F (1976) Klinik und Therapie von Thoraxtraumen – Wiederherstellung der Lungenfunktion. Prax Pneumol 3:2, 89
118. Boloczko S (1972) Wyciag bezposredni klamra kirschnera. W Leczeniu Zlaman Przedniej sciany klatki Piersiowej. Chir Narzadow Ruchu Ortop Pol 37:1, 7
119. Brantigan OC (1967) Pectus excavatum simple autogenous tissue support to keep sternum elevated. Amer Surg 253:33
120. Brunner von L, Hoffmeister HE, Koncz J (1964) Stabilisierende Eingriffe am Thorax bei Trichterbrustkorrekturen und Verletzungen des knöchernen Brustkorbes. Med Klinik 59:515
121. Calakov P (1970) A new Method for External Stabilization of Lateral Chest Cover. Chirurgia (Sofiia) 23:1, 54
122. Carlisle BB, Sutton JP, Stephenson SE (1966) New technique for stabilization of the flail chest. Amer J Surg 112:1, 133
123. Castelli E, Cetrullo C, Guernelli N, Zanello M (1976) Traumi de torace in rianimazione. Contributo casistice e revisione critica. Minerva Chir 31:4, 104
124. Champetier J, Faure G (1969) Volet thoracique traité par prothèse respiratoire et traction continue sur broche trans-sternale. Ann Chir Thor Cardio-Vas 8:477
125. Cohen EA (1955) Treatment of flail chest by towel clip traction. Amer J Surg 90:517
126. Cole D (1966) The Management of closed chest injury. N Z Med J 66:418, 356

127. Coleman FP, Coleman CL (1950) Fracture of ribs, a logical treatment. Surg Gynec Obst 97:129
128. Coman C, Micu V (1979) Contributii la problemele actuale ale traumatismelor toracice. Rev Chir 28:4, 247
129. Corneleac EP, Radanceanau P, Cojocaru E (1960) Zur Frage der Behandlung doppelseitiger Rippenserienfrakturen mittels Extension am Sternum nach D. Frantz. Zbl Chir 85:711
130. Crutcher R, Nolen TM (1956) Multiple rib fracture with instability of chest wall. J Thorac Surg 32:15
131. Dafoe CS, Ross CA (1961) The Surgical Treatment of Pectus Excavatum Utilizing an Adhesive Hemicast. Dis Chest 40:479
132. DeSépibus G (1967) Le traitement des volets mobiles de la paroi thoracique. Helv Chir Acta 34:4, 274
133. Diaconescu M, Untura A, Kreisler G, Pastia I, Stratan I, Stoian M (1979) Experimenta Noastra in Legatura cu Tratamentul Traumatismelor Toracice inchise. Rev Med Chir Soc Med Nat Iasi 83:2, 237
134. Doliveux P (1966) Traumatismes graves du thorax en chirurgie solitaire. Ann Chir 20:23, 1382
135. Dor V, Ohresser P, Leonardelli M, Autran P, Kreitmann P, Dor J (1969) La place de la thoracotomie dans les grands traumatismes fermes du thorax. Lyon Chir 65:4, 607
136. Dor V, Noirclerc M, Cauvin G, Mermet B, Kreitmann P, Leonardelli M, Amoros JF (1972) Les traumetismes graves du thorax Place de l'ostéosynthèse dans leur traitement Apropos de 100 cas. Nouv Presse Med 1:8, 519
137. Dorner RA, Keil PG, Schissel DJ (1950) Pectus Excavatum. Case Report With Pre- and Postoperative Angiocardiographie Studies. J Thorac Surg 20:444
138. Doundoulakis N, Philippakis M, Androulakakis Ph, Apostolidis N (1977) Grundsätze der Behandlung des „Instabilen Thorax" aus allgemeinchirurgischer Sicht – Erfahrungen mit 20 Fällen. Chirurg 48:2, 110
139. Ecke H (1979) pers. Mitteilung
140. Eschapasse H, Gaillard J (1973) Volets thoraciques principes de traitement. Ann Chir Thorac Cardio-vasc 12:1
141. Frantz D (1958) Über die Behandlung doppelseitiger Rippenserienfrakturen mittels einer Extension am Sternum. Zbl Chir 83:1773
142. Ginsberg RJ, Kostin RF (1977) 5. New approaches to the management of flail chest. Can Med Assoc J 116:6, 613
143. Griffin EH, Minnis JF Jr (1957) Pectus excavatum: A survey and a suggestion for maintenance of correction. J Thorac Cardiov Surg 33:625
144. Heroy WW, Eggleston FC (1951) A Method of skeletal traction applied through the sternum in „steering wheel" injury of the chest. Ann Surg 133:1, 135
145. Hudson TR, McElvenny RT, Haed JR (1954) Chest wall stabilization by soft tissue traction. JA 156:768
146. István J, Lászlo K (1975) Adatok a sternum-törés kezeléséhez. Magy Traumatol Orthop 18:1, 59
147. Jaslow IA (1946) Skeletal Traction in the Treatment of multiple Fractures of the Thoracic Cage. Amer J Surg 72:753
148. Jensen NK, Schmidt WR, Garamella JJ (1962) Funnel chest: A new corrective operation. J Thorac Cardiovasc Surg 43:731
149. Jones TB, Richardson EP (1926) Surg Gynec Obstet 42:283
150. Judet R, Judet J, Dojen G, Rouget A (1964) Le traitement chirurgical en un temps des grands polytraumatises. Press Med 29:1707
151. Judet R (1973) Osteosynthese costale. Rev Chir Orthop 59:1, 334
152. Kempf FK, Deister J (1964) Thoraxverletzungen, ihre Komplikationen und Behandlung. Unfallheilkunde 67:185
153. Kessler E (1975) Eine einfache Operationsmethode zur Versorgung ausgedehnter Thoraxwandbrüche. In: Hefte Unfallheilkd Heft 121. Springer, Berlin Heidelberg New York, S 187

154. Kessler E (1978) Neue Gesichtspunkte bei der postoperativen Versorgung des Thoraxwandbruches. Thoraxchir Vasc Chir 26:4, 280
155. Klammer HL, Straaten G, Aigner PW, Kliems G (1976) Zuggurtungsosteosynthese des Sternums bei instabiler Thoraxwand. Respiratorische Insuffizienz bei Mehrfachverletzten. Kongreßbericht, Bd II. Perimed, Erlangen
156. Klassen KP (1949) Medullary Pegging in Thoracotomy Incisions. J Thorac Surg 18: 90
157. Kummer F, Poigenfürst J (1978) Verlaufskontrolle der Blutgasanalyse bei Patienten mit Rippenverplattungen. Unfallchirurgie 4:1, 53
158. Labitzke R (1979) Operative Thoraxwandstabilisierung. Prax Klin Pneumol 33:1, 414
159. Labitzke R (1980) pers. Mitteilung
160. Labitzke R, Schmit-Neuerburg KP, Schramm G (1980) Indikation zur Thoracotomie und Rippenstabilisierung beim Thoraxtrauma im hohen Lebensalter. Chirurg 51:576
161. Labitzke R, Schmit-Neuerburg KP (1981) Indikation zur Thoraxwandstabilisierung beim isolierten stumpfen Thoraxtrauma. Vortrag Nr 81, Dtsch Ges Unfallheilkd, Berlin
162. Labitzke R (1981) Die Bedeutung der Thorakotomie und Brustwandstabilisierung mit Rippenklammern im Behandlungskonzept des Thoraxtraumas. Zbl Chir 106: 1351
163. Labitzke R, Maassen W (1981) Das stumpfe Thoraxtrauma und seine Komplikationen an Lunge, Pleura und Brustwand. Med Welt Bd 32, Heft 36:1314
164. Lane BE, Arthur GW (1969) Management of severe chest injuries. Br J Clin Pract 23:7, 276
165. Lester CW (1950) Funnel chest and allied deformities of the thoracic cage. J Thorac Surg 19:507
166. Manzano JJ, Jato N, Romero F, Lubillo S (1980) T'orax inestable: tratamiento. Rev Esp Anest Rean 27:5, 383
167. Matzander U (1963) Die Behandlung der geschlossenen Rippenbrüche und der schweren Thoraxkontusion. Münch Med Wschr 4:197
168. Mayo P, Long GA (1962) Surgical repair of pectus excavatum by pin immobilization. J Thorac Cardiovasc Surg 44:53
169. Meszaros Z, Keszler P (1977) A thoracalis és thoracoabdominalis sérülések műtéti ellátása osztályukon. Magy Traumatol Orthop 20:2, 81
170. Moore BP (1975) Operative stabilization of nonpenetrating chest injuries. J Thorac Cardiovasc Surg 70:4, 619
171. Moore BP (1977) The Management of flail chest. Introduction. In: Williams WG, Smith RE (eds) Trauma of the chest. Bristol, Wright, p 1
172. Neidhardt JH, Spanta AD, Guelpa G, Tairraz, Wolff JP, Noirclerc A, Fischer L, Picina M (1969) Bases anatomiques de la Fixation-Suspension Presternale Transcutanee. Lyon Med 222:36, 561
173. Neubert C (1967) Die operative Behandlung der Trichterbrust. Pers. Mitteilung, unveröffentlichtes Manuskript
174. Otte H, Namur M, Crochet Y (1981) Le traitement des volets thoraciques par l'osteosynthese. Rev Med Liege 36:4, 138
175. Overholt RH, Kenny JJ (1952) Thoracic case closure after thoracotomy. Surg Gynec Obstet 94:365
176. Paltia V, Parkkulainen KV, Sulamaa M, Wallgren GR (1959) Operative Technique in Funnel Chest. Experience in 81 Cases. Acta Chir Scand 116:90
177. Paris F (1972) Repercusion subre el mediastino de los traumatismos toracicos. Arch Bronconeumol 9:270
178. Paris F, Tarazona V, Blasco E, Canto A, Casillas M, Pastor J, Paris M, Montero R (1975) Surgical stabilization of traumatic flail chest. Thorax 30:5, 521
179. Paris F (1977) Surgical fixation of traumatic flail chest. In: Williams WG, Smith RE (eds) Trauma of the chest. Chicago Year Book Med, pp 20–38

180. Pelizzo C, Franchi GL, Furlan G, Fabbri A (1977) Il trattamento dei lembi costali mobili posttraumatici. Minerva Anest 42:12, 857
181. Peters RM, Johnson G (1964) Stabilization of pectus deformity with wire strut. J Thorac Cardiovasc Surg 47:814
182. Poigenfürst J (1978) Die Plattenosteosynthese mehrfacher Rippenbrüche zur Stabilisierung der Thoraxwand. Unfallchirurgie 4:1, 47
183. Ravitch MM (1949) The operative treatment of pectus excavatum. Ann Surg 129: 429
184. Ravitch MM (1965) Technical problems in the operative correction of pectus excavatum. Ann Surg 162:29
185. Regensburger D, Brunner L, Hoffmeister HE, Stapenhorst K (1970) Stabilisierende Eingriffe nach schweren Thoraxtraumen. Unfallheilkunde 73:357
186. Rehbein F, Wernicke H (1955) Kinderärztl Praxis 23:126
187. Rehbein F, Wernicke H (1957) The operative treatment of the funnel chest. Arch Dis Childh 32:5
188. Richter W (1967) Thoraximpression und begleitende Organverletzungen. Münch Med Wschr 47:2480
189. Richter J (1979) Zur Therapie des „Instabilen Thorax". Z Aerztl Fortb, Jena 73:21, 1004
190. Sanchez, Lloret I (1974) Osteosynthesis costal mediante placa extraperiostatica Tecnia original. Rev Quir Esp 1:69
191. Sanger PW, Robicsek F, Taylor FH (1960) Surgical Management of anterior chest deformities: a new technique and report of 153 operations without a death. Surgery 48:510
192. Sartori F, Gritti G, Meduri F, Maffei-Faccioli A, Binda R, Roviaro GC, Calabro F, Pelizzo MP (1980) Il trattamento chirurgico dei lembi costali mobili post-traumatici. Minerva Chir 35:20, 1589
193. Schmit-Neuerburg KP, Labitzke R (1978) Thoraxwandstabilisierung durch Plattenosteosynthese. Unfallchirurgie 4:40
194. Schüpbach P, Meier P (1976) Indikation zur Rekonstruktion des instabilen Thorax bei Rippenserienfrakturen und Ateminsuffizienz. Helv Chir Acta 43:497
195. Sinigaglia CM (1975) Il trattamento del volet costale. In: Standacher V (Hrsg) Chirurgica generale d'urgenza. Piccin, Padova, pp 242–243
196. Sulamaa M, Wallgren EI (1970) Trichterbrust. Operationsmethode und Späteregebnisse. Z Kinderchir 8:22
197. Stoianov I (1974) Neue Methode zur mechanischen Stabilisierung von Rippenfrakturen. Chirurgija (Sofia) 27:163
198. Terbrüggen D (1981) Chirurgische Stabilisierung des instabilen Thorax. Vortrag Nr 80. Dtsch Ges Unfallheilkd, Berlin
199. Thomas AN, Blaisdell FW, Lewis FR, Schlobohm RM (1978) Operative stabilization for flail chest after blunt trauma. J Thorac Cardiovasc Surg 75:793
200. Vecsei V, Frenzel I, Plenk H Jr (1979) Eine neue Rippenplatte zur Stabilisierung mehrfacher Rippenbrüche und der Thoraxwandfraktur mit paradoxer Atmung. In: Hefte Unfallheilkd, Heft 138. Springer, Berlin Heidelberg New York, S 279
201. Vecsei V (1981) Instabiler Thorax, operative Behandlung. Vortrag Nr 68, Dtsch Ges Unfallheilkd, Berlin
202 Virenque C (1975) Traitement des volets thoraciques. Ann Anest Fr 16:9, 1
203. Volkmer I, Krespis E, Stapenhorst K (1978) Der instabile Thorax. Ein Beitrag zur operativen Behandlung. Thoraxchir Vasc Chir 26:4, 275
204. Wagner M (1973) Injuries to the chest and abdomen. Nurs Clin North Am 8:3, 425
205. Wahren H (1950) The Use of a Tibial Graft as a Retrosternal Support in Funnel Chest Surgery. Acta Chir Scand 99:506
206. Zuhdi N, Bynum E, Carey J, Greer A (1965) Intramedullary fixation of sternum in fractures of sternum and corrective procedures for funnel chest. J Thorac Cardiovasc Surg 50:83

13.4 Experimentelle Chirurgie und Biomechanik

207. Bötsch H, Rehm KE (1981) Biomechanische Untersuchungen an Rippenosteosynthesen. Biomed Technik 26:296
208. Brennwald J, Perren SM (1974) In vivo Messung der belastungsabhängigen Knochendehnung. Helv Chir Acta 41:455
209. Diehl K, Hanser U, Hort W (1975) Erfassung mechanischer Beanspruchung von Skeletteilen bei der Osteosynthese mittels Dehnungsmeßstreifen. MOT 95:72
210. Fick R (1911) E. Mechanik des Brustkorbes. Handbuch der Anatomie und Mechanik der Gelenke unter Berücksichtigung der bewegenden Muskeln. Dritter Teil. Spezielle Gelenk- und Muskelmechanik. Fischer, Jena, S 132
211. Harris WH, Haywood EA, Lavorgna J, Hamblen DL (1968) Spatial and temporal variations in cortical bone formation in dogs. J Bone Joint Surg 50A:1118
212. Harris WH, Lavorgna J, Hamblen DL, Haywood EA (1968) The inhibition of ossification in vivo. Clin Orthop 61:52
213. Kabus KH (1973) Mechanik und Fertigkeitslehre. Hanser, München
214. Knauss P (1981) Materialkennwerte und Festigkeitsverhalten des kompakten Knochengewebes am coxalen Human-Femur. Biomed Technik 26:311
215. Küsswetter W (1981) Morphologie und Biomechanik der Membrana interossea antebrachii. Thieme, Stuttgart New York
216. Mathys R Jr (1982) pers. Mitteilung
217. Pohl RW (1962) Mechanik, Akustik und Wärmelehre. Einführung in die Physik, erster Band, fünfzehnte Auflage. Springer, Berlin Göttingen Heidelberg
218. Rahn BA, Perren SM (1971) Xylenorange, a fluorochrome useful in polychrome sequential labeling of calcifying tissues. Stain Technol 46:125
219. Rahn BA (1976) Die polychrome Fluoreszenzmarkierung des Knochens. Nova Acta Leopoldina 44:223, 249
220. Rahn BA, Bacellar FC, Trapp L, Perren SM (1980) Methode zur Fluoreszenz-Morphometrie des Knochenbaus. Acta Traumatol 10:109
221. Schöttle H, Dallek M, Langendorf HU, Schöntag H, Jungbluth KH (1980) Heilung von Segementdefekten an Röhrenknochen. Tierexperimentelle Untersuchung. Teil II. Histol und mikroangiographische Befunde. Unfallchirurgie 6:71
222. Suzuki HK, Mathews A (1966) Two-color fluorescent labeling of mineralizing tissues with tetracycline and 2,4–bis (N, N'-di-(carbomethyl) aminomethyl) fluorescein. Stain Technol 41:57
223. Vaughan J (1978) Dehnungsmessungen. Brüel & Kjaer, Naerum, Dänemark

13.5 Thoraxtrauma allgemein

224. Achilli M, Branodilini G, Liverta E, Morilia PG, Pacelli L (1969) Considerazioni sulla rianimazione di un grave trauma toraco-polmonare bilaterale. Acta Anaest (Padova) 20:4, 817
225. Agrama HM (1967) Crush Injuries to the chest. 4. The general Management of chest injuries. Nurs Times 63:14, 457
226. Anders A, Häring R, Hugo JM (1974) Die Verletzung des Brustkorbes. Erfahrungsbericht über 1646 Patienten. Med Welt (Stuttgart) 25:268
227. Antoszewski Z (1975) Przyrzad Wlasnego pomyslu do szwu kostnego mostka i zeber. Pol Przegl Chir 47:2, 167
228. Avilova OM, Slinko AG, Makarov AV, Afrasiabogly V (1980) The surgical treatment of penetrating wounds of the thorax with injuries of internal thoracic and intercostal arteries. Vestn Khir 124:3, 122
229. Bartel M, Steinberg H (1969) Ein klinischer Beitrag zu den Rippenserienfrakturen. Unfallheilkunde 72:329

230. Baumann J, Stieglitz P, Desmonts JM, Drutel P, Poyart C (1967) Traitement des volets thoraciques. Ann Chir Thorac Cardiovasc 6:1, 43
231. Bazilevskaya ZV (1969) Kostno-Sustavnaia korrektsiia rebernogo gorba. (The bone and joint correction of the costal hump). Vestn Hir 102:6, 85
232. Bedacht R (1975) Klinik der Schußverletzungen mit besonderer Berücksichtigung der Brust- und Bauchschüsse. In: Hefte Unfallheilkd, Heft 121. Springer, Berlin Heidelberg New York, S 237
233. Bennett (1876) Fractures of the costal cartilages. Dublin J Med Science
234. Bernard JP, Latarjet J (1975) La fibro-bronchoscopie au cours de la reanimation des grandes traumatises du thorax. Ann Chir Thorax Cardiovasc 14:4, 385
235. Berndt V, Gebelhoff F, Bruning J (1979) Chirurgische Aspekte während der Intensivtherapie des Thoraxtraumas. Prx Klin Pneumol 33:1, 502
236. Berthold H, Reichmann J, Zeumer G (1966) Dringliche chirurgische Versorgung von Verletzten beim Massenunfall. Dtsch Stomatol 16:8, 598
237. Bickford BJ (1971) Current concepts in the treatment of chest injuries. Cas Lek Cesk 110:29, 667
238. Bone RG (1976) Diagnosis of causes for acute respiratory distress by pressure-volume curves. Chest 70:740
239. Bourdet P, Rignault D, Fort V (1971) Les plaies de poitrine en Chirurgie de guerre. Ann Chir Thorac Cardiovasc 10:4, 387
240. Brandebur O, Bober J, Urbansky M (1980) Naše skusenosti s ošetrovanim poraneni hrudnika (Our experience with the treatment of chest injuries). Acta Chir Orthop Traumatol Cech 47:3, 212
241. Bricker DL, Upton J, Telford Jr (1972) Blunt trauma to the chest. Tex Med 68:1, 74
242. Brutel de la Rivière A, Brummelkamp WH (1980) Penetrating Thoracic Trauma. Sctand J Thorac Cardiovasc Surg 14:1, 123
243. Bülau G (1891) Für die Heber-Drainage bei Behandlung des Empyems. Z Klin Med 18:31
244. Bürkle de la Camp H (1953) Diskussionsbemerkung zum Vortrag Drews, 107. Tag der Verein Niederrh-Westf Chirurgigen. Zbl Chir 78:683
245. Buff HU, Glinz W (1976) Respiratorische Insuffizienz bei Mehrfachverletzten. Peri Med Verlag Dr med D Straube, Erlangen
246. Cameron DA, O'Rouke P, Burt ChW (1949) An analysis of the management and complications of multiple (three or more) rib fractures. Amer J Surg 78:668
247. Cameron DA, O'Rouke P, Burt ChW (1950) The management of penetrating and perforating wounds of the chest in civilian practice. Amer J Surg 79:361
248. Carpintero JL, Rodringuez Diez A, Ruiz MJ, Benitez JA, Perez Rielo A (1980) Methodes of management of flail chest. Intensive Care Med 6:4, 217
249. Chipail G, Untura A (1965) Die Rolle der Tracheotomie bei der Behandlung der geschlossenen Thoraxverletzungen. Zbl Chir 90:26, 1244
250. Contamin Ch, Descours Ch, Denis B, Chabert Ch, Champetier J, Micoud MJ, Latreille R, Barre J (1971) Intérêt de la sternotomia mediane longitudinale dans le traitment des plaies et des contusions graves de poitrine. Ann Chir Thorax Cardiovasc 10:2, 213
251. Coulon Ch, Bourdois M, Jaboeuf R, Guinchard A, Baguet G, Caillard B (1979) Traitment des traumatismes du thorax par l'analgesie peridurale. Apropos de 17 cas. Anesth Analg (Paris) 36:5–6, 189
252. Couraud L, Amar A, Bruneteau A (1971) Les plaies de Poitrine. Faut-il reviser nos conceptions therapeutiques? Bord Med 4:4, 1105
253. Cowie R (1978) Management of chest injuries. Proc Mine Med Off Assoc SA 57:425, 25
254. Cozantitis DA (1971) Management of a case of crushed chest and multiple fractures who developed fat embolism on the thirteenth day. Anaesthesist 20:1, 41

255. Dančic C, Dimković D, Obradović N, Jašović M, Zoricic D (1979) Povrede Grudnog koša Lečene Na Klinici Za Hirurške Bolesti U Novom Sadu Od 1968–1977. Acta Chir Jugosl 26:1, 177
256. Delacroix G, Megévand RP (1976) Les urgences dans les traumatismes fermées du thorax. Rev Med Suisse Romande 96:7, 511
257. Delaye A, Metras D, Amoros JF, Malmejac C (1973) Traitement des volets thoraciques. Apropos de 53 observations. Ann Chir Thorax Cardiovasc 12:2, 119
258. Desjars P, Beguet P, Villers D, Nicolas F (1980) Etude pronostique de 238 traumatises. Influence de retard a l'admission dans un service de reanimation. Sem Hop Paris 56:21–23, 1060
259. Dietrich HH (1968) Zur Behandlung einfacher Brustkorbverletzungen. Landarzt 44:21, 1036
260. Dippmann A (1976) Chirurgische Behandlung narbiger Trachealstenosen als Folge von Langzeitbeatmung beim Thoraxtrauma. Zbl Chir 101:10, 622
261. Dittmann M (1978) Treatment of flail injury of the chest. Anaesthesia 33:4, 377
262. Dittmann M, Ferstl A, Wolff G (1975) Epidural analgesia for the treatment of multiple ribfractures. Europ J Int Care Med 1:71
263. Dontigny L (1978) Management of Critical Emergencies in Chest Trauma. Can J Surg 21:516
264. Dor J, LeBrigand H (1960) Le traitement immediat des traumatismes graves et fermes du thorax. J Chir (Paris) 80:2, 26
265. Dor J, Forster E, LeBrigand H (1963) Ruptures traumatiques des broches et de la tranchee thoracique. Doin Ed, Paris
266. Elert O, Satter P (1979) Verletzungen der Brustwand. Prax Klin Pneumol 33:1, 398
267. Encke A, Lüllig H, Ullrich F (1978) Das geschlossene und offene Thoraxtrauma. Unfallchir 4:1, 23
268. Ferguson TB (1967) Emergency treatment of chest injuries. J Fla Med Assoc 54:2, 120
269. Ferlinz R (1977) Lungenfunktionsdiagnostik – Pathophysiologie und Untersuchungsmethoden. Dustri-Verlag Dr K Feistle, München-Deisenhofen
270. Filler D, Schwemmle K, Muhrer KH, Kirndörfer D (1979) Chirurgische Konsequenzen beim offenen und geschlossenen Thoraxtrauma. Prax Pneumol 33:405
271. Fischer H (1979) Thoraxverletzungen und ihre Behandlung. Aktuel Traumatol 9:6, 379
272. Flenker H (1981) Pathophysiologie und Pathologie der Schocklunge. Klinikarzt 10: 658
273. Fogliani J, Chauvin G, Pons R, Ohresser P (1975) L'anesthésie et la Réanimation d'un traumatisé thoracique arrivant a l'Hopital. Ann Anesth FR 16:6, 1
274. Franz J (1953) Zur Operation von Sternumgeschwülsten. Zbl Chir 78:36, 1546
275. Franz JL, Simpson CR, Penny RM, Grover FL, Trinkle JK (1974) Avulsion of the innominate artery after blunt chest trauma. New application for an old technique. J Thorac Cardiovasc Surg 67:3, 478
276. Fritz KW, Hofmann D, Dobroschke J (1980) Vorteile einer neuen Thoraxdrainageeinheit mit Doppelabdichtung. Chirurg 51:581
277. Fry WA, Adams WE (1967) Thoracic Emergencies. Indications for closed tube drainage and early open thoracotomy. Arch Surg 94:4, 532
278. Gabler A, Liebig S, Stammer A, Leidicke K (1979) Das Thoraxtrauma – eine Herausforderung zur Kooperation von Allgemeinchirurgie und Lungenchirurgie. Prax Klin Pneumol 33:1, 532
279. Galle P (1970) Rippenfraktur. Pneumol 143:275
280. Gamain J, Gamain D, Vaneslander J, Ossart M (1980) Analgésie péridurale dorsale en traumatologie thoracique. Nouv Presse Med 9:30, 2071
281. Geisler P (1967) Die funktionellen Spätergebnisse beim traumatischen Hämatothorax in Abhängigkeit von der Therapie. Helv Chir Acta 34:1, 151

282. Gibbons J, James O, Quail A (1973) Management of 130 cases of chest injury with respiratory failure. Brit J Anesth 45:11, 1130
283. Gibbons J, James O, Quail A (1973) Relief of pain in chest injury. Brit J Anaest 45: 11, 1136
284. Gigon JP, Cloeren S, Geering P, Hell (1971) Intensivpflege nach Thoraxverletzungen. Ther Umsch 28:12, 802
285. Glinz W (1972) Intensivbehandlung von Thoraxverletzungen. Helv Chir Acta 39:5, 537
286. Glinz W (1979) Thoraxverletzungen. Diagnose, Beurteilung und Behandlung. Springer, Berlin Heidelberg New York
287. Grimes OF (1972) Nonpenetrating injuries to the chest wall and esophagus. Srg Clin North AM 52:3, 597
288. Guest JLJR, Anderson JN (1977) Major Airway Injury in closed chest trauma. Chest 72:1, 63
289. Hartel W (1981) Traumatische Thoraxverletzungen nach Prioritäten behandeln. Klinikarzt 10:1172
290. Heberer G (1968) Brustkorb und Brustorgane. Zbl Chir 40:1417
291. Heberer G (1968) Beurteilung und Behandlung von Verletzungen des Brustkorbes und der Brustorgane im Rahmen von Mehrfachverletzungen. Langenbecks Arch Klin Chir 322:268
292. Hempelmann G, Trentz OA, Trentz O, Oestern HJ, Piepenbrock S, Sturm J (1977) Monitoring kardipulmonaler Parameter nach schwerem Polytrauma. Prakt Anästh 12:445
293. Hempelmann G, Trentz O, Schneider B, Trentz OA, Oestern HJ, Schaps D (1980) Erweiterte prognostische Aspekte beim polytraumatisierten Patienten durch kardiopulmonale Diagnostik. In: Lawin P, Wendt M (Hrsg) Aktuelle Probleme der Intensivbehandlung II. Thieme, Stuttgart New York
294. Herget HF (1978) Anästhesiologische Probleme beim Thoraxtrauma. Unfallchir 4: 1, 19
295. Hewitt RL, Smith AD, Becker ML, Lindsey ES, Dowling JB, Drapanas T (1974) Penetrating vascular injuries of the thoracic outlet. Surg 76:5, 715
296. Hiebert CA (1975) Thoracicoabdominal trauma: A plan for initial management. Can J Surg 18:4, 335
297. Hill JD (1965) Bilateral thoracotomy and the Carlens tube. A case report. Anaesthesia 20:4, 468
298. Hoffman JR (1981) Emergency department thoracotomy. Ann Emerg Med 10:5, 275
299. Hofmann S (1974) Die Verletzungen des Brustkorbes und seiner Organe. In: Rehn J (Hrsg) Unfallverletzungen bei Kindern. Springer, Berlin Heidelberg New York, S 154
300. Hopkins WA, Turk LN (1969) The Current Treatment of Severe Chest Injuries. South Med J 62:3, 243
301. Horák K, Pražák M, Ročeň M (1975) Oboustranna kontuze Hrudniku S Těžkým Poraňenim Plic. Rozhl Chir 54:12, 821
302. Ilbawi MN, Slim MS (1974) Blunt Trauma to Abdomen and Chest. J Med Liban 27: 1, 59
303. Irmer W (1967) Verletzungen der Thoraxwand. In: Dringliche Thorachirurgie. Springer, Berlin Heidelberg New York
304. Irmer W (1969) Dringliche Thoraxchirurgie bei Verletzungen. Chirurg 40:8, 337
305. Irrmann-Rapp Ch, Otteni Jc, Gauthier-Lafaye JP (1970) A propos de l'anesthesie chez les traumatises du thorax. Anesth Analg (Paris) 27:6, 961
306. Isfort A (1965) Penetrierende Holzsplitterverletzung der Lunge, ein bemerkenswerter Artefakt. Unfallheilkunde 68:12, 554
307. Jack GD (1967) Chest injuries a graded therapeutic regime. Nurs Times 63:42, 1398
308. Jain KM, Hastings OM, Saad SA, Swan KG (1979) Clinical implications of blood gas analysis of chest tube drainage. J Trauma 19:11, 823

309. James O, Allen KM, Mills RM (1971) Chest injury. Factors influencing management and outcome. Med J Australia 1:14, 725
310. Jeffery RM (1970) The treatment of anterior chest wall injuries. Brit J Surg 57:9, 667
311. Joachim H, Mittermayer Ch, Sandritter W (1980) Ärztlich-gutachtlicher und -rechtliche Probleme des Schocklungensyndroms. Med Welt 31:20, 735
312. Just OH (1977) Praktische Anästhesie – Wiederbelebung und Intensivtherapie. Prakt Anästh 12:445
313. Kalter J, Liebermann Y, Pauzner Y (1975) Chest injuries in the Yom Kippur war. Harefuah 89:3, 107
314. Kappey F (1969) Das geschlossene Thoraxtrauma. Erfahrungsbericht über 1258 Fälle. Unfallheilkunde 72:3
315. Kappey F (1970) Die funktionelle Beeinträchtigung der ventilatorischen Lungenleistung nach Rippenserienbrüchen. Dtsch Med Wochenschr 95:257
316. Katz G (1973) Clinical Presentation of Thoracic Injuries. Proc Mine Med Assoc 53: 416, 23
317. Kennedy JH, Haiderer O, Hopkins RW (1967) Closed Visceral Injuries of Abdomen and Thorax. Jama 200:3, 143
318. Keshishian JM, Adkins PC, Roll WE, Cox PA (1965) Surgical management of penetrating injuries to the chest. Amer Surg 31:12, 814
319. Kihara K, Iwa T, Watanabe Y, Kobayashi H, Kanda J, Yamamoto K (1980) A case report of lung laceration of the intrathoracic trachea following closed injury to the chest. Kyobu Geka 33:8, 576
320. Kirndörfer D, Filler D, Muhrer KH (1980) Das Thoraxtrauma. Zbl Chir 105:4, 209
321. Kirschner P, Brost F, Schweikert CH (1978) Zur Problematik der Extremitätenversorgung bei schwerem Thoraxtrauma aus unfallchirurgischer und intensivtherapeutischer Sicht. Unfallchir 4:1, 62
322. Kish G, Kozloff L, Joseph WL, Adkins PC (1976) Indications for early thoracotomy in the management of chest trauma. Ann Thorac Surg 22:1, 23
323. Klimenko MI (1977) Experience of treating chest injuries in a medical center. Klin Chir 8:78
324. Knörig M, Borm D (1982) Eine vom Stromnetz oder zentralen Anlagen unabhängige Thorax-Saug-Drainage. Chirurg 53:57
325. Kopp KH, Blanig I, Rabenschlag R, Vogel W (1979) Die Intensivtherapie bei Thoraxtraumen. Prax Klin Pneumol 33:1, 493
326. Krack N (1969) Der Brustriemen – Ein Beitrag zur Thoraxtherapie. Zbl Arbeitsmed 19:6, 175
327. Kratz JM, Yarbrough DR, Sade RM (1978) Symposium: Problems in General Surgery Thoraco-Abdominal Trauma. J Scand Med Assoc 74:11, 479
328. Krauss WR (1966) Spontaneous and traumatic pneumothorax, with particular reference to therapeutics. J Amer Osteopath Assoc 66:11, 287
329. Kremer K, Sailer M (1971) Dringlichkeitsfragen bei der Erstversorgung kombinierter und Mehrfachverletzungen – Thoraxverletzungen. Langenbecks Arch Chir 329:62
330. Kremer K, Nier H, Sailer R, Rivas-Martin J (1978) Komplikationen nach offenen und geschlossenen Thoraxtraumen. Unfallchir 4:30
331. Lareng L, Dambrin P, Virenque Ch, Lazorthes F (1965) Le Reanimation respiratoire dans les grands traumatismes thoraciques. Ann Chir 19:15, 1084
332. Lawin P, Loewenich v V, Ridewald G, Schlömerich P, Stoeckel H (1979) Akutes progressives Lungenversagen. In: Mayhofer-Krammel O, Schlag G , Stoeckel H (Hrsg) INA – Intensivmedizin, Notfallmedizin, Anästhesiologie, Bd 16. Thieme, Stuttgart
333. LeBrigand H (1974) Traumatismes fermes du thorax. Problems therapeutiques. Sem Hop (Paris) 50:2139
334. LeBrigand H (1975) Physiopathologie des fractures de cotes. Rev Prat (Paris) 31: 2431

335. LeBrigand H (1975) Evolution du traitement des traumatismes graves du thorax. J Chir (Paris) 110:5, 451
336. Lenner V, Loth R (1975) Die Wertigkeit der Thoraxverletzungen bei polytraumatisierten Patienten. In: Hefte Unfallheilkd, Heft 121. Springer, Berlin Heidelberg New York, S 256
337. LeRoux BT (1964) Maintenance of chest wall stability: a further report. Thorax 19:397
338. LeRoux BT, Stemmler P (1971) Maintenance of chest wall stability. Thorax 26:424
339. Lloyd JW, Crampton Smith A, O'Conner BT (1965) Classification of chest injuries as an aid to treatment. Brit Med J 1:1518
340. Lloyd JW, Rucklidge M (1969) The management of closed chest injuries. Brit J Surg 56:10, 721
341. Loder RE (1970) Respiratory failure in chest wall injuries. Brit Med J 1:690, 234
342. Love JW (1975) Chest injuries. Jama 232:4, 385
343. Lunn JN, Kennedy BR (1968) Pain relief for crushed chests. Brit Med J 2:608, 828
344. Mack D (1977) Die dringliche Versorgung von Thoraxverletzungen. Ther Ggw 116: 4, 630
345. Majeski JA (1981) Management of flail chest after blunt trauma. South Med J 74: 7, 848
346. Manuel FB (1968) Chest injuries. Philipp J Surg 21:4, 222
347. Matthews DN (1963) Recent Advances in the Surgery of Trauma. J A Churchill Ltd, p 274
348. May HJ (1975) Über Thoraxverletzungen im Rahmen von Mehrfachverletzung. Dissertation, Bonn
349. McEnany MT (1980) Emergency care of chest injuries. RI Med J 63:7, 258
350. McKain JM (1967) Chest injury in civilian practice. Northwest Med 66:10, 929
351. Meyer JA (1966) Inhalation Therapy in the Management of Chest Trauma. Int Anesth Clin 4:667
352. Mikuláš J, Šiška K, Kostolný I, Trančik J, Balogh V, Holomáň M, Tumara S (1976) Naše skúsenosti s liečenium poraneni hrudnika. Rozhl Chir 55:11, 752
353. Milkov BO, Volobuyeva TN, Smirnova NA, Bezborodko SA, Shendryk LM (1978) Treatment of closed chest injuries in the elderly and old. Klin Chir 9:48
354. Moerl F (1965) Die geschlossenen Thoraxverletzungen in ihre Behandlung. Zbl Chir 90:26, 1218
355. Muhr G, Bloemer J, Oestern HJ (1975) Indikation und Zeitpunkt der Osteosynthese beim schweren Thoraxtrauma. In: Hefte Unfallheilkd, Heft 121. Springer, Berlin Heidelberg New York, S 192
356. Mulder DS (1980) Symposium on trauma. 2. Chest trauma: current concepts. Can J Surg 23:4, 340
357. Nanson EM (1968) Chest injuries, their recognition and management. Northwest Med 67:6, 561
358. Nasseri M, Bücherl ES, Wolff J (1967) Licht- und elektronenmikroskopische Untersuchung über die Strukturveränderungen der Lunge nach Einwirkung hohen Sauerstoffdruckes. Virch Arch Path Anat 342:190
359. Nolte H (1968) Die Sauerstoffintoxikation. Prakt Anästh Wiederbeleb 3:280
360. Oestern HJ, Blömer J, Muhr G (1978) Thoraxverletzungen bei Polytrauma. Diagnostik, Therapie, Komplikationen, Prognose. Respiratorische Inssufizienz bei Mehrfachverletzten. Kongreßbericht, Bd II. Perimed-Verlag, Erlangen
361. Ogawa M, Katsurada K, Sugimoto T (1972) Blood Gas Analysis in Management of Flail Chest Injuries. JPN J Surg 2:117
362. Oparah SS, Mandal AK (1978) Penetrating gunshot wounds of the chest in civilian practice: experience with 250 consecutive cases. Brit J Surg 65:45
363. Perry JF Jr (1966) Management of thoracic injuries. J Lancet 86:6, 274
364. Philipps CV, Jacobsen DC, Brayton DF, Bloch J (1979) Central Vessel Trauma. Amer Surg 45:8, 517

365. Piazza L, Delfino U, DelPrete S (1968) Sequele derivanti da un trattamento inadeguato di traumatizzati toracici non gravi. Minerva Anest 34:5, 606
366. Pichotka J, Kühn HA (1947) Experimentelle und morphologische Untersuchungen zur Sauerstoffvergiftung. Naunyn-Schmiedebergs Arch Exp Path Pharmak 204: 336
367. Racenberg E, Tentrup FJ, Dambe LT (1977) Indikationen zur maschinellen Beatmung bei Thoraxverletzungen und ihre Ergebnisse. Unfallheilkunde 80:10, 415
368. Racenberg E, Tentrup FJ, Hildebrandt B, Dambe LT (1980) Die Behandlung von Thoraxverletzungen. Anästhesiol Intensivmed
369. Radler A, Salamon Al, Metzl J, Schmidt P, Sinko O (1967) Unsere Erfahrungen mit dem Impressionsbruch der Brustwand. Unfallheilkunde 70:534
370. Rapport RL, Allen RB, Curry GJ (1955) The fractured rib – a significant injury. An analysis of 730 consecutive cases. Arch Surg 71:7
371. Reh HE, Bayindir S (1978) Zur Röntgendiagnostik des stumpfen Thoraxtraumas. Unfallchir 4:1, 4
372. Rehn J, Hierholzer G, Kayser W (1970) Die Verletzungen der Brustwand und der Lunge. Unfallheilkunde 73:307
373. Rehn J (1971) Verletzungen der Thoraxwand nach stumpfem Trauma. Münch Med Wochenschr 113:541
374. Rehn J, Müller-Färber J (1979) Offene Brustkorb- und Bauchverletzungen (einschließlich Stich-, Schuß- und Pfählungsverletzungen). In: Hefte Unfallheilkd, Heft 138. Springer, Berlin Heidelberg New York, S 44
375. Reul GJ Jr, Mattox KL, Beall AC, Jordan (1973) Recent advances in the operative management of massive chest trauma. Ann Thorac Surg 16:1, 52
376. Revenko TA, Efimov IS, Kalinkin OG (1975) Management and outcomes of transport combined injuries to the thorax and extremities. Orthop Travmatol Protez 2:1
377. Richter W (1962) Genese, Symptomatik und Therapie von Sternumverletzungen. Unfallheilkunde 65:402
378. Rodewald G, Harms H (1964) Pathophysiologie und Spätschäden nach Thoraxverletzungen. Thoraxchir 12:93
379. Rodewald G, Harms H (1965) Funktionelle Spätergebnisse nach schweren Brustkorbtraumen. Zbl Chir 26a:1231
380. Röse W (1971) Die Sofortbehandlung des Thoraxverletzten, außerhalb der Klinik. Z Ärthl Fortbild (Jena) 65:20, 1016
381. Roscher R, Bittner R, Kraas E, Stockmann (1975) Erfahrungen mit stumpfen Lungenverletzungen. In: Hefte Unfallheilkd, Heft 121. Springer, Berlin Heidelberg New York, S 209
382. Roscher R, Stockmann U (1976) Therapie und Prognose der Lungenkontusion beim polytraumatisierten Patienten. Respiratorische Insuffizienz bei Mehrfachverletzten. Kongreßbericht, Bd II. Perimed-Verlag, Erlangen
383. Saegesser F, Besson A (1977) 493 traumatismes thoraco-abdominaux ou abdominothoraciques, ouverts et fermes, avec 114 atteintes du diaphragme. Helv Chir Acta 44:7
384. Salvati C, Tufano R, Bidello R (1971) Il trattamento antalgico e la terapia rianimatoria nei traumi chiusi del torace. Rass Int Clin Ter 51:1159
385. Samson PC (1966) Present concepts in the management of thoracic trauma. Univ Mich Med Cent 32:2, 55
386. Samson PC (1965) The immediate care of thoracic injuries. Nebr Med J 50:10, 516
387. Sandor F (1963) Treatment of stove-in chest with 'paradoxical respiration' in peripheral hospitals. Thorax 18:116
388. Sandrasagra FA (1978) Management of penetrating stab wounds of the chest: An assessment of the indications for early operation. Thorax 33:474
389. Sankharan S, Wilson RF (1970) Factors affecting prognosis in patients with flail chest. J Thorac Cardiovasc Surg 60:402
390. Sauer PE, Sanger PW, Robicsek F, Daugherty HK (1968) Surgical Management of penetrating chest injuries. Coll Works Cardiopulm Dis 14:102

391. Seal PV (1974) Analgesia in the treatment of chest injuries. Physiotherapie 60:5, 134
392. Schaff HV, Brawley RK (1977) Operative management of penetrating vascular injuries of the thoracic outlet. Surgery 82:2, 182
393. Schloms M, Fischer J, Radenbach D (1981) Über Aussagekraft und praktische Anwendbarkeit dreier Meßprinzipien in der Lungenfunktionsdiagnostik. Med Welt 32:1882
394. Schmitz W (1964) Die Verletzungen der Thoraxwand. Thoraxchir 12:103
395. Schulsimger G (1967) A propos du traitement d'urgence des traumatismes du thorax. Bull Mem Soc Chir (Paris) 57;4, 195
396. Schriefers KH (1969) Verletzungen durch Lenkradaufprall. Sonderabdruck aus „Hefte Unfallheilkunde", Heft 99, Verhandlungen der Dtsch Ges f Unfallheilkd, Versicherungs-, Versorgungs- und Verkehrsmedizin e V. 32. Tagung vom 27. bis 29. Mai 1968 in Hamburg. Springer, Berlin Heidelberg New York
397. Sefrin P (1979) Erste Hilfe. VII. Stumpfe und offene Verletzungen des Brustkorbes. Schwest Rev 17:3, 19
398. Sery Z, Wondrak E, Ponizil D (1975) Problematik der Thoraxverletzungen. Zbl Chir 100:1424
399. Sery Z, Wondrak E, Ponizil D (1975) Injuries of the chest. Rozhl Chir 54:6, 374
400. Siemens R, Polk HC Jr, Gray LA, Fulton RL (1977) Indications for thoracotomy following penetraging thoracic injury. J Trauma 17:7, 493
401. Sillar W (1961) The crushed chest. Management of the flail anterior segment. J Bone Joint Surg 43B:738
402. Simmendinger HJ, Packschies P (1974) Komplikationen bei der Intensivbehandlung an 67 Patienten mit Thoraxtrauma mit und ohne Begleitverletzung. Prakt Anästh 9:5, 343
403. Sinclair MC, Moore TC (1974) Major surgery for abdominal and thoracic trauma in childhood and adolescence. J Pediatr Surg 9:2, 155
404. Spelsberg F (1974) Thorakale Notfälle in der Unfallchirurgie. Ärztl Praxis 26:1897
405. Spelsberg F (1980) Verletzungen des knöchernen Thorax und der Lunge. Notfallmed 6:943
406. Sterchi JM (1980) Chest and abdominal trauma. NC Med J 41:8, 518
407. Stojanov A, Konstantinov B, Mitov A, Zlatarski G (1977) Schußverletzungen der Brust- und Bauchhöhle. Zbl Chir 102:11, 684
408. Sturm JA, Lewis FR, Trentz O, Oestern HJ, Hempelmann G, Tscherne H (1979) Cardiopulmonary Parameters and Prognosis after Severe Multiple Trauma. J Trauma, p 305
409. Symbas PN (1974) Thoraxverletzungen. Folia Traumatol. Geigy, Basel
410. Szappanyos G (1976) Le traumatise thoracique: Point de vue de l'anesthesiste reanimateur. Rev Med Suisse Romande 96:7, 503
411. Thompson D (1968) An approach to the problem of chest injuries. Practitioner 197:177, 60
412. Thompson DT (1970) Closed jest injuries, clinical features and treatment. Cent Afr J Med 16:6, 128
413. Tietz N (1960) Thoraxverletzungen und ihre Auswirkungen auf die Lungen-, Herz- und Kreislaufleistung. Langenbecks Arch Klin Chir 295:707
414. Tizian CH, Witek F, Krisch J, Bruck HG (1981) Langzeitresultate nach Trichterbrustkorrektur. Wien Med Wochenschr 3:78
415. Toumieux B, Dien F, Vandooren M (1974) Traumatismes thoraciques graves. A propos de 167 observations. Ann Chir Thorac Cardiovasc 13:3, 263
416. Trentz OA, Hempelmann G, Trentz O, Mellmann J, Oestern HJ (1980) Hämodynamik und polmonaler Gasaustausch bei radiologisch beobachteten posttraumatischen Lungenödemen. Anaesthesist 29:140
417. Trinca G, Weaver RA (1975) Chest injuries in road trauma. Aust NZ J Surg 45:4, 331
418. Ulmer WT (1978) Die Lungenfunktion nach Thoraxtraumen. Unfallchir 4:1, 11

419. Vargas A (1974) Chest trauma. In: Findeiss JC et al (eds) Emergency med care. Chicago Year Book Med, Vol 1:21
420. Villani A, Gioia M, Scrascia E, Magalini SI, Scardina R (1979) Valutazione del trattamento intensivo nei traumi chiusi del torace. Minverva Anestesiol 45:5, 345
421. Vtisin B, Mysh G, Lyubarsky Sr, Krivonos MYa, Prudnikov EA (1973) Surgeons Tactin in Thoraco-Abdominal Injuries in Civil Practice. Khir (Mosk) 49:9, 83
422. Vives P, Ossart M, Boulard M, DeLestang M, Perron JM, Dorde T (1980) Interet de l'analgesie peridurale prolongee dans le traitement des volets thoraciques. A propos de 29 observations. J Chir (Paris) 117:1, 43
423. von Hippel A (1965) The early treatment of chest injuries. Alaska Med 7:3, 53
424. von Windheim K (1979) Thoraxtrauma: Fehler bei der Erstversorgung, Folgen und Korrekturmöglichkeiten. Prax Klin Pneumol 33:1, 515
425. Waddington JK (1971) Management of chest injuries. Ann R Coll Surg Engl 48:1, 10
426. Wagner EA, Firsov VD, Sandakov PJ (1977) The basic principles of management of closed trauma of the thorax with fractures of ribs. Ortop Traumatol Protez 1:13
427. Weber J (1980) Thorakale Notfälle aus chirurgischer Sicht. Z Ärztl Fortb (Jena) 74: 5, 243
428. Welch W, Geens M, Primo G, Veroft R (1967) Quelques considérations sur les traumatismes thoraciques fermés. Arch Belg Med Soc 25:7, 487
429. Widow W (1965) Pathophysiologie und Behandlung der paradoxen Atmung nach Thoraxwandverletzungen. Zbl Chir 90:1228
430. Wiemers K, Scholler KL (1973) Lungenveränderungen bei Langzeitbeatmung. Thieme, Stuttgart
431. Windosr HM, Dwyer B (1961) The crushed chest. Thorax 16:3
432. Wischöfer E, Bauer H, Rath H (1981) Thorax- und Abdomenverletzungen. ZFA (Stuttgart) 57:4, 243
433. Wolff F, Keller R, Suter PM (1980) Akutes Atemnotsyndrom des Erwachsenen. Springer, Berlin Heidelberg New York
434. Youmans Cr Jr, McMinn M, Jenicek J, Derrick JR (1970) Recognizing and managing flail chest. Postgrad Med 48:4, 87
435. Zastrow F (1978) Funktionelle Spätfolgen nach Thoraxverletzungen und ihre Wertigkeit. Unfallchir 4:1, 70
436. Zivorad Z (1975) Bruch des Sternums bei Autofahrern und seine Heilmethoden. In: Hefte Unfallheilkd, Heft 126. Springer, Berlin Heidelberg New York, S 339

14 Sachverzeichnis